大脑的奥秘
人人要懂的脑科学

[美] 艾莉森·考德威尔　迈卡·考德威尔　著
　　　Alison Caldwell　　Micah Caldwell

唐洁　译

BRAINS
EXPLAINED
HOW THEY WORK & WHY THEY
WORK THAT WAY

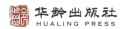

图书在版编目（CIP）数据

大脑的奥秘：人人要懂的脑科学 /（美）艾莉森·考德威尔 (Alison Caldwell)，（美）迈卡·考德威尔 (Micah Caldwell) 著；唐洁译. -- 北京：华龄出版社，2022.3

ISBN 978-7-5169-2206-4

I. ①大 ... II. ①艾 ... ②迈 ... ③唐 ... III. ①脑科学－普及读物 IV. ① R338.2-49

中国版本图书馆 CIP 数据核字 (2022) 第 050332 号

Title: BRAINS EXPLAINED

Copyright ©2021 by Weldon Owen

Published by arrangement with Weldon Owen, an imprint of INSIGHT EDITIONS, LP., with the agent CA-LINK INTERNATIONAL LLC. Simplified Chinese Characters language edition Copyright © 2022 by Beijing Jie Teng Culture Media Co., Ltd.
All rights reserved.

北京市版权局著作权合同登记号　图字：01-2022-1508 号

策划编辑	颉腾文化	**责任印制**	李未圻
责任编辑	貌晓星　李芳悦	**装帧设计**	Colin
书　　名	大脑的奥秘：人人要懂的脑科学	作　者	［美］艾莉森·考德威尔　迈卡·考德威尔　著
出　　版发　　行	华龄出版社　HUALING PRESS		
社　　址	北京市东城区安定门外大街甲 57 号	邮　编	100011
发　　行	（010）58122255	传　真	（010）84049572
承　　印	三河市中晟雅豪印务有限公司		
版　　次	2022 年 5 月第 1 版	印　次	2022 年 5 月第 1 次印刷
规　　格	710mm × 1000mm	开　本	1/16
印　　张	16.25	字　数	319 千字
书　　号	ISBN 978-7-5169-2206-4		
定　　价	99.00 元		

版权所有　翻印必究

本书如有破损、缺页、装订错误，请与本社联系调换

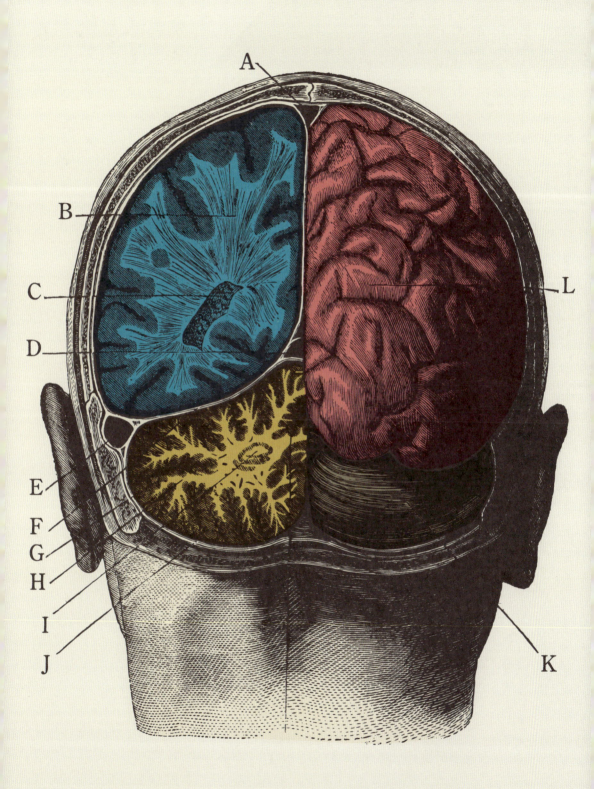

译者序

你知道吗？坐在我们肩上这个近似球形的黏糊糊的东西——大脑，是大自然在已知宇宙中创造出的最精妙的物体，只需消耗20～30瓦的功率，但执行能效远超任何一台大型计算机。从牛顿伊始的近代科研方向，多是以生命之外的机械物体的运动作为基础。而回归物元本体，生命，却蕴藏着物质世界的底层法则。生命于宇宙是一个奇迹，大脑于生命亦是一个奇迹。然而时至今日，大脑仍被看作人类认知的"黑匣子"。

大脑与宇宙，被称为是人类探索自然的"最后两处圣地"，大脑因其重量约1.5千克 (三磅) 又被称为"三磅宇宙"。它们之间有着惊人的相似点：人脑包含近千亿神经元，该数字与目前可观测到的整个宇宙中的星系数量相当；大脑中约75％是水，而宇宙约70％充满了暗能量。这些都是被动材质，它们在各自的结构中具有间联作用；两者皆具有网络属性，即神经元/星系的节点通过细丝相连。天地大宇宙，人生小天地，从微观粒子到宏观宇宙，这个世界留给我们太多奥秘与玄机。

很感谢我在求学、工作和实习交流期间的导师与各位老师、兄长和伙伴们，感谢我读研期间的三位导师——蒋田仔教授、樊令仲教授以及Kristoffer H. Madsen教授，进一步帮我打开了脑科学的暗盒；感谢薛蓉教授在课堂上加深了我对脑的探索欲；感谢本科期间的课题研究导师黄福德教授带引我进入脑缸。当然还要感谢每一位读者——也就是此时此刻手捧本书的你。这是一本难得的好书，你的潜心研习、融会贯通并赋能想象，会令其蕴意更加深远。最后，多谢颉腾文化的工作人员，他们为保证本书的质量做了大量的编辑和审校工作，同时在整个过程中给予我各种支持和理解，在此深表谢意。

能参与翻译我喜欢的博主的作品是一件令人开心的事情。本书主要内容的翻译工作由我完成，原书带有口语化的美式英语表达，我在翻译的过程中尽量避免了"口水话"的传达，同时一些具有歧义和不详尽的地方均已通过注释加以说明。但由于译者水平有限，书中可能会存在错误或遗漏之处，因此，在阅读过程中倘若您发现有任何问题或者需要改善的地方，请随时联系我 (hygiental@qq.com)，我将及时更新本书的勘误表。当然，如果你也想上脑船，来吧！单人驾速，群人驶远，脑科学作为新兴交叉学科，定需多元助力方能走得更稳、更深、更远。

好了，前进的号角已吹响，系好安全带，准备出发！Right now! (谐音：热爱脑。) 我们的征途是星辰大海，而探索脑海的大冒险注定不凡，就让我们携脑共进，不问归途。

献给每一个渴望突破，向往灵与爱的大脑。

唐洁

写于北京中关村

推荐序

在我们生活的这个互联网时代，信息和知识呈现爆炸性增长，冲击着人类认知的极限。特别是脑科学的飞速发展，包括基础层面的神经科学、系统角度的认知科学、疾病相关的脑医学，还有与人工智能相关技术逐渐融合的脑智科学，不断让我们建立对自身的新认知，帮助我们如何与自己以及生活的这个世界更好地相处。但与此同时，由于脑科学知识的碎片化，多学科信息的高度交叉，大量脑科学的研究被"晦涩难懂"的文字描述得"高深莫测"——不仅让大众很难理解，就连从事脑科学研究的专业人员也会经常"挠头"。因此，在做好脑科学研究的同时，如何讲好科学故事、传播科学知识、提高科学素养和品位，对科研人员和科普工作者提出了新的要求。

脑科学的知识非常丰富而且层出不穷。如何选择好的角度，系统地对其进行介绍，是一个很大的挑战。这不仅要求作者对专业知识有深入的理解，把书读薄；还要有更进一步的升华创造，把书读厚。单凭兴趣或一时的热情，很难完成这样的工作。

"知之者不如好之者，好之者不如乐之者"，这句话无论是放在这本书的原作者身上，还是这本书的译者身上，都非常的契合——他们都是有好奇心、还有热爱的人。此书的译者唐洁，是我的第一个研究生。2018年夏天的一个下午，给中国科学院大学的研究生做完一个关于人类脑图谱的前沿报告之后，一位戴着厚厚眼镜的女生对报告的内容十分感兴趣，希望未来能够加入我的研究团队，从事脑科学方向的研究。简单的交流之后，能够感受到她对脑科学研究的兴趣和热情。不久，进入课题组之后，我们确定了具体的研究方向，开始关注人类岛叶与精神类疾病的关系。经过两年多的研究，她发现了岛叶在不同类型精神疾病中共性和特异性的变化，并完成了硕士阶段的研究论文。虽然之后她没有选择继续在科研界发展，而是进入了脑科学与人工智能交叉的企业工作，但是她仍然在这个令人着迷、多学科交叉的方向上前行。在研究生期间，能够感受到她是一位兴趣广泛、英语能力极强、做事关注细节的学生，这也能从她的求学过程和工作选择上得以体现。相似的人会相互吸引，原著的两位作者也经历着不同人生角色：研究者、作家、治疗师。这可能也是唐洁选择翻译这本书的原因之一吧。

看过这本书的原著和翻译版本之后，最大的感受就是作者通过一个个经典的人物、一个个有趣的故事，把脑科学的发展历程、里程碑式的发现以及最新的研究进展，在神经系统的解剖空间里串联起来。原来碎片化的知识点在这样的安排下，变得很有条理，同时兼具阅读性和科学性。对于知识而言，不同的语言是可以做到默契相通的，好的译者在这个过程中扮演着重要的角色。这本译著在最大程度保留原作优势的同时，按照中文读者的阅读习惯，不仅做到译文通顺易懂，而且翻译准确。读者可以在阅读的过程中，体会到译者的专业和用心。

最后，非常期待这本有深度、有故事、有观点的好书尽快出版，这将是一部非常用心的作品。谨向广大读者推荐。

樊令仲

中国科学院自动化研究所研究员

中国科学院大学未来技术学院、中丹学院岗位教授

中国科学院脑科学与智能技术卓越创新中心年轻骨干

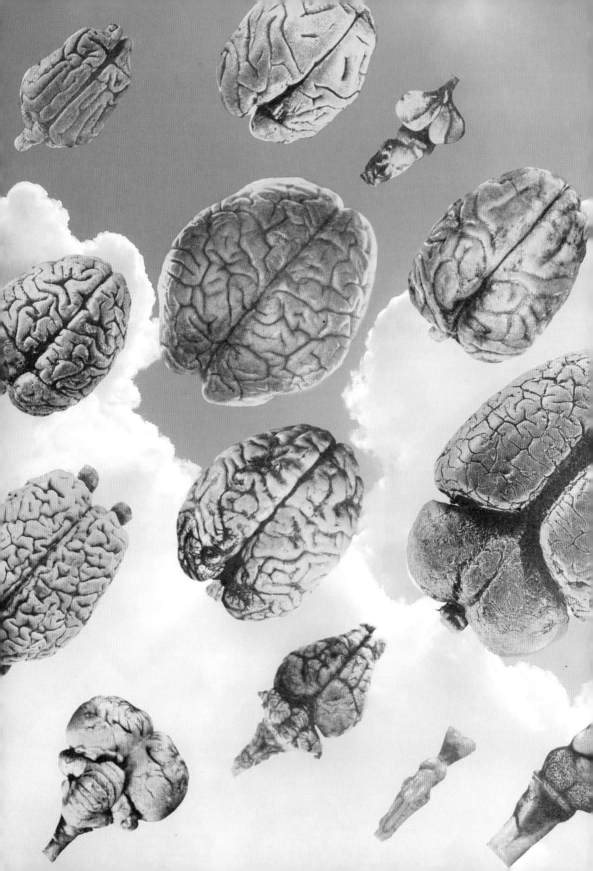

目录

引言

模块一　后脑：一个历史的视角

第一章　当我们说"蜥蜴脑"时…… …………………………… 5

第二章　亚里士多德说了什么? ………………………………… 17

第三章　从一些破裂的大脑中汲取的教训 …………………… 29

第四章　等等，所以，孩子不只是小大人? …………………… 45

第五章　星驰电发的故事 ……………………………………… 63

第六章　哦，行为 ……………………………………………… 75

第七章　现代，我们来了! …………………………………… 93

模块 二

中脑：你的生物性的和社会性的大脑

第八章 我现在可以清楚地看到了！（也许不是）.................. **109**

第九章 听，听！.. **119**

第十章 你的大脑的无可挑剔的味道（和气味）.................. **129**

第十一章 一些感人的事实.. **139**

第十二章 这提醒了我……... **151**

第十三章 甜美的梦！... **159**

第十四章 爱是什么？宝贝，请别伤害我.......................... **169**

第十五章 悲伤、恐惧和自我治疗.................................... **181**

模块三

前脑：心理学和神经科学正在前进的方向

第十六章 临床治疗的未来 199

第十七章 前沿的神经技术 209

第十八章 赛博朋克反乌托邦式的未来 219

第十九章 提升你的脑力 229

注释

引言

嗨，脑力劳动者们！欢迎来到《大脑的奥秘》。

在油管（YouTube）上制作关于大脑视频的这件事，从某种程度上来说，似乎是一种水到渠成不可避免的缘分。迈卡（Micah）从高中就开始一直在尝试拍摄电影，周末时就和朋友们一起制作搞笑的音乐视频和短片。而艾莉（Alie）一直是一个作家，十几岁时就开始写诗，在美国全国小说写作月（National Novel Writing Month, NaNoWriMo）期间撰写完成了一整部小说。但是，在我们一起踏上临床治疗师和有关神经科学家这两条职业道路之前，我们从未想过彼此的爱好会互相碰撞，擦出奇妙的火花。

2013年秋天，正值艾莉刚刚开启她的博士课程之际，她拉来了迈卡，让他帮助自己和她的同学制作了一个关于研究生院的考验和磨难的音乐模仿视频。由此，一位朋友给我们推荐了一个教育视频竞赛，并敦促我们去申请。在制作这些该死的视频的过程中，我们发现了很多乐趣，便开始想，"嘿，也许我们在这里找到了一些东西。"

彼时有关神经科学的内容很难找得到，而且也无从获取。谁愿意看一个无聊的、长达一小时的讲座或听一段糟糕的音频呢？我们认为大脑应该得到更好的诠释方式。因此，在2015年年底，我们的油管订阅号神经传递（Neuro Transmissions）在油管上正式推出。

我们从一系列"神经科学入门"的视频开始，解释关于大脑的最基本概念，如神经元如何发送信号以及我们的感官如何工作。从这些简易的基础概念扩展到处理神经科学、心理学的各种想法和主题，再从客观现实（如如何停止拖延）到漫天幻想（如天行者卢克的手是否是真的）。

令我们惊喜的是，大家真的很喜欢看我们做的这些东西！五年后的今天，我们再一次被观众的热情和奉献精神所折服。

我们从患有神经系统性疾病的

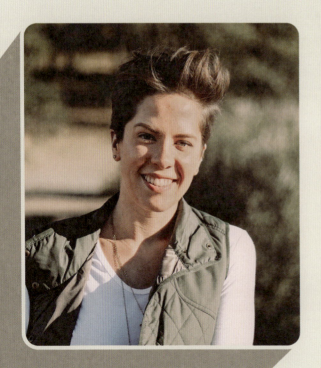

患者那里听说，他们很高兴能有这样一个资源来分享他们大脑中的真实情况，同样兴奋的还有为考试而学习的大学生，以及为有东西在课堂上展示使用的教师。我们的观众从印度到瑞士，遍布世界各地，他们与我们一样热爱大脑。

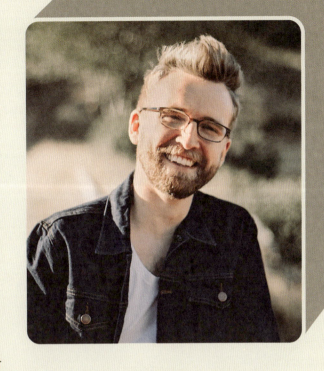

为什么不享受这一切呢？每个人都有一个大脑，而且几乎每个人都认识那么几个大脑工作方式略有不同的人。人们想更多地了解这个控制我们生活的器官也是意料之中的。

我们聪明的脑科学观众日益剧增，而现在，有了这本书，也许我们的观众会增加得更多。《大脑的奥秘》对我们来说是一种新的表达形式，我们希望它能帮助许多新的脑力劳动者在更好地了解神经科学和心理学以及它如何影响他们的日常生活的同时，还能获得乐趣。

在接下来的各个章节中，你将从前到后、从左到右、从遥远的过去到辉煌的未来，全方位地了解我们的大脑。我们将谈论大脑以及我们思考它的方式是如何随着时间的推移而演变的。我们将讨论那些精神疾病的模棱两可的医疗方法和未来的新疗法来提高你的脑力。你将学习如何弄清你的猫是否真的爱你，为什么你需要一个治疗师，以及那些"大脑游戏"是否真的值得一试。

如果你已经是我们的订阅者，感谢你一路以来的陪伴。没有你们，我们的工作以及这本书就不可能走向大众。我们非常感谢你们愿意聆听我们的故事，同时我们希望你能兴致盎然地在你的大脑中挖掘得更深一点。如果你是新来的，欢迎你！请系好安全带，我们马上就要出发了！因为你将了解到关于那些数十亿个大而美丽的脑细胞的所有情况，以及它们如何共同组成了……你！

——艾莉森和迈卡·考德威尔（Alison & Micah Caldwell）

模块一

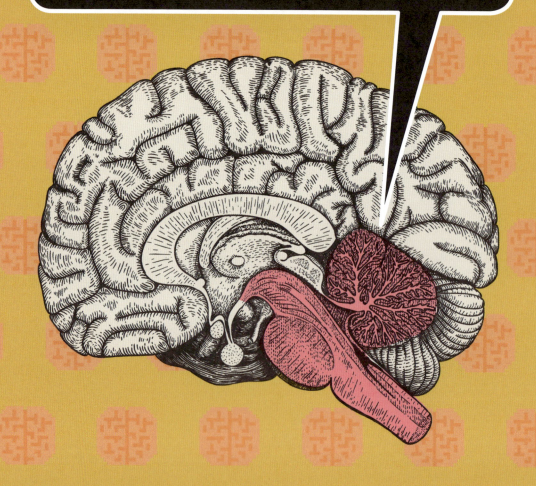

后脑

提及"后脑"（Hindbrain）这个名词时，其实大可不必太较劲；在神经科学中，后脑用来描述位于脑干上的一群组织结构，包括延髓、脑桥和小脑。但是别担心，我们不会煞费苦心向你解释这些大脑的解剖结构……尽管艾莉认为那样会很刺激。

第一部分"后脑"是关于事后诸葛亮的——我们向后展望，让你了解我们的大脑是如何进化到可以思考自己的，以及曾经的神经科学家和心理学家为试图了解它们所做的所有奇怪而美妙的（有时是可怕的）事情。

这一路，我们将揭开一些有关大脑神话的神秘面纱，谈论一些重要的历史时刻，包括所谓"蜥蜴脑"的真相，哪些哲学家认为大脑与精子有关，以及揭秘为什么在20世纪初脑叶切除术如此流行。你还会遇到一些真实的人物，如无法杀死的菲尼亚斯·盖奇（Phineas Gage）、哈洛（Harlow）和他的猴子、通电的加尔瓦尼（Galvani）和他的青蛙，当然，还有巴甫洛夫（Pavlov）和他的狗。

但要从头开始——在数十亿年前的某个时间点上，大脑并不存在。然后，最终，一些小小的单细胞生物，称为真核生物，进化到使用电力来发送信号。有了这个小火花，进化的故事就此拉开帷幕。

不知何故，在20亿年的时间里，我们一路走到了今天：穿着运动裤坐在办公桌前，把奇多饼干塞进嘴里，拼命地想按时完成这本书。那么在这20亿年里到底发生了什么？历史上的神经科学家和心理学家的工作是如何帮助我们理解大脑的，或者说，他们是如何误导我们的？

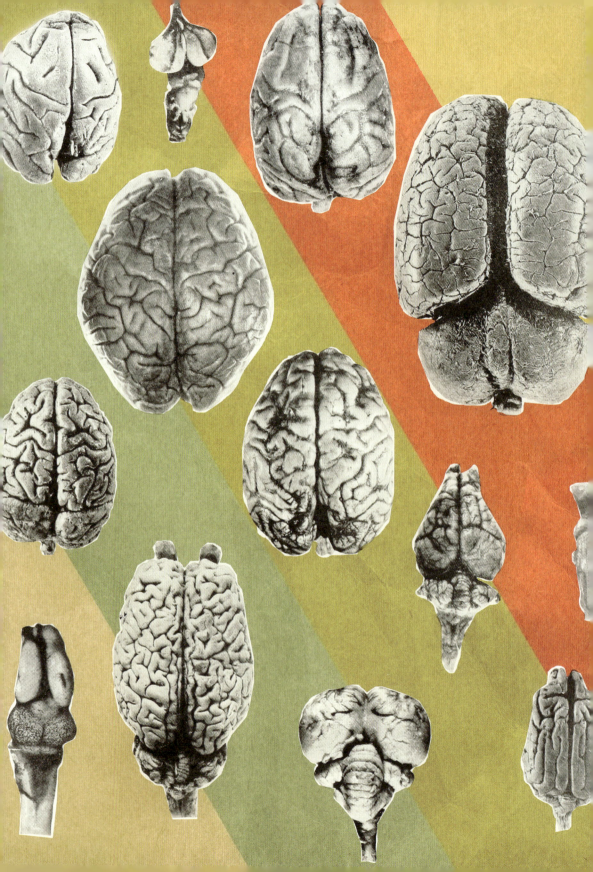

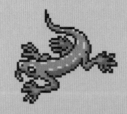

第一章
当我们说"蜥蜴脑"时……

　　这里并非真的指蜥蜴的大脑。当下科技进步日新月异，创造革新成效突出，即便在这样一个"科学"体系下，大脑的进化历程中仍存在许多待解之谜。理解大脑绝非易事，想要弄清楚它具体是如何运作的，就要对其追本溯源（剧透警告：不是外星生物）。

　　那么让我们一起从头开始，正式启动大脑的穿越之旅吧！这一切都始于很久很久以前，在一个遥远的海洋里……

　　想要解密大脑绝非一蹴而就。它们质地脆弱呈糊状，几乎从我们死的那一刻起，它们便开始逐渐瓦解，而且大脑本身是软组织，不能留下化石。那么这45亿年的时间里，在地球上的生命是如何从单细胞生物一路演变到——此时此刻，我们穿着运动裤，编写这本书的时候，猫咪却在我们的键盘上踩来踩去的呢？我们又是如何知晓这一切的呢？

　　几个世纪以来，科学家们一直致力于解答这个问题。认识我们这个庞大、布满褶皱的人类大脑为何在各种各样的物种中独树一帜。其核心关键点就是要深入了解我们的大脑是如何进化的。言归正传，这可不是在玩梗调侃（严肃脸）。

　　如果没有各种各样的化石，我们很难弄清楚地球上成千上万个不同的大脑是如何随着时间的推移而进化的。而如今，一种我们可以着手研究大脑进化的方式是，将现存的各类物种（如狮子、老虎或熊）的大脑与人类大脑进行比较，一探究竟：我们与这些最亲近的物种的大脑之间到底存在多大的相似性……

大脑是如何进化的

大脑的存在时间与生命存在的年限几乎一样长——有证据表明，我们当下神经系统中所经历的化学和电信号的过程，甚至与一些早期的单细胞生物体里的如出一辙。那么，我们是如何从"单细胞"演变成"单身女士"的呢？（如果你真的喜欢它，那么应该在里面装上一个大脑……好吧，我们就此打住）。

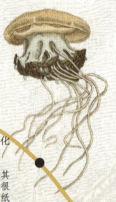

6亿年前
魔幻的触碰。第一个"神经系统"，我们称之为神经网，它能使水母和海绵等生物对触觉作出反应。

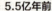

一个有趣的事实： 有些种类的无脊椎动物（如海鞘），实际上在发育过程中会失去大脑。一旦它们的幼虫找到一个固定的栖息地，大脑就会被自己"吃掉"（消化掉）！

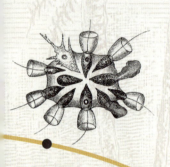

20亿年前
它是发电的！ 单细胞的真核生物进化出了产生电荷的能力。

注：10亿年——显而易见，这是一个极其漫长的时间，但还是再感慨一下，真的很久！打个比方，如果我们真按比例借助纸张来表示这条时间轴的长度，可能得连续不断地用上几百页折页——而且这两个词条之间可是什么都没有。这是会耗费大量的木材吧，请原谅这个不太精确的形容，大家心领神会就好！

5.5亿年前
第一个大脑（暂且这么称呼）。第一个大脑很可能是从蠕虫中演化而来的，但这一点并不十分确定，因为我们从未发现过相关化石——先前描述过的关于大脑溶变成糨糊的那一段，可还记得否？

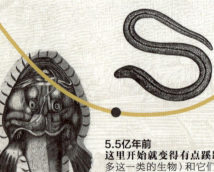

5.5亿年前
这里开始就变得有点蹊跷了。大鱼（差不多这一类的生物）和它们的大脑（近似这种结构）以及脊髓，这几位大约在同一时间点登上历史舞台。基于对现代物种的研究，我们推断大概在这个时间段，大脑开始分化成不同区域——前脑、中脑和后脑。所有种类的脊椎动物的大脑都是从这三个早期结构中演化出来的。

4亿年前
超级突变体。在两栖动物首次着陆并开始使用大脑时,我们的某个祖先偶然复制了它的整个基因组,从进化角度来说,这是一个里程碑式的标志——因为它给我们的遗传密码更多的空间来挑战新鲜事物,看看哪些决策行之有效。同时大脑有机会尝试新的化学信号,赋予动物做出更复杂的行为的可能。

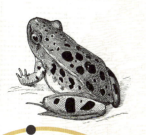

20万年前
真的是人类! 没错,这回终于轮到我们登场了!从解剖学角度来看,这就是第一批的现代人类。如果你让20万年前出生的人类穿越到今天,只要他没有完全被现代世界吓坏,他们会和现在的人类一样聪明能干的。

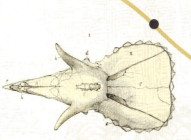

2.3亿年前
冰雪聪明。恐龙的大脑可能与现代动物比较相似——因为它们的大脑会依据物种和相应的行为方式而发生很大的改变。

剑龙的大脑其实并没有核桃那么大——说到这里,我们得向你内心深处的十岁小朋友表示歉意——与它们的体型相比,大脑所占比例确实非常小。打个比方,就好比一只狗的脑装在一个像校车那么长的动物身上。

另外,迅猛龙可能并没有像《侏罗纪公园》里认为的那般聪慧——许多食肉恐龙的大脑与现代蜥蜴相比略显"普通"。

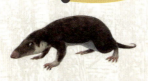

2.25亿年前
现在不那么特别了,是吗?
第一批哺乳动物从两栖类动物进化而来,与恐龙共存。说实话,它们的大脑并没有因为是哺乳动物而有多少独特之处——但当我们开始针对特定的哺乳动物品系进行研究时,其独特性却更加凸显出来了。

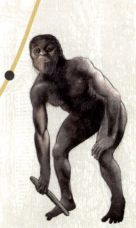

600万年前
几乎是人类。好的,到了这里,我敢保证很快就要到我们了。随着第一批人,也就是我们的猿类祖先的进化,我们的大脑无论从体积还是效能上都在进一步优化提升。与此同时,在体积更大的大脑的指挥下(如对工具使用),我们变得更容易获取食物,这就意味着我们的大脑可以继续变得更大,周而复始……这似乎看上去是一个"恶性循环",但是,妙就妙在这里。

第一章 当我们说"蜥蜴脑"时……

现代所有动物都和我们一样，一直都在不断进化——只是相较于其他物种，我们和某些物种的关系更为密切。

那么问题来了，究竟有多密切呢？抛砖引玉，接下来请允许我来介绍"进化树"一词。这个图表属性的科学术语正是用来描述各种物种之间的亲缘关系的，下面这个专门的进化分枝图形象生动地向大家展示了不同物种之间的关联，以及我们的大脑与我们的表亲相比又是如何迭代升级的。每一个分叉都向我们阐述了不同谱系的发展历程，生生不息，直至今日的物种大观。

一家独大
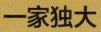

实际上作为一个**人类**，你的大脑是非常特殊的。正因如此，我们常常喜欢去思考这类问题。但当你仔细观察就会发现，我们的大脑和其他动物的也差不多，可能只是多了一些褶皱。或许更担心找不到舞伴。

啮齿动物非常依赖它们的嗅觉——以至于它们的大脑前部有一个专门的脑叶，叫作嗅叶，其唯一的职责就是处理嗅觉信息。

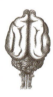
猫可能认为它们比你强。当然你可能认为猫的脑瓜又小又蠢（你这个怪物），但它们比你想象的更接近人类。它们有着人类婴儿也没有的客体永久性[1]，同时还会做复杂的梦。事实上，科学家认为它们可能比我们知道的更聪明——只是它们在实验室里不太愿意配合，并对我们的奇怪实验置若罔闻罢了。

爬行动物的大脑实际上并不原始——爬行动物和我们一样一直在进化。根据20亿年的进化，埃隆·马斯克完全等同于壁虎，没错，任何壁虎，甚至是每一只壁虎。

科学家们研究认为，相较于爬行动物的大脑，**青蛙**的大脑与鱼类的大脑更为相似。而且进化论认为这些家伙们不需要再继续脑洞大开了——实际上一些物种（如蝾螈）随着时间的推移，它们的大脑似乎已经缩小了。

事实证明，被称为"**鸟脑**"并不是一种侮辱——鸟类的大脑可能确实很小，但它们的神经元比人类的神经元要密集得多，所以它们的大脑比你想象中更像我们的大脑！

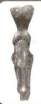
硬骨鱼，基本上是小鱼，模样也不像听上去那么酷（尽管通过基因改造，你可以买到发出不同颜色的斑马鱼），实际上它们在受伤后可以再生出大脑的某些部分，这使对它们的研究变得异常有趣。诸如此类科幻式的医学进步着实令人叹为观止！尽情发挥想象力吧！

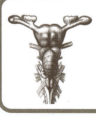
尽管**鲨鱼**的大脑体积小巧，样式奇异，但其中某些种类还是相当聪明的——有的甚至可以利用其自身的新陈代谢来"加热"它们的大脑，从而使它们的视觉和狩猎能力更加敏锐。

那些脑洞大开的章鱼

有时进化的这个过程会变得越发离奇古怪。正如章鱼的祖先曾说过："你知道什么比一个大脑更好吗？是九个！"

不胜枚举的大脑

人类似乎约定俗成认为，自己的大脑就是大脑的代名词，所以很容易忽略一个事实就是，其实在我们的周围，脊椎动物并不是唯一具有大脑的生物。大多数动物都有大脑，它们与我们的大脑也许大同小异，或者大相径庭，如章鱼，它可是有九个大脑的。实际上章鱼的大脑形状像一个甜甜圈——它的脑子包裹着食道，所以它们必须小心翼翼地吃东西，因为倘若食物体积过大，那么在通往胃的道路上可是有撞到大脑的危险！想象一下，如果你吃了一口超大的奶酪汉堡，你的大脑却会因此受到伤害！

章鱼的八只手臂上也有较小的"大脑"（实际上称为神经节），这使它们能够精准地控制它们的触手以及灵巧、敏感的吸盘。这种大脑的"网络"的存在被认为是章鱼如此聪明的原因。它们能解开谜题，冲出水箱，打开罐子；虽然作为一种低等无脊椎动物，实际上它们真的很像人类。

尺寸并不（总是）重要

之前我们的一个假设是：更大的大脑，即更好（更聪明）的大脑，而章鱼大脑的存在恰恰是一个强有力的佐证，它挑战了我们先前的说法。

章鱼大脑大约只有5亿个神经元，而人类有近1000亿个，但研究人员认为由于章鱼大脑独特的网络属性，其触角几乎可以进行独立的自我"思考"，这可能是章鱼为什么看起来如此聪明的原因之一，但又有谁在乎呢，对吧？我们又不会很快把章鱼的大脑移植到我们自己的脑袋里。（无论如何，我们反正是不会这样做的）

大脑的研究方兴未艾

研究章鱼的大脑以及其他无脊椎动物的大脑对于理解我们自己的大脑，以及弄清我们为何（以及是否）如此独特的过程中起到了叹为观止的作用。所有的大脑都通用类似的基本原理——它们作为信息枢纽，向全身发送电信号以帮助生物体做出反应和移动，并使用各种化学信使来完成它们的任务。

那么，我们的大脑为什么聪明到能切开头骨来看一看那个聪明的、软绵绵的器官从而更好地理解它，而其他物种似乎很难理解抽象的思想和概念呢？

研究其他动物，甚至是那些大脑与我们截然不同的动物，有助于我们理解它们的行为和思维方式—辨析我们与它们之间的异同，从而让我们更接近探究人类的真正奥秘。

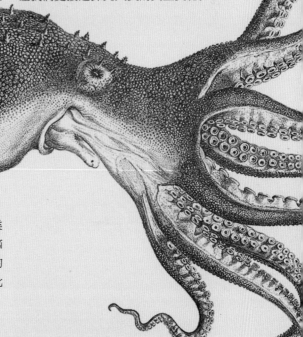

―――― 你以为你知道的东西 ――――
蜥蜴的大脑

曾有这样一个理论认为，我们大脑的进化就如同堆乐高积木一样——随着我们从鱼进化到蜥蜴，再到哺乳动物进化到人类，它只是不断地在原有的结构上面添砖加瓦。

追溯到20世纪60年代，这位名叫保罗·麦克莱恩（Paul MacLean）的神经科学家就萌生了这样一个想法，即根据我们不同的大脑区域的"基本"功能进行分类。

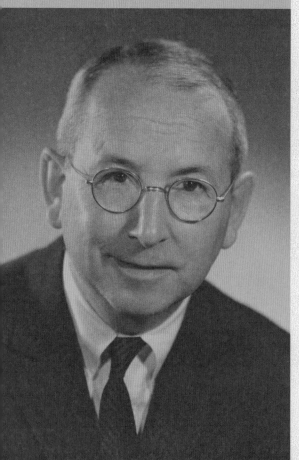

误解

人们曾经认为，我们的"蜥蜴脑"控制着我们的原始本能，而我们的"智人"大脑则负责我们所有的聪明才智。

根据麦克莱恩的说法，原始爬行动物的大脑或蜥蜴的大脑是一个最古老的结构，由脑干和小脑组成。人们认为它负责维持我们生命的不同功能，如呼吸和睡眠，并被认为是简单不变的。它只作出本能的反应，如同动物一般，没有思想或情感。

古哺乳动物的大脑包括边缘系统，这是一套相连的大脑结构，包括杏仁核、海马体和下丘脑，对动机和情感很重要，就如同让你所有的孩子活着所需的动机一样。这就是"情绪化"大脑，它以原始的、未经过滤的感觉对世界作出反应，并告诉我们事情是好是坏。

最后，新皮层被纳入了新哺乳动物大脑的概念里，因为这个最外层的大脑只存在于哺乳动物中，对我们最高水平的认知能力至关重要——决策、计划、交谈以及使用工具等等。这是我们兼具逻辑性和理性的大脑，监督着另外两个大脑。

我们为什么会这样想？

该理论来自比较神经解剖学，其中科学家试图通过比较不同物种的大脑来弄清不同部分演变的时间和方式。

但事实证明，在20世纪60年代时，我们对物种之间的进化关系的理解并不透彻。

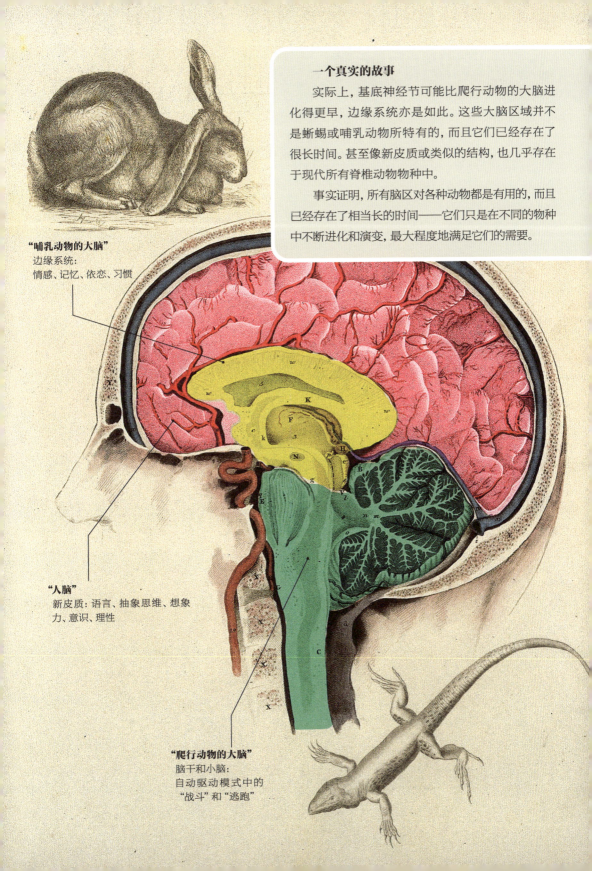

一个真实的故事

实际上，基底神经节可能比爬行动物的大脑进化得更早，边缘系统亦是如此。这些大脑区域并不是蜥蜴或哺乳动物所特有的，而且它们已经存在了很长时间。甚至像新皮质或类似的结构，也几乎存在于现代所有脊椎动物种中。

事实证明，所有脑区对各种动物都是有用的，而且已经存在了相当长的时间——它们只是在不同的物种中不断进化和演变，最大程度地满足它们的需要。

"哺乳动物的大脑"
边缘系统：
情感、记忆、依恋、习惯

"人脑"
新皮质：语言、抽象思维、想象力、意识、理性

"爬行动物的大脑"
脑干和小脑：
自动驱动模式中的
"战斗"和"逃跑"

其他聪明的动物

虽然无脊椎动物可能比你想象的更聪明，但通常情况下，大脑越大的动物就越聪明，这仍然是有迹可循的。哪些动物是最聪明的？或至少是……最有头脑的？首先，让我们回顾一下过去，看看这些聪明的物种可能是从何处伊始。

恐龙

虽然有些恐龙的大脑确实很小（说你呢，剑龙），但像伤齿龙科（troodontidae）这样的群体成员的大脑几乎和现代鸟类的大脑一样大。而且，他们都没有两个大脑。那只是基于非常奇怪的剑龙解剖结构的一个超级尴尬的误解。

尼安德特人

尼安德特人的大脑实际上比人类的大。我们喜欢把尼安德特人视为我们更原始的表亲，但实际上尼安德特人相当聪明，可能至少和我们一样聪明吧。有证据表明他们创造了工具和艺术，甚至可能埋葬了他们逝去同胞的尸体。

猛犸象

2010年，人们在西伯利亚永久冻土中发现了一具保存完整的4万年前的猛犸象的尸体，其大脑几乎完好无损。研究该大脑的科学家说，这头猛犸象的大脑基本上与现代非洲大象相同，而且它们可能也同等聪明。

而接下来，让我们来看看当今世界上你仍能找得到的大脑。

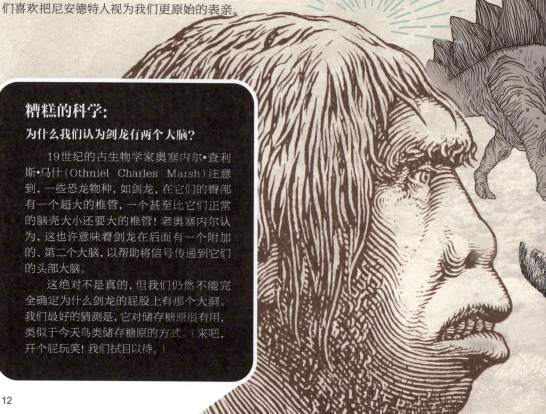

糟糕的科学：
为什么我们认为剑龙有两个大脑？

19世纪的古生物学家奥塞内尔·查利斯·马什（Othniel Charles Marsh）注意到，一些恐龙物种，如剑龙，在它们的臀部有一个超大的椎管，一个甚至比它们正常的脑壳大小还要大的椎管！老奥塞内尔认为，这也许意味着剑龙在后面有一个附加的、第二个大脑，以帮助将信号传递到它们的头部大脑。

这绝对不是真的，但我们仍然不能完全确定为什么剑龙的屁股上有那个大洞。我们最好的猜测是，它对储存糖原很有用，类似于今天鸟类储存糖原的方式。（来吧，开个屁玩笑！我们拭目以待。）

抹香鲸

科学家试图估计动物智力的一种方法是观察动物的大脑与身体的大小比例。人类在这个名单上遥遥领先,大象、黑猩猩和猪也是名列前茅,但这个级别上的真正赢家是抹香鲸,它的大脑大概是人类的六倍大。它们的大脑有超大的声音处理区域——所有这些都是为了更好地进行回声定位!

倭黑猩猩

当然,黑猩猩是我们现存的最亲近的亲戚,但事实证明,我们与倭黑猩猩(我们更小、更温和的表兄弟)的DNA有极高的相似度。这两个物种都非常聪明,具有应付复杂的社会生活和使用工具的能力。但倭黑猩猩的大脑似乎比黑猩猩的大脑更擅长处理某些社交互动,如控制攻击性的冲动和理解别人心烦意乱的心境。这可能就是你有更小的可能性被倭黑猩猩杀害的原因。

乌鸦

对于鸟类来说,乌鸦的大脑可谓是相当大。尽管鸟类从未进化出新皮质——它们在很久之前就从哺乳动物中分离出来了——但它们确实进化出了一种类似的结构称为巢皮质。它们卓越的聪明才智意味着某些种类的乌鸦可以拥有令人惊叹不已的认知专长,如能够记住人脸并使用工具。

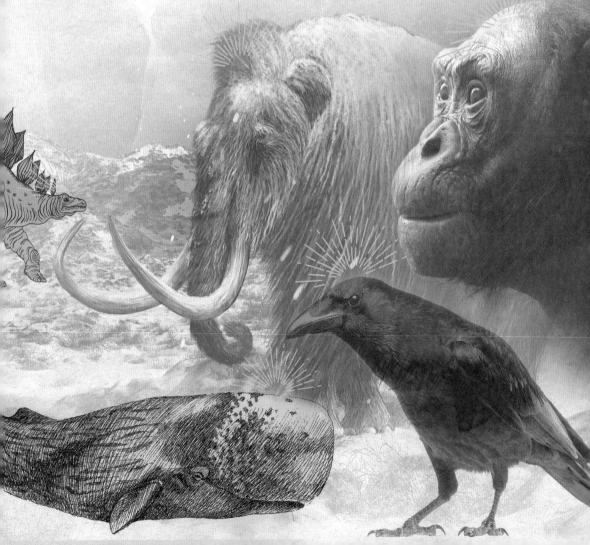

心智理论

你怎么知道你是你？你又怎么知道我是我？你能够理解你有自己的信念和欲望，而我也有我的信念和欲望，这叫作"心智理论"。

心智理论是人类意义的一个至关重要的部分，因为如果没有它，我们不会在乎别人的想法或感受，社会就会很快支离破碎。

镜子，镜子，墙上的镜子

我们认为其他一些物种至少在某种程度上具有心理理论。例如，大多数类人猿都通过了"镜子测试"——基本上就是动物版的在你的朋友睡觉时，在他们脸上画小胡子。如果一只动物在镜子里看到了自己，注意到小胡子，然后触摸自己的脸，这表明该动物明白它看到的是自己的影子。科学家把这解释为：这意味着它们有了"自我"的意识。

其他通过镜子测试的动物：海豚和虎鲸、大象、欧亚喜鹊，甚至还有一种叫作清洁鱼的濑鱼。

其他种类的测试表明，包括狗、猪、渡鸦和山羊等动物，似乎都能分辨出自己和其他动物的区别。

我，人类

如果心智理论是人类意义的一部分，那么如果其他动物也有心智理论，这将意味着什么呢？好吧，即使我们的一些测试似乎表明其他动物也有心智理论，至少在我们弄清楚如何建造一架吠叫-翻译机之前，也很难明白其他生物的大脑中到底发生了什么。一些科学家甚至认为，语言和心智理论是相辅相成的，所以没有语言，心智理论可能就不复存在。所以我们无法真正证明它们理解我是我，你是你，它们是它们。

但是，随着我们更好地了解不同的动物以及它们能够理解和感受的事物，我们应该考虑如何对待和研究这些动物，以及我们应该如何通过改变我们自己的生活方式来保护它们。

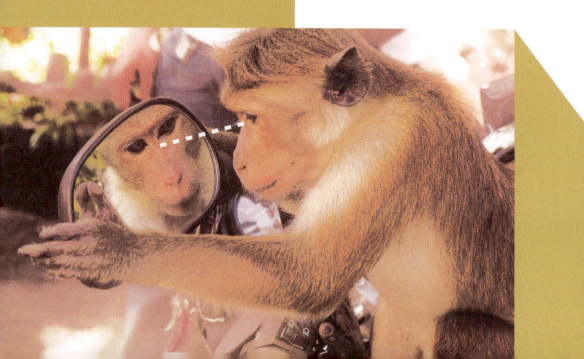

我们的祖先到底怎么样呢?

作为人类,我们喜欢认为自己很特别,因为我们是唯一会做一些花里胡哨事情的动物,如穿衣服、开汽车和说语言,但这几乎不是真的。在几百万年的时间里,有一大堆类似人类的物种在历史长河中存在过,我们恰巧只是唯一生存了这么久的物种。

由于我们所有的近亲都早已灭绝,我们只能通过研究头骨的形状和发现的头骨化石内留下的血管印记来推测他们的大脑。

大约500万年前,古人类进化出直立行走的能力,并开始琢磨如何使用简单的工具,但他们的大脑还不是特别大。

接着,在大约200万年前,更强壮的直立人出现了,并有一个更大的大脑与之匹配。直立人被认为是第一个能够自己制造出石制手斧、控制火种,甚至可能创造艺术的物种。

我们已经灭绝的亲戚尼安德特人大约在50万年前出现,拥有此之前或之后所有人类中最大的大脑。从表面上看,他们和我们差不多,只是毛发多了一点。他们可以做衣服,造船,甚至可以照顾对方的伤势。呃,还有……我们中的一些人为什么也有一点尼安德特人的DNA?事实上这并不是因为我们是尼安德特人的后裔,而是因为智人和尼安德特人完全打成一片。

不幸的是,我们永远无法了解我们的表亲到底是什么样子的,因为他们在大约4万年前就灭绝了,而且……这可能是我们的错。虽然人口少和脆弱的遗传基因可能导致了他们的灭亡,但也有证据表明,早期人类可能曾屠杀甚至吃掉尼安德特人。这样的兄弟之情你怎么看?

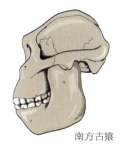

南方古猿

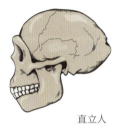

直立人

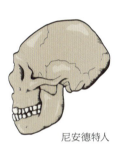

尼安德特人

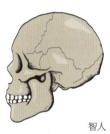

智人

我们那又大、又坏的脑瓜

与许多其他物种相比,我们的大脑大得离谱。再加上我们狭窄的骨盆(谢谢您,双足行走),这意味着对人类来说,分娩是相当艰难的。由此,进化学决定帮助我们,允许我们在婴儿还处在超级柔软黏糊糊的时候生下他们。这意味着我们的大脑在出生后仍有大量的成长工作要去完成,这也是为什么我们在婴儿时期是如此无助弱小又憨态可掬的原因。

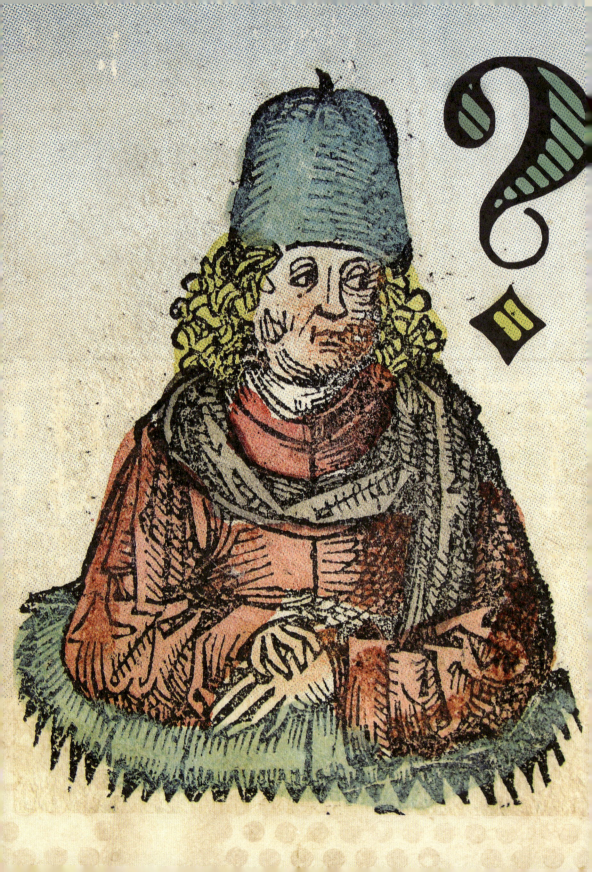

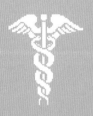

第二章
亚里士多德说了什么?

大脑：它们的确很伟大，不是吗？从远古时期时开始，我们就知道大脑在人体中占据了相当大的空间，但我们并不总是能明白这该死的东西到底是用来做什么的。

大脑是一个可以产生精子的冰冷、潮湿的器官……至少，如果你听从古代世界最受尊敬的学者之一——盖伦（Galen）的话，情况就是这样。是的，对大脑的研究在历史上出现了一些，呃……相当意外的转折。但你知道吗？过去那些大胆的声明和可怕的假设是推动我们达到今天的知识高度的部分原因。人类并非生来就对意识有任何真正内在的了解，而且，说实话，一个大脑能够强大到足以研究自己，这着实令人难以置信。想想看，这就好比一个机器人开始变得有意识，知道自己是如何被建造的，然后着手钻研自己的中央处理器（Central Processing Unit, CPU）。（事实上，我们也考虑过这个想法，你会在本书第十八章中看到）。

这基本上就是发生的事情——在整个时代和全球范围内，许多人的大脑都研究了其他人的大脑（以及他们自己的脑子）。其中一些大脑进出了一些胡思乱想，譬如"精子来自你的大脑"的理论，但还有其他的大脑则提出了更好的有关大脑的想法！这其中有些想法是相当具有革命性的，例如，在你的头骨上钻个洞来治疗脑损伤……或与训练有素的专业人员讨论您的问题。一路上，我们去糟取精，革故鼎新，故才能取得现在的成就！

智慧简史

对大脑的研究在很久之前就开始了。我们无法阻止人们去琢磨那些聪明的、软绵绵的东西。但正如他们所说，需要举全村之力——（或者在这种情况下）需要借助整个世界的聪明才智——才能最终搞清楚。（请继续阅读下去；还有很多是我们不知道的！）自有文字记载以来一直到中世纪，世界各地涌现了许多有关大脑的文化，尽管有时他们的做法（和他们的结论）是……有待商榷的。

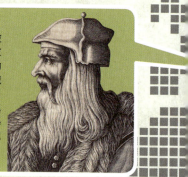

文艺复兴时期的意大利

几个世纪以来，人类首次被允许进行解剖，一些艺术家和科学家不惧怕弄脏自己的手，打开头骨，看看下面藏着什么。在画《蒙娜丽莎》和发明直升机的间隙，列奥纳多·达·芬奇（Leonardo de Vinci）也研究了大脑，并观测得到重大突破。

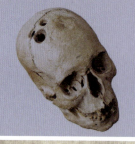

古代印加帝国

好家伙！数百个印加人的头骨被发现，上面钻有洞……我们可以从骨头愈合的方式看出，这些人都幸存了下来。

古希腊
苏格拉底（Socrates）曾吹嘘自己有的幻觉会告诉他要做什么。他把这种内心的声音称为他的"守护神"。这到底可不可爱？

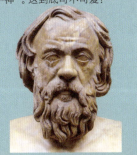

古代中国
近3世纪初，据说汉朝将领曹操曾找过一位名叫华佗的著名医生来治疗他可怕的头痛。华佗，今天被称为中国的"外科之父"。因其卓越的医术而远远闻名。
传说他向曹操建议做脑部手术（或者可能更像是做颅骨穿孔手术），曹操认为这是对他构成了死亡威胁，便将他处死。
头痛使每个人都如此暴躁，对吗？

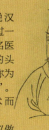

巴格达的黄金时代
公元9世纪，一位颇有影响力的波斯人穆罕默德•伊本•扎卡里耶–拉齐（Muhammad ibn Zakariya al-Razi）又称拉兹（Rhazes），是最早描述精神疾病和早期心理疗法的学者之一，并成为世界上最早的精神病院的院长之一。

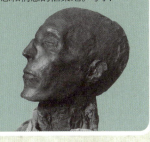

古代印度
佛教和印度教信仰通过冥想和瑜伽来促进身心平衡。最近的研究表明，可能存在某种"梵语效应"，即记住所有这些咒语对认知大有裨益。

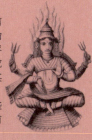

古埃及
作为木乃伊制作过程的一部分，古埃及人取出了除心脏以外的所有内脏器官。
为什么？他们认为心脏是我们所有思想和情感的汇集地。呜呼！

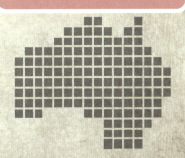

埃及 ▶ 只管用心 不管用脑

古代埃及人固然钟爱他们的木乃伊。最近的证据显示，他们早在公元前4500年就开始进行人工木乃伊化。他们坚信，在地球上保存你的身体意味着在来世有一个性感、健康的体魄。但是，如果你的身体里存在诸多腐烂的器官，就很难获得完美的皮革般的皮肤，所以埃及人开始取出我们所有的内脏——肝脏、肾脏、肠子，还有，你猜对了：大脑。

浅谈排空大脑

移除大脑的过程很简单，但也很棘手。切记不要在家里尝试这样做！基本上，他们把一根长棍或铁钩子插进鼻子里，在分隔鼻腔和大脑的骨头上打一个洞。令人振奋的是！接着他们把它旋转几下，拉出一堆内脏。在把大部分块状物弄出来后，他们把尸体翻过来，让剩下的东西流出来。听起来像是一次非常彻底的洗鼻壶冲洗。

伯尔纸莎草纸（Eber Papyrus）描述了如何治疗抑郁症，尽管在当时埃及人认为这是一种心脏的疾病，而不是大脑的疾病。这或许可以解释为什么他们在制作木乃伊时把大脑扔掉。但尽管他们技术先进，他们也有准备一些不可靠的补救措施——咒语、法术和女巫的酒。巫师与医生齐驱并驾，因此宗教、医学和魔法交织在一起，无法区分。

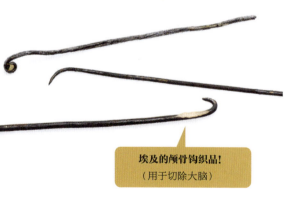

埃及的颅骨钩织品！
（用于切除大脑）

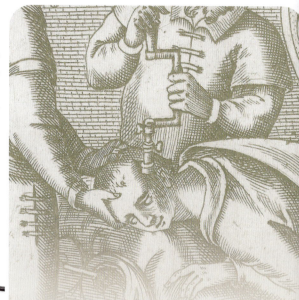

诡异的科学：颅骨穿孔术

1867年，美国驻秘鲁大使遇到了一个古代印加人的头骨，上面有一个长方形的洞。

令人不可思议的是，它是在一个活人身上切出来的……而且这个人还幸存了下来。在你的头上钻个洞听起来像是一个阴谋诡计。然而，我们在世界各地发现有数百个被"挖洞"的头骨，最早可以追溯到公元前6500年，最近可以追溯到公元2000年（非官方）。有些时候，它是出于仪式的目的，或作为精神疾病的治疗方法，或在脑外伤后，或引流而进行——当然，这听起来有点恶心。这是一个合法的医疗程序，用于缓解受伤后大脑的压力。直至今日，我们仍然为手术或治疗头部创伤而在人们的头骨上凿洞，但我们倾向于事后把骨头放回去。

起开吧你，魔鬼！

早期的埃及医学纸莎草纸卷出奇地复杂。埃德温·史密斯纸莎草纸（Edwin Smith apyrus）上第一次记载了"大脑"一词，其作者将大脑的表面比作"熔化的铜"。与此同时，艾

希腊 ▶ 洗涤你的心灵

古希腊人痴迷于寻找人类灵魂的位置，或者他们称之为心灵的位置。但他们无法确定灵魂住在哪里，所以医生和哲学家之间出现了一些严重的分歧（在当时并不完全是两种不同的工作描述，只是为了让这一切变得更加混乱）。

医师们

在古希腊文化中，人体是神圣的，故解剖是一个大忌。这意味着大脑的解剖结构在很大程度上是一个谜，但包括希波克拉底（Hippocrates）在内的多位医生确实正确地鉴定其为智慧之所。希波克拉底甚至描述了几种精神障碍，也许与抑郁症和焦虑症相对应，但他将它们归因于四种"体液"或体液（在诊断时风靡一时）的失衡：黑胆汁、黄胆汁、黏液和血液。即便如此，这对当时流行的理论（精神障碍是神的惩罚，或许是恶魔附身的标志）来说亦是一个很大的进步。

哲学家们

亚里士多德寻求他所谓的"常识"（aísthēsis koine）的来源，尽管该术语的含义与我们今天使用的方式大不相同。相反，他想象的是这就是字面上身体中的一个位置，它整合了我们所有的感官和记忆，以及理性的思考。

但是，即便是他的医生朋友提供的证据表明头部可能是问题所在，亚里士多德还是说，"这绝对是心脏"。那么他是怎么看待大脑的呢？

老兄认为大脑是用来冷却血液的。事实上，他的这种假设验证了为什么我们比其他生物更理性——因为我们拥有较大的大脑来冷却我们的热血。对于一个以自己高超的逻辑能力为荣的人来说，他在这里确实采取了一些疯狂的逻辑跳跃。

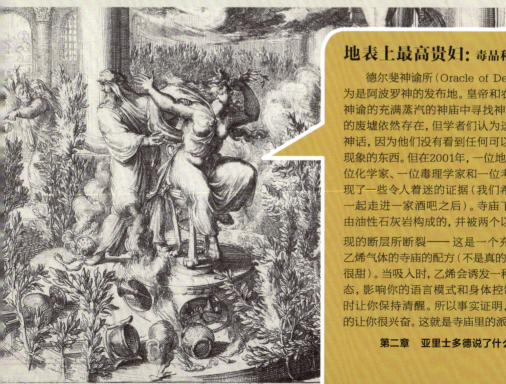

地表上最高贵妇：毒品和预言

德尔斐神谕所（Oracle of Delphi）被认为是阿波罗神的发布地。皇帝和农民都曾到神谕的充满蒸汽的神庙中寻找神的预言。它的废墟依然存在，但学者们认为这些蒸汽是神话，因为他们没有看到任何可以解释这种现象的东西。但在2001年，一位地质学家、一位化学家、一位毒理学家和一位考古学家发现了一些令人着迷的证据（我们希望是他们一起走进一家酒吧之后）。寺庙下的岩石是由油性石灰岩构成的，并被两个以前未被发现的断层所断裂——这是一个充满甜美的乙烯气体的寺庙的配方（不是真的，它闻起来很甜）。当吸入时，乙烯会诱发一种恍惚的状态，影响你的语言模式和身体控制能力，同时让你保持清醒。所以事实证明，她只是真的让你很兴奋。这就是寺庙里的派对！

第二章 亚里士多德说了什么？

盖伦

▶ 到了罗马，要像希腊人那样做

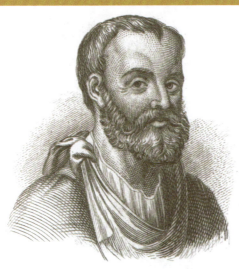

他认为有一条从你的头到你的垃圾的直接通道。盖伦认为，当一个人发热时，你的大脑会将精液分泌到脊髓中，在那里它将与你的其他体液的脂肪残留物混合在一起。这种泡沫状物质然后顺着你的脊髓回流到你的腰部。当然，为什么不是这样呢？虽然他认为大脑是智慧的所在地，但他认为我们实际上有三个灵魂：大脑中的理性灵魂，心中的精神灵魂，以及肝脏中的食欲灵魂。我不知道你怎么想，但当我饿的时候，我那贪吃的灵魂定会侵蚀我。

盖伦（Galen）是罗马帝国自然科学的泰斗，本着罗马人的精神，他从他的希腊同行希波克拉底（Hippocrates）那里复刻了很多想法。

他借鉴的东西

与希波克拉底一样，盖伦认为理性思维存在于大脑中。但盖伦认为，精神和身体之间没有区别，这意味着心理问题不是恶魔也不是神灵。事实上，盖伦在心理学方面取得了巨大的进步，他建议把咨询作为一种治疗方法，而不是施用可疑的灵药或把他们关起来。他还喜欢四种体液理论，在一个不太伟大的创举中，盖伦与希波克拉底产生了分歧，提出人格问题是你身体内液体不平衡的结果。解决办法是什么？当然是放血！只要把那些血放掉，很快你就会焕然一新。匪夷所思的是，这种做法直至19世纪依旧流行。

他发明的东西

盖伦的一些观点是他自己原创，如有关精子来源于你的大脑的理论。

在古代，他们没有使用"意识"这个术语。相反，他们把它称为"灵魂""精神""本质""生命力"，以及其他术语。事实证明，对于这种难以界定的品质在哪里可以找到，有很多疯狂的想法。

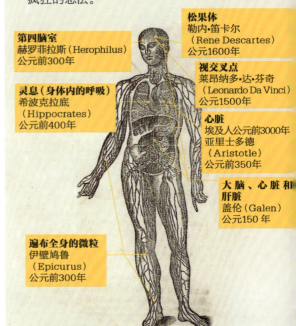

第四脑室
赫罗菲拉斯（Herophilus）
公元前300年

灵息（身体内的呼吸）
希波克拉底（Hippocrates）
公元前400年

松果体
勒内·笛卡尔（Rene Descartes）
公元1600年

视交叉点
莱昂纳多·达·芬奇（Leonardo Da Vinci）
公元1500年

心脏
埃及人公元前3000年
亚里士多德（Aristotle）
公元前350年

大脑、心脏和肝脏
盖伦（Galen）
公元150年

遍布全身的微粒
伊壁鸠鲁（Epicurus）
公元前300年

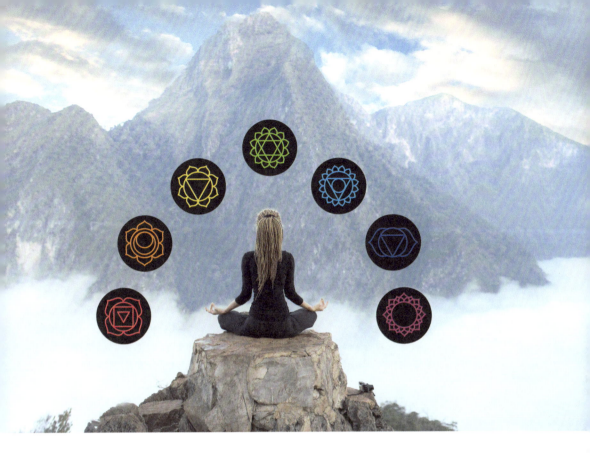

掌握命运的脉轮

盖伦关于身体的体液会改变你的性格的想法听上去很奇怪,但老实说,这并不是什么新鲜事。大约500年前,印度的治疗师已经提出了一个类似的理论,即你的身体健康、心理健康和性格都受到三种身体物质的不平衡的影响。中世纪的印度大师将这一信念演变成脉轮的概念,脉轮是精神能量的节点。没错,我们开始愈发神秘化了,当这些脉轮的能量流动受阻时,身体、意识和情绪就会变得一团糟——据说是这样。但是,像呼吸练习、瑜伽和冥想等技巧可以让你控制它们,并获得最终的身心合一。身心合一的理念已被广泛纳入治疗和医学中。只要注意那些自以为是的美国瑜伽士,他们把脉轮作为一种伪宗教。

自然和超自然

古代中国对意识的态度是全面的。他们相信身体、意识和自然之间的平衡与和谐是健康的必要条件。所以从逻辑上讲,精神疾病被认为是由身体和环境的异常引起的,如肝脏发炎或身体潮热。后来,由于受到宗教的影响,中医融入了超自然的元素,并对恶魔附身有些盲目崇拜。他们认为,当一个人经历了创伤或在情感上不堪重负时,会更容易受到邪灵侵入他们的身体,造成堵塞。为了治疗这些问题,人们常常求助于中药、针灸,甚至通过过度表达情绪来发泄。有点像今天的发泄室——你是否有一些多余的愤怒需要发泄?那么现在就来预订一个"粉碎-尖叫"的疗程吧!

巴格达的黄金时代

当中世纪的欧洲在很大程度上经历了一个停滞不前的时期时，伊斯兰王国发却在新的发现中蓬勃发展。像阿维森纳（Avicenna）这样的医生开始对头部受伤和颅骨骨折进行手术，以了解更多关于大脑的工作原理。

一个超前者

这个叫阿维森纳的家伙也很特别。他撰写了第一本医学百科全书，达14卷之多。谈及他对医学的贡献，首先他确定了各种各样的神经精神疾病——幻觉、痴呆、失眠和癫痫，仅举几例。他还采用医学方法来治疗精神疾病，并将其视为一种生理和情感问题，而不是邪恶的灵魂或附身。事实上，阿维森纳可能是你从未听说过的医学界最具影响力的人之一。

▶ 黑暗时代的一盏明灯

拉齐惊艳了他们

伊斯兰帝国是一个培育人中翘楚和科学医生的温床。但其中一位医生，阿布•贝克尔•穆罕默德•伊本•扎卡里耶-拉齐（Muhammad ibn Zakariya al-Razi），简称阿尔-拉齐（Al-Razi），可能是心理学领域最有影响力的人。

阿尔-拉齐写了两百三十七本关于他所做的医学观察的书，包括抑郁症、焦虑症、精神分裂症和狂躁症等心理问题。他基本上撰写了一本手册，用于识别心理健康问题的常见症状和治疗方法。阿尔-拉齐认为，精神疾病应该像医疗问题一样对待，这促使他在他经营的医院创建了有史以来第一个精神病房。这些医院后来在整个地区进行扩散和传播，从而孕育出很多在精神健康方面相对先进的理念和看法。忘记你脑海中传统的"疯人院"的形象吧，在这里，精神病患者受到尊重，并接受药物治疗、音乐治疗和工作培训。阿尔-拉齐甚至开发了一种原始形式的心理疗法，他以温和、饱含希望的方式在个人层面与病人进行交谈。听上去有尊严地对待人们可以改善结果！谁知道呢！？

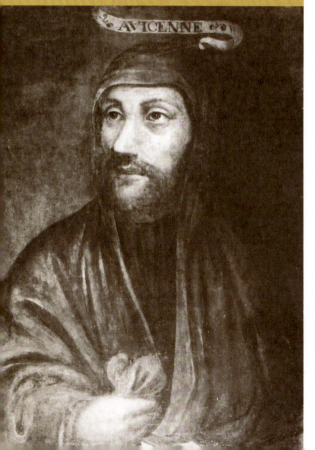

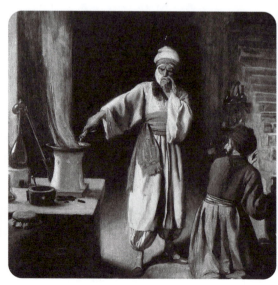

中世纪的欧洲

如果你生活在中世纪的欧洲，同时你又患有精神疾病，那么这将是件极具挑战性的事情。早期基督教神学依赖于超自然的解释，"圣洁"和"疯狂"之间仅一线之隔。僧侣们崇尚"圣洁的厌食症"，如圣弗朗西斯（St. Francis）和圣女贞德（St. Joan of Arc），都有被报道称经历过精神幻象。不是要淡化宗教人物的重要性，而是这些圣人产生了宗教幻觉，这可能是精神分裂症的前兆。由于他们的宗教性质，他们被认为是受到神的启示。然而，其他人就没有这么幸运了。

她把我变成了一个蝾螈！

大多数情况下，精神疾病问题被看作是与邪恶进行的精神斗争。如果你输掉了这场战斗，就真的"被魔鬼附身"并屈从于精神失常。被魔鬼附身的人被认为是女巫，而你对女巫只能做一件事——烧死他们！据估计，在这一时期，约有六万名女巫被处死。但这并不是中世纪唯一的"疗法"。为了驱赶魔鬼，提倡的疗法包括祈祷、鞭打和驱魔。如果这些都不起作用，这些可怜的灵魂就会受到折磨，或者如先前所述，被活活烧死。

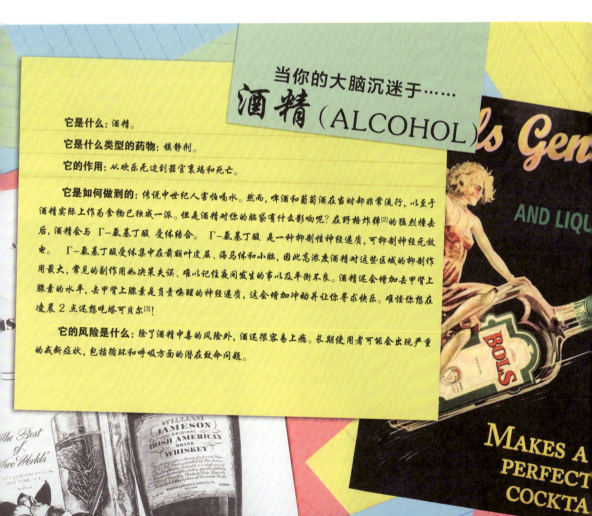

当你的大脑沉迷于……酒精（ALCOHOL）

它是什么：酒精。

它是什么类型的药物：镇静剂。

它的作用：从欢乐无边到器官衰竭和死亡。

它是如何做到的：传说中世纪人害怕喝水。然而，啤酒和葡萄酒在当时却非常流行，以至于酒精实际上作为食物已独成一派。但是酒精对你的脑袋有什么影响呢？在野格炸弹[2]的猛烈撞击后，酒精会与 Γ-氨基丁酸 受体结合。Γ-氨基丁酸 是一种抑制性神经递质，可抑制神经元放电。Γ-氨基丁酸受体集中在前额叶皮层、海马体和小脑，因此高浓度酒精对这些区域的抑制作用最大，常见的副作用如决策失误、难以记住夜间发生的事以及平衡不良。酒精还会增加去甲肾上腺素的水平，去甲肾上腺素是负责唤醒的神经递质，这会增加冲动并让你寻求快乐。难怪你想在凌晨2点还想吃塔可贝尔[3]！

它的风险是什么：除了酒精中毒的风险外，酒还很容易上瘾。长期使用者可能会出现严重的戒断症状，包括循环和呼吸方面的潜在致命问题。

数不胜数的"不"

驱魔术

驱魔术常常臭名昭著（至少在涉及精神疾病时）。被另一个生命附身是一种古老的信仰。在许多宗教和文化中，它并不总被视为一件坏事，常常用来描述那些似乎不寻常、古怪的行为或想法。当祖父母开始胡言乱语；天真的孩子开始穿搭稀奇古怪，不听父母的话；贞洁的配偶被发现与邻居有染。无独有偶，抑郁症或精神分裂症等精神疾病也被看作是邪灵附体的产物。

基督的力量迫使你！

然而，基督教对附身的态度很坚定，认为这完全是一件坏事。如果一个人被附身，这意味着他们被恶魔占据了，必须将恶魔赶出去才能将其救赎。因此，为了赶走这些恶魔，天主教在1614年引入了驱魔仪式。仪式本身相当简单——牧师为受折磨的人祈祷，祈求上帝的名字，然后命令恶魔离开。虽然通常是无害的，但有时如果害怕恶魔附身的人对自己或他人使用暴力，就会把人捆绑起来。

驱魔人重装上阵

驱魔仪式几乎已经消失了两百多年，直到1973年《驱魔人》又再次出现在大银幕上。这部电影是根据1950年发生在一个小男孩的真实驱魔故事改编的。该事件中的小男孩在20世纪50年代被进行驱魔仪式。突然间，每个人都想为他们所谓的恶魔之苦进行驱魔，此后驱魔的呼声一直居高不下。正是因为这个问题，以至于在1999年，梵蒂冈不得不就何时进行驱魔发布新的指南。今天，官方认可的驱魔仪式极为罕见，但存在一个蓬勃发展但不为人知的驱魔黑市（不幸的是，这可能涉及危险和致命的DIY驱魔做法）。

那么……为什么要捍卫驱魔仪式？

这是一个非主流的观点，驱魔仪式出现在我们对精神疾病的理解还很原始的时候。精神疾病的治疗往往是无效、有害的或不存在的。将抑郁症或焦虑症视为恶魔的折磨，实际上是将精神疾病归咎于外部力量而不是个人的失败，从而消除了精神疾病的污名。没有科学证据证明驱魔的有效性，但有证据表明其带来了安慰剂效应。因此，驱魔为当年没有其他选择的人提供了帮助和解脱。

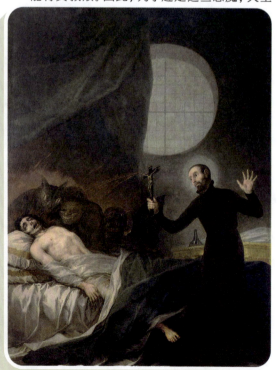

文艺复兴

在经历了中世纪漫长的停滞期之后，人们发觉希腊和罗马思想足够复古时髦之后，又重新燃烧起对其的兴趣，文艺复兴也因此孕育而生！而这个时代的人们比以往任何时候都更加对其痴迷，"让我们敲开一些头骨，挖掘这更深层次的东西吧？"

一个真正的文艺复兴者

尽管达·芬奇因其艺术和技术上的天赋异禀而闻名于世，但他痴迷于寻找人类灵魂的所在。而对他来说不幸的是，人体解剖是非法的，所以他付钱给一个盗墓者，让他在半夜里把腐烂的尸体交给他。事实证明，莱昂纳多的艺术技巧真的很有用，他绘制了一些奇妙大脑、神经和视丘的解剖图像。他认为灵魂就隐藏在那里。不幸的是，由于一些非法程序，达·芬奇对他的画作保密，而且直到19世纪才被发现。

随机趣闻：达·芬奇做了关于活青蛙的研究，但对杀青蛙感到羞愧不安，所以他成了一个素食者。事实上，他非常喜欢动物，据说他会在市场上购买鸟类并将它们放生。

$#@%你，盖伦

如果你记得文艺复兴时期的一个名字，那应该是安德烈·维萨里（Andreas Vesalius）。他的解剖和发现让世界为之震惊。他痛恨盖伦，因为盖伦的教义在一千多年后仍被奉为福音。维萨里因其确实使用了人体而知晓的更多，他居住的小镇法律宽松，允许他进行公开解剖，并同时雇用一流的艺术家为他作画。由于他敏锐的眼光和详细的分析，维萨里确定了包括胼胝体等多个大脑结构。维萨里因为他的工作和他对待伟大的盖伦的遗论方式而受到一些相当严厉的批评。维萨里本人对此不太接受，所以在他发表了关于人体解剖学的杰作后，他烧掉了剩下的未完成的工作，离开了医学院，并作为一个平凡普通的医生度过他的余生。

呜呼！我们对大脑的理解从一个被我们扔掉的无用的东西变成了人类意识的家园！但话不多说，让我们跳过几个世纪继续前进。

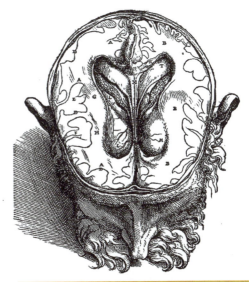

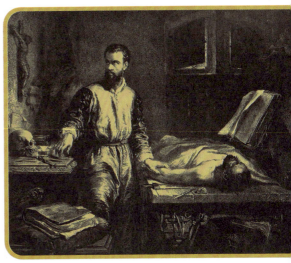

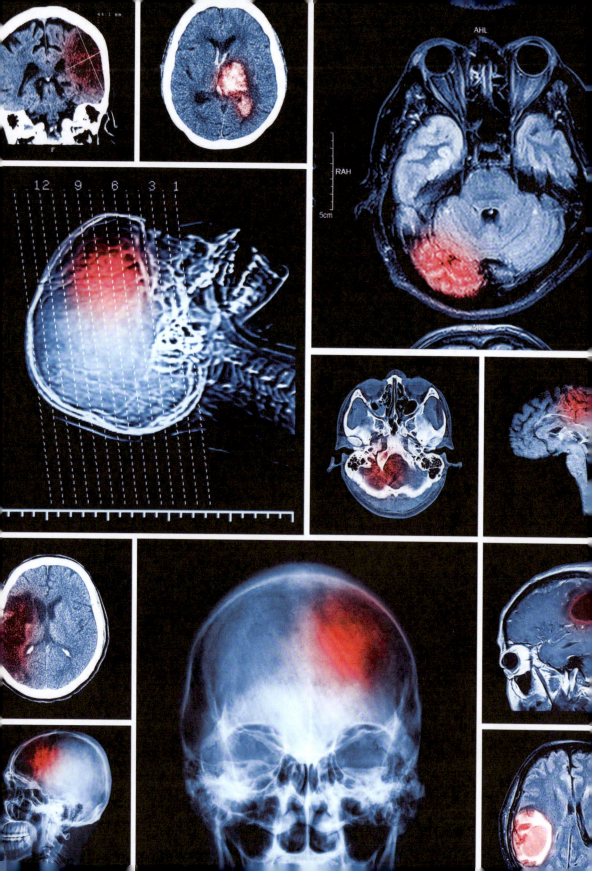

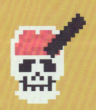

第三章
从一些破裂的大脑中汲取的教训

在过去，研究活体的大脑是相当困难的。毕竟，你不可能切开一个人的头，然后在里面戳来戳去，或者你也可以试一试，但通常不会有什么好结果。

正如我们所知，早期的科学家们并不太确定大脑的构成。即使它不是由精子构成的，也是一堆奇怪的、黏稠的、糊状的……东西。即使在技术进步的帮助下，研究人员更容易观察到大脑中的单个细胞之后，（稍后会详细介绍），仍然不清楚这一切是如何运作的。

早期的神经科学家们不得不非常足智多谋。虽然人们普遍不赞成在脑袋上打洞，但他们可以看到其他人脑袋上已有的洞，以及其他（通常不太引人注目的）脑损伤。

早在现代脑科学出现之前，我们就已经知道，头部受伤可能会严重影响生活——失去制造新记忆的能力，发展出全新的人格以及产生幻象等等。抱有一丝希望是，在早期，当我们刚刚开始弄清楚大脑是如何工作的时候，科学家可以研究脑部受伤的人，以便更好地了解大脑不同部分的重要性。他们收获的一些东西放到今天仍可以帮助我们更好地去理解记忆、个性和语言。

菲尼亚斯·盖奇

▶ **到底谁需要额叶？**

你如何去研究大脑中的窟窿？你怎么能确定这个人的脑损伤和他们的新行为有联系？好吧，最简单的方法之一是看这个人活着时的行为，如果有什么奇怪的事情发生，就打开他们的头骨（当然是在他们死后）看一看。那么什么会让你发现大脑中发生了一些奇怪的事情呢？

个别案例比其他案例看上去更加微妙。接下来就是菲尼亚斯·盖奇（Phineas Gage）的故事，这个人在铁杆穿过他的脑袋后幸存了下来，并在这个过程中，给我们上了一节有关前额叶皮层的重要性宝贵的一课。

他一直在铁路上工作

我们的故事开始于19世纪40年代的美国农村。波尔克（Polk）当时是总统，自由之钟刚刚敲响，华盛顿纪念碑正在建设中。而年轻的菲尼亚斯·盖奇正在佛蒙特州帮助修建一条铁路。菲尼亚斯兢兢业业勤勉好学，深受同事们的喜爱，被老板称为"最高效、最能干"的员工。

菲尼亚斯的工作是在岩石上钻出的孔中放置爆破粉，然后用他那忠实可靠的捣固棒在炸药上面填上沙子，以帮助引导爆炸。这种混合物，像大多数带有"爆破"字眼的东西一样，这些名字可能是相当敏感的，所以用正确的顺序将所有这些东西打包到地下是非常重要的。也许你能猜到这是怎么回事。

大脑和爆炸不能混为一谈

一天下午，考虑到可能是在他的午休时间，疲惫的菲尼亚斯在用捣固棒装载炸药时意外引发了一场爆炸，巨大的铁棒（直径近2英寸）穿过他的左脸颊，从头顶射出，然后沾满了血和脑浆落在了80英尺外，浑身是血和脑浆。神奇的是，菲尼亚斯并没有死。几分钟内，他就坐了起来，并开始说话，在被送回酒店后，他能够走上一段楼梯回到自己的房间。

他看起来如此正常，以至于当一个叫爱德华·威廉姆斯（Edward Williams）的医生，到达现场时，他简直不敢相信眼前菲尼亚斯对所发生事情的描述。但后来菲尼亚斯站了起来，吐出了大量的血；奋力呕吐之下，居然压出了大约半茶杯的大脑掉在了地上。医生接着把他的手指伸进菲尼亚斯的头骨和脸颊上的洞里（我猜

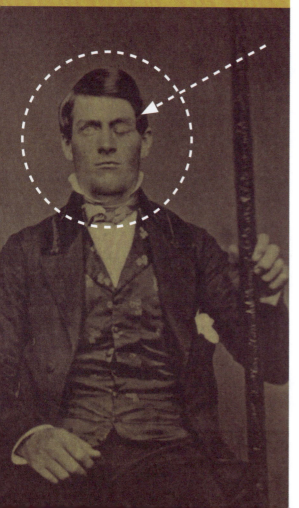

是为了确认这个洞是一穿到底？）在最后将他清理干净并包扎好伤口。

在一个月内，菲尼亚斯能够独立行走、说话和生活，似乎和他在事故发生前一样。但随着他的康复，很明显，他有一种"化身博士[4]"（Dr. Jekyll/Mr. Hyde）的感觉。在事故发生后，他的性格完全改变了。突然间，他变得"任性"和"不敬业"，满嘴污言秽语，而且不能相信他会对一件事情坚持到底。

他很快就失去了工作，开始了在路边的生活，手里拿着捣鼓的铁器，靠医疗奇迹的身份在马戏团演出为生。最终，他在旧金山病倒了，与家人住在一起，并于事故发生12年后去世。

脑袋里的一个洞

不幸的是，在菲尼亚斯死的时候，他的事迹还是鲜为人知的，同时也没有进行尸检，所以我们不能完全确定他的大脑受到怎样的创伤。一位名叫哈洛（Harlow）的医生最终在菲尼亚斯死后几年恢复了他的头骨，并推断他的左额叶可能受到了灾难性的损伤。受伤后"盖奇不再是盖奇"的事实使哈洛推测，额叶可能对决策、理性行为和个性的塑造都至关重要。

当时的其他研究人员认为这一假设是荒谬的，但在历经了近两百年和许多脑损伤案例之后，很明显，事实证明哈洛是对的。我们现在知道，前额叶皮层对我们的大多数高级认知功能至关重要，包括社会和道德推理、自我意识和你已经猜到的人格。

所以很明显，菲尼亚斯的性格剧变是他额叶受损的直接结果。换句话说，他的性格变化与脑损伤本身无关，而更多的是由于他的头部被送入了一米长的尖刺。这也会把我们搞得一头雾水。

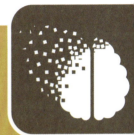

脑损伤导致什么？

我们的大脑是如此复杂（而且对一切都至关重要），因此，脑损伤表现形式多样也就不足为奇了，从毛骨悚然到……非比寻常。

成为一个天才

当人们想到"博学多才"时，他们通常会想到雨人[5]，但他并不是这个业界中唯一的天才。我们不确定到底是什么原因造成的，但大约有一半的情况下博学是由于受伤或疾病而获得的。艾伦·斯奈德（Allan Snyder）教授认为，"天才主义"是由于我们的高级认知过程阻碍了我们获取储存的大部分信息的能力，并证明阻断左颞叶的大脑活动可以人为地诱发一些类似现象。

获得口音

大脑中与语言处理有关的某些区域（包括小脑）的损伤可能会导致"外国口音综合征"，即一个人在中风或头部受伤后突然似乎有了"新口音"。不幸的是，尽管有神奇的说法，比如说一个"克罗地亚人[突然]说起了流利的德语"，但这种情况与语言能力的任何实际变化没有关系。它实际上只是一个人很难正确读出某些单词的结果。

变得有点混沌了

神经学家奥利弗·萨克斯（Oliver Sacks）曾描述过一个著名的案例，即"把他的妻子误认为是一顶帽子的人"——由于患有一种叫作视觉失认症的疾病，该男子无法识别其他人的脸。这种情况可能是由枕叶（处理视觉信息的部位）与顶叶和颞叶之间（信息与记忆和意义链接的部位）的通路受损造成的。

病人——坦

一个（极其）少言寡语的男人

菲尼亚斯·盖奇的脑损伤是异常戏剧性的。没有那么戏剧性的是一整类严重的、甚至是致命的脑损伤，它们几乎可以悄无声息地发生。有些是由一个人自身的神经系统状况引起的，如癫痫，或者在中风、脑震荡后，导致永久性的脑损伤，称为脑损伤。这些影响可能更微妙，或者随着时间的推移而增加，但它们仍然会造成各种问题。例如，完全消除你说一个以上单词的能力。

叫我坦，坦坦。

人们获得绰号的方式有很多——他们名字的缩写或童年时的一个尴尬笑话。对于法国癫痫患者路易斯·维克多·莱博格内（Louis Victor Leborgne）来说，他的绰号来源很简单：他被称为"坦"，因为"坦"是他唯一还能说出的词。大约在30岁时，他进入巴黎的Bicêtre医院寻求治疗，他和家人希望这是一种暂时性的疾病。毕竟，莱博格内已经成功地应对了多年的癫痫病，所以当他失去所有的说话能力时，他们并不太担心……除了Tan一词。

莱博格内的奇怪之处在于除了不能说太多话之外，他似乎很正常。他看起来能够完全理解你对他说的一切话语，而且他能够准确地遵循指示。尽管他的交流方式相当有限，但他仍会认真地参与到对话中来，并努力与他周围的人沟通。不幸的是，莱博格内的失语只是一个开始，随着时间的推移，他开始经历瘫痪和视力丧失，最终出现认知障碍。

大脑上的肿块

大约在那个时候，在巴黎的保罗·布罗卡（Paul Broca）医生正与他的心理学伙伴们陷入僵局，争论着关于不同的特征是否被定位到大脑的特定区域。这群人中的一些人相信膈肌学的观点，即不仅像语言和记忆这样的功能在大脑中有特定的位置，诸如智力和精神方面的东西也是如此。布罗卡和他的同事们沉陷于这些争论，以至于他们开始寻找可能有助于解决争论的患者。

尽管当时莱博格内差点死于坏疽，但当布罗卡发现了莱博格内这样一个病人时，布罗卡立即意识到这个病例的重要性。此人死后，布罗卡进行了尸检，就在他的左眼上方发现他左脑半球的额叶有病变。布罗卡将莱博格内的语言丧失称为"失语症"，来自希腊语的"无法说话"。今天，大脑的这个区域被称为"布罗卡区"（Broca's area）。对这一特定区域的损害意味着病人仍能正常地理解和回应语言，没有其他认知缺陷，但却无法产生有意义的单词或句子。

不太喜欢说话的人

患者坦和其他同样出现语言障碍的病变患者，从本质上向科学家们揭示了语言定位的现象。这是大脑定位的一些最早的证据，即大脑的不同部分具有特定功能——这一曾经有争议的概念。布罗卡区实际上有一个对等相反的概念：当病人脑部被称为韦尼克区（Wernicke's area）的区域附近有损伤时，他们可以说很多话，但通常是在胡言乱语，而且似乎完全不能理解别人对他们说了什么。

莱博格内可能没有说什么，但他的脑部病变和随后布罗卡等人的研究彻底改变了我们对人类语言的理解，而且在150多年后的今天，我们仍在不断有新的发现。

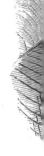

布罗卡的正确之处

对某些特定的大脑区域的损害绝对可以对特定特征和行为产生巨大影响，因为某些事物的确局限于特定区域。正如布罗卡指出的，在大多数情况下，对左脑颞叶的损害会导致形成语言的困难（强调"大多数情况"，是因为事实上并不是每个人的语言区都在左边，而有些人的语言区在右边，而如果你恰逢是左撇子，更常见的是把它定位在右边！现在，我们言归正传回归到正常侧边栏）。

事实上，整个颞叶（两侧）对于处理我们听到的声音至关重要。具有讽刺意味的是，位于大脑最后面的枕叶负责处理所有的视觉信息，这些信息是由你的眼睛在头部前面转达的。正如我们从菲尼亚斯·盖奇那里学到的那样，额叶对决策、情绪调节和个性塑造很重要。其他大脑区域专门处理复杂的运动、体感（触觉和平衡感）信息，甚至是新记忆的形成和储存，我们将在下一页学习。

布罗卡的错误之处

布罗卡对现在以他的名字命名的脑区的发现是在19世纪普遍存在的一些相当种族主义的观念下产生的。

他认为不同种族的人实际上是由不同的物种进化而来，并相信某些身体特征的大小和形状，如下巴的宽度或头骨上的凸起，是预测智力的因素。传统上与欧洲白人有关的特征就是他声称与智力有关的特征，这也许并不奇怪。这种不科学的逻辑让他对观察大脑大小以及最终语言是否与特定大脑区域相关联产生了兴趣，这最终使他找到了莱博格内。因此，尽管他是对的，某些大脑区域可能对特定行为很重要，但他认为你可以通过下巴的宽度或前额叶皮层的大小来判断一个人有多聪明，这肯定是错的。这不是关乎隆起的大小的问题，而是点燃了冲突的火花！

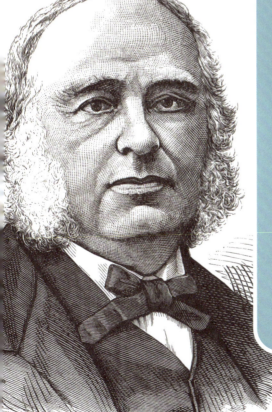

第三章　从一些破裂的大脑中汲取的教训

亨利·莫莱森

▶ 用癫痫症换取失忆症

有时,大脑病变并不是由直接伤害引起的。事实上,在我们完全了解某些大脑区域的作用之前,医生有时会故意把它们切掉,只是为了好玩(见:脑叶切除术)。有时,因其他疾病而寻求治疗的病人只是运气不好,就像不幸的亨利·莫莱森(Henry Molaison)或被医疗建制称为H.M。

不幸的是,当时是20世纪50年代,我们并不完全了解大脑的各个部分的功能。不过,手术还是很顺利,直至醒来都没有出现任何意外。

你看过《海底总动员》(*Finding Nemo*)吗? 亨利基本上就像多莉(Dory)。手术后,亨利还能记得他的名字和童年。但他患有严重的顺行性遗忘症——无法形成任何新的记忆。

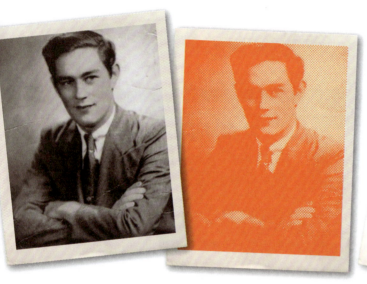

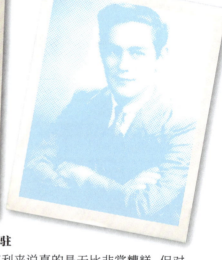

意外发现的亨利

亨利在一次自行车事故中患上了严重的癫痫症,当时他还是一个小男孩。不幸的是,随着年龄的增长,他的癫痫发作越来越严重。直到他26岁的时候,发作愈加频繁和强烈,以至于他几乎无法做任何事情。而当癫痫发作变得极其严重时,最好的治疗方法之一就是简单地切除引起癫痫的大脑部分。

对亨利来说,幸运的是,他的医生能够确定其癫痫发作源于他的左右内侧颞叶:海马体、杏仁核和部分内侧皮层。医生们决定最好的行动方案是去除受影响的组织。

青春永驻

这对亨利来说真的是无比非常糟糕,但对医疗机构来说却极其非常好。在他的余生中,亨利一直是数十名医生进行深入心理和神经学研究的对象,他们试图了解他的脑部手术的长期影响。通过与亨利合作,这些科学家了解到关于海马体和内嗅皮层在记忆形成中的作用的重要信息。亨利的长期记忆只在以下方面存在缺陷:他仍然能够形成习惯,如找到去医院餐厅的路,并执行工作记忆任务,再如重复一串数字。这表明虽然海马体和附近区域对于形成新的外显记忆——事实和事件的记忆显然至关重要,但它们对于形成内隐记忆——"无意识"的记忆似乎并不那么重要。这种记忆让我们能够做一些事情，如演奏乐器或驾驶汽车。尽管亨利经历了严重的外显记忆缺陷，但他的大脑有时能够找到变通办法。例如，他有时可以通过"更新"他已有的记忆来修改现有的记忆，并且可以画出他居住的房子的地图，尽管他实际上无法有意识地记住它的布局。

对亨利学习能力的研究有助于阐明记忆类型之间的联系和差异。奇怪的是，由于他的大脑病变，他从来不知道自己有多出名。他的余生是在医院里度过的，每天早上醒来时都认为自己仍然是26岁。永远年轻的感觉怎么样？

死后的生活

亨利于2008年去世，享年82岁。尽管在他活着的时候，医生能够使用磁共振成像（MRI）技术对他的大脑进行成像，但科学家们还是很感激在他死后有机会保存他的大脑。他的大脑被冷冻起来，并被运到加州大学圣地亚哥分校，也就是艾莉完成博士学位的地方，之后再用一把超级锋利的刀将其切成2403个非常薄的切片，就像熟食肉一样，这个过程现场直播了超过53个小时。他的大脑随后被扫描并进行数字重建，因此全球的科学家们可以近距离观察亨利那可怜的大脑到底发生了什么。

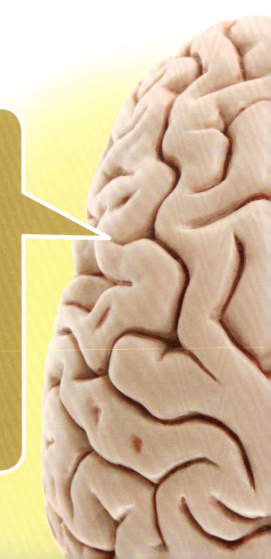

大脑半球切除术：
当半个大脑比整个大脑好的时候

虽然亨利·莫莱森在手术后遭受了严重的病痛折磨，但并不是每个接受脑部手术治疗癫痫的人最终都会陷入如此可怕的困境。事实上，在严重癫痫的情况下，手术切除对许多人来说仍然是最有效的选择。在成年人中，这些手术通常会让病人时刻保持清醒，并在手术过程中与医生交谈，由此外科医生可以跟踪病人的反应，并确保他们没有切除任何至关重要的脑组织。但是对于孩子来说，孩子的大脑在十几岁时仍在发育，所以在受伤后，大脑有很大的适应空间。因此，在非常严重的情况下，对于非常年幼的儿童的癫痫，医生有时会进行一个戏剧性的手术，称为半球切除术，在那里他们断开、禁用或切除整个大脑的一半。看起来这应该是相当不利的，但在非常年轻的孩子中（5岁以下），最终他们实际上是相当正常的。嗯，你知道的。就像你我中任何一个人一样正常。他们剩余的一半大脑能够通过创造大量额外的新连接处理所有的问题，以弥补缺失的那一半。

你的损伤是什么？

虽然特定脑区的大小与能力无关，但让你不想使自己左右脑震荡的原因有很多。所有这些脑区在我们的生活中扮演着相当重要的角色，它们的损伤会导致任何可怕的后果，小到一个有趣的口音改变，大到……嗯，死亡。本页的图表告诉你某些大脑区域控制什么，以及如果你受到损害后它们会发生什么。

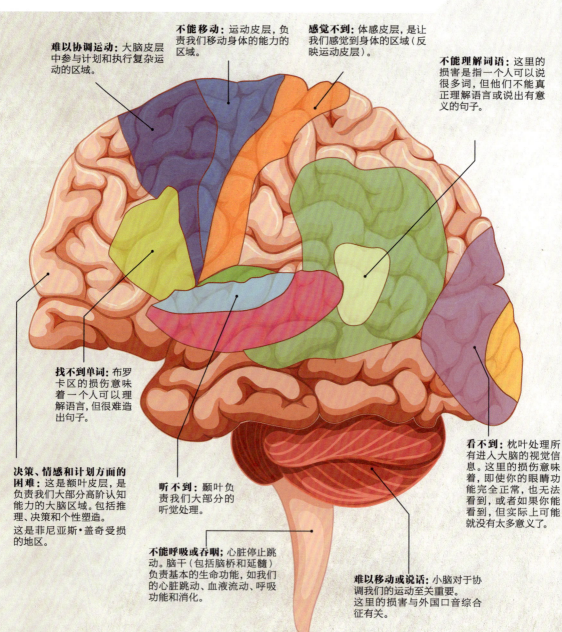

不能移动：运动皮层，负责我们移动身体的能力的区域。

感觉不到：体感皮层，是让我们感觉到身体的区域（反映运动皮层）。

难以协调运动：大脑皮层中参与计划和执行复杂运动的区域。

不能理解词语：这里的损害是指一个人可以说很多词，但他们不能真正理解语言或说出有意义的句子。

找不到单词：布罗卡区的损伤意味着一个人可以理解语言，但很难造出句子。

看不到：枕叶处理所有进入大脑的视觉信息。这里的损伤意味着，即使你的眼睛功能完全正常，也无法看到，或者如果你能看到，但实际上可能就没有太多意义了。

决策、情感和计划方面的困难：这是额叶皮层，是负责我们大部分高阶认知能力的大脑区域。包括推理、决策和个性塑造。这是菲尼亚斯·盖奇受损的地区。

听不到：颞叶负责我们大部分的听觉处理。

不能呼吸或吞咽：心脏停止跳动。脑干（包括脑桥和延髓）负责基本的生命功能，如我们的心脏跳动、血液流动、呼吸功能和消化。

难以移动或说话：小脑对于协调我们的运动至关重要。这里的损害与外国口音综合征有关。

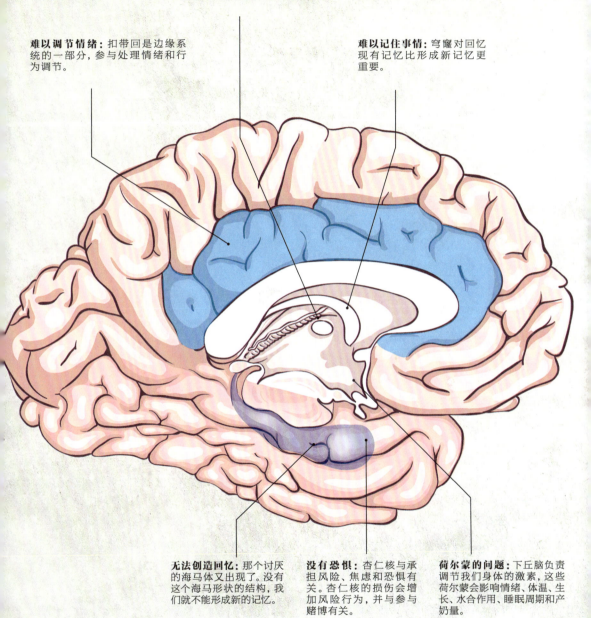

当你的大脑沉迷于……
摇头丸（MDMA）

它是什么： 3,4-亚甲基二氧基甲基苯丙胺

它是什么类型的药物： 神经兴奋及迷幻移情-内感受原性药物和兴奋剂。

它的作用： 让我们先说说它没有做什么——把你的大脑变成瑞士奶酪。我从来没有听说过这个流言[我想我应该在抗药物滥用教育（D.A.R.E.）[6]计划项目中多注意一下]，但是我们的编辑告诉我们一个反毒品运动声称摇头丸（MDMA）会导致"你的大脑出现洞洞"。虽然，这是由于美国缉毒局对20世纪90年代一项研究的误传，该研究表明，服用MDMA后，整个大脑的血清素水平低于正常水平。这是我们已经知道的事实，和大脑上的洞洞没有关系。MDMA使用户感到身体更多地受到刺激和清醒，同时促进社交和增强尤其是触觉等其他身体感觉。

它是如何做到的： MDMA的作用是迫使你的神经元释放尽可能多的神经递质血清素，以及催产素、去甲肾上腺素和多巴胺，让大脑充满这些让人感觉良好的化学物质。MDMA还阻止大脑从突触中清除血清素，从而继续刺激神经元，从而保持兴奋，让你感到愉悦并同时保持精力充沛。

它的风险是什么： 所有漂浮在周围的过量血清素都会对自身产生负面影响——短期内过多的血清素会导致血清素综合征，从而导致癫痫和其他神经问题。虽然释放所有的血清素会让你几天都感觉忧郁，但随着时间的推移，你的身体会产生更多的血清素，一切都会恢复正常。频繁、大量使用MDMA会引起其他问题，如一些大脑区域的萎缩和可能的记忆障碍。但MDMA也被一些人认为是一个奇迹，因为它能激发同理心和信任感，目前人们正在积极探索其治疗创伤后应激障碍等心理疾病的潜力。

这将会留下一个印记

有各种各样的其他事情可以在你的大脑上留下痕迹（就是字面意思，我是说不仅仅是在你的记忆中）。例如，有些人的大脑上天生就有"胎记"，这要归功于一种叫作斯特吉斯-韦伯综合征（Sturges-Weber Syndrome）的疾病。它在出生时以脸上的葡萄酒色胎记的形式出现，是该区域血管异常生长的标志。在大脑内部，这可能会导致血流问题，进而引发从癫痫和偏头痛到智力障碍等一系列问题，有时还会导致血栓和中风。

即使没有任何胎记，仅仅是出生的行为就有脑损伤的风险。与出生有关的脑损伤包括从缺氧导致的脑细胞死亡到高难度分娩中的神经损伤，再到脑出血、颅骨骨折，以及使用产钳助产后的脑损伤。这些问题大多源于这样一个事实，即我们的大脑袋在进入世界时通常会强行穿过一个小的阴道。在此非常感谢，进化论！

并非每个缺失部分大脑的人都能看到行为或功能上的显著变化。事实上，有些人缺少大脑的一部分甚至自己都不知道。在这方面有一些非常令人难以置信的案例研究，如有一个天生没有小脑的女人，除了有一些平衡问题外，还非常正常；还有一位男性由于积液而失去了近90%的大脑，只出现了"轻微的腿部无力"，但在其他方面是一个正常的人，有着一个正常的家庭和一份正常的工作。

脑叶切除术

数不胜数的"不"

脑叶切除术在20世纪40年代风靡一时,被誉为治疗各种精神疾病和精神崩溃的"神药"。但是,由于进行脑叶切除术本质上需要将冰镐插入某人的头骨并四处滑动以破坏部分前额叶皮层,这股热潮很快就过去了。

这种手术最初被称为白细胞切除术,是由葡萄牙科学家安东尼奥·埃加兹·莫尼兹(Antonio Egaz Moniz)开发的,研究表明破坏黑猩猩的额叶可以抑制其攻击性行为。

一种快速的刺痛

20世纪40年代初,美国医生詹姆斯·沃茨(James Watts)和沃尔特·弗里曼(Walter Freeman)开发了一种类似的手术,先是用酒精注射直接杀死脑组织,后来又用改良的冰锥从眼窝处进入,切开大脑。沃茨和弗里曼报告说,超过60%的病人在手术后得到了"改善",尽管他们确实注意到(有趣的是,莫尼兹也一样),手术后病人的行为经常变得更加鲁莽和不羁。哦,还有1/7的病人直接就死了。这种副作用可谓是相当严重的。

像脑叶切除这样的手术对许多人来说是极具吸引力的,主要是因为对大多数人来说,特别是如果他们不是白人或富人的话,就很难得到任何形式的精神健康护理。而对许多人来说,唯一的选择是住院治疗,但这并不是最佳方案。医院里人满为患,病人往往被隔离从而身体受到限制。在这样的条件下,不难看出为什么把一个难缠或危险的病人变成一个更温顺的病人会如此吸引人,即使这有把他们变成植物人的风险。

妇女和儿童优先

如果你对整个脑叶切除术的事情犹豫不决,一个主要的危险信号就是他们对已经被社会病理化为"异类"的人进行手术的频率有多高,这意味着他们的行为或信仰不符合那个时代严格的社会规范。事实上,很多脑叶切除术是在妇女身上进行的,她们被认为相对更容易康复,并回去做家务。

如果你认为没有比这更糟糕的事情了,也确实如此。脑叶切除术也经常对儿童进行,以使他们"更加温顺"。事实上,弗里曼本人认为,非裔美国人,特别是非裔美国妇女,是脑叶切除术的最佳病人,因为她们"最有可能在家里有一个支持她们的家庭,为她们提供终身护理"。

使人更加不安的是,该手术非常受欢迎,以至于安东尼奥·埃加兹·莫尼兹在1949年因此获得了诺贝尔生理学或医学奖,因为他"发现了白血病对某些精神病的治疗价值"。是的,这实际上犯了一些相当大的错误。

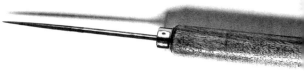

药物拯救世界

最终,对实施脑叶切除术的方法的担忧,以及因该手术的负面结果的负面影响致使许多医生感到不安,接着,1950年,一种名为氯丙嗪——抗精神病药物的发明,被誉为治疗精神分裂症的奇迹。越来越多的医生开始指出,脑叶切除术在本质上没有科学依据。到20世纪70年代,它在许多国家和美国各州被取缔,此后该手术被确定为只适用于极其罕见的情况下。

神经传递-电影沙龙
失忆症

好莱坞对理解这种复杂的神经系统状况的功课做得如何?
这里有一个简短而又全面的科学调查。

《电影人生》(The Majestic) (2001)

彼得·阿普顿(Peter Appleton)[吉姆·凯里(Jim Carey)饰]是20世纪50年代好莱坞的一个被指控为共产党的编剧。在一次狂欢中,他开着自己的车从桥上跳下,被冲到海滩上,对自己的身份毫无印象。附近城镇的居民认为他是当地从战争中归来的老兵,但当阿普顿在大屏幕上看到自己的名字时,他意识到了真相,并最终与共产主义的指控作斗争,他感到自己被误认为是真正的战争英雄而受到鼓舞。

对失忆症的描述: ★★☆☆☆

虽然逆行性遗忘症可能的确会发生,但你在看到自己的名字后就突然"振作"起来,这就有点天方夜谭了。

剧情: ★★★☆☆

如果你想看一部由吉姆·凯里扮演严肃角色的感性电影,《电影人生》很适合你。它不是"伟大的电影",但它是甜蜜简单的。

《初恋50次》(50 First Dates) (2004)

亨利(Herny)[亚当·桑德勒(Adam Sandler)饰]无可救药地爱上了露西(Lucy)[德鲁·巴里摩尔(Drew Barrymore)饰]并日复一日地向她求爱,尽管她每天晚上都会忘记他。

对失忆症的描述: ★★★☆☆

对顺行性遗忘症的描述还不错,但露西可能不会记得很长时间的事情,这使得浪漫的场景变得非常非常不舒服。

剧情: ★★★☆☆

我知道她看起来很好,但爱上一个永远不记得你的人还是很奇怪的!

《海底总动员》(Finding Nemo) (2003)

尼莫(Nemo)[亚历山大·古尔德(Alexander Gould)配音,是一条鱼]因为父亲马林(Marlin)[阿尔伯特·布鲁克斯(Albert Brooks)配音,也是一条鱼]的过度保护而离家出走。在寻找他的儿子时,马林遇到了有记忆障碍的多莉(Dory)[艾伦·德詹尼丝(Ellen Degeneres)配音,也是一条鱼,但这次是蓝色的],在最重要的时候,他能记住一些事情。

对失忆症的描述: ★★★☆☆

多莉的顺行性遗忘症被描绘得相当准确,但当它在如此关键的情节点时,让她突然能够记住"悉尼,袋鼠大街42号,P.歇尔曼",这有点像故弄玄虚。

剧情: ★★★★☆

在我看来,皮克斯不会做错事,但天啊,阿尔伯特,别这么霸道!

《谍影重重》(The Bourne Identity) (2002)

马特·达蒙(Matt Damon)非常健壮,擅长杀人,但不记得为什么。结果发现他是一个由政府赞助的杀人机器,现在他们正试图谋杀他。

对失忆症的描述: ★★★★☆

对逆行性失忆症(无法回忆过去)的描述相当不错,但很难说出是什么首先引发了失忆症,所以很难知道它有多准确。

剧情: ★★★★★

非常坚韧,马特·达蒙的火热巅峰之作。

《记忆碎片》(Memento) (2000)

盖伊·皮尔斯(Guy Pearce)由于某种原因有很多纹身,他正试图找到杀死他妻子的凶手。在寻找过程中,很多人利用了他的失忆。

对失忆症的描述: ★★★★★

盖伊不能记住任何东西超过几分钟,他只能凭借一些零碎的小东西诸如纹身、宝丽来快照等才能回忆起过去的点点滴滴。这是银屏上对顺行性遗忘最准确的描述之一。

剧情: ★★★☆☆

我知道很多人都非常喜欢这部电影,但我个人感觉诺兰(Nolan)[7]这次有点过了。

很抱歉打断你，但……

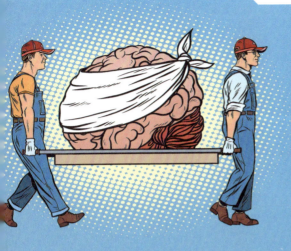

失去知觉超过几秒钟通常是非常糟糕的，经常是致命的，是需要马上去医院就医的情况，而不是"摆脱它并保持剧情发展"的这种糟糕情况。

头部中弹并不总是立即死亡。但无论如何，它肯定会让你的身体抽搐得比电影里描述的还要厉害。

撞上地面、墙壁或汽车的挡风玻璃，可能会破坏你的大脑，这千真万确。

没有所谓的"用药物解锁大脑"。你的整个大脑一直在工作，药物绝对不会让你改变现实。这里向《永无止境》[8]和《超体》[9]的粉丝诚挚地说声，对不起。

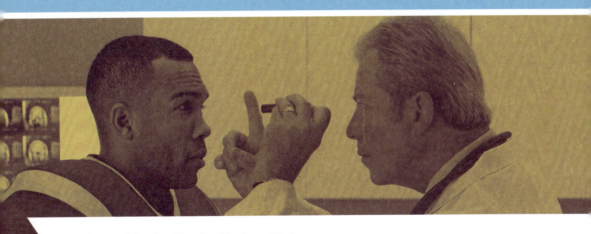

脑震荡会使人失忆吗？

是的，但在头上再撞一下可能也解决不了问题（尽管电影的套路会让我们相信）。任何损害大脑的因素都可能导致健忘症，这其中肯定包括脑震荡。

脑震荡后立即出现一些记忆问题的情况并不少见，这要归功于一种称为分离的现象，在这种情况下，您脆弱的受伤后神经元很难正确地相互交谈。当受伤不太严重时，健忘症通常会随着时间的推移而消失——但再次撞到你的头肯定无济于事，因为你所做的只是更大程度的伤害了你的大脑。

你以为你知道的东西
右脑与左脑

你是左脑发达还是右脑发达？有很多测验可以告诉你哪个半球"主导"你的个性，还有量身定做的生活建议、职业辅导和学习技巧，旨在帮助你成功，无论你使用哪个大脑。真可惜，它实际上并不像上述所说的那样运作。

误解

人们开始认为你的一侧大脑可能主导你的行为和个性是有道理的，因为有些特征与大脑的一侧或另一侧有关。认为你的左脑可能更有逻辑性和分析性，而右脑可能更有创造力和情感，这并不是太疯狂。所有这些都源于一种误解，即你的一半大脑比另一半大脑更有主见，但事实并非如此。

我们为什么会这样想？

现实情况是，你的每一侧大脑都控制着你身体的另一侧，所以大脑的右侧控制着左侧，反之亦然。在一个健康、普通的大脑中，大脑的两侧是通过被称为胼胝体的信息高速通道相连，来回传递信息以保持你整个身体的协调。

有一些治疗癫痫等疾病的罕见手术，需要医生切开胼胝体。这会产生很多奇怪的影响，而且由于某些行为是基于一个半球或另一个半球，其中一些影响会使某些个性特征看起来像是局限于大脑的一侧。

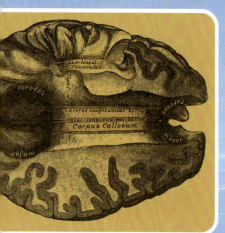

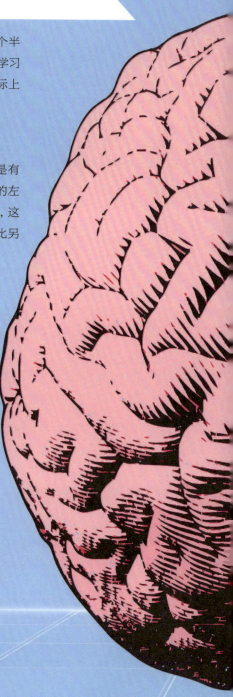

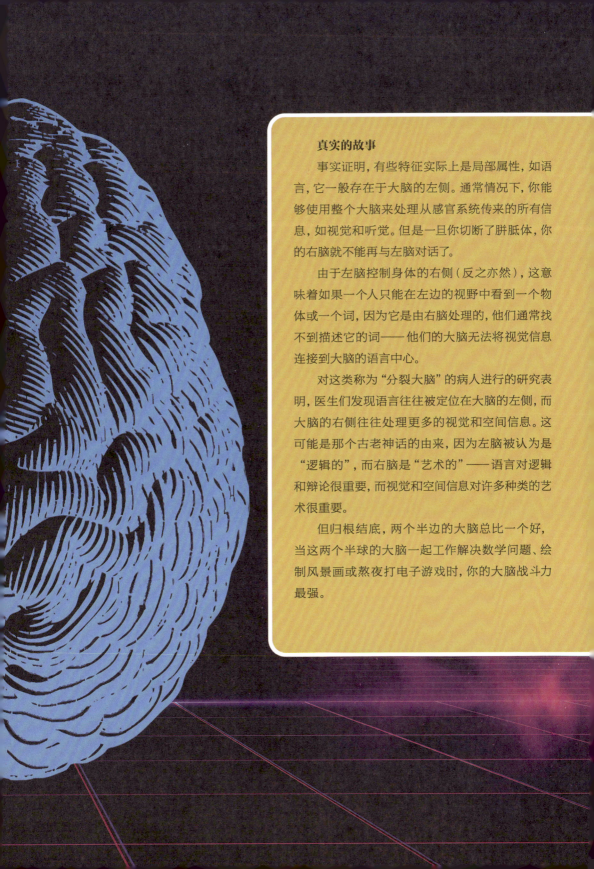

真实的故事

事实证明,有些特征实际上是局部属性,如语言,它一般存在于大脑的左侧。通常情况下,你能够使用整个大脑来处理从感官系统传来的所有信息,如视觉和听觉。但是一旦你切断了胼胝体,你的右脑就不能再与左脑对话了。

由于左脑控制身体的右侧(反之亦然),这意味着如果一个人只能在左边的视野中看到一个物体或一个词,因为它是由右脑处理的,他们通常找不到描述它的词——他们的大脑无法将视觉信息连接到大脑的语言中心。

对这类称为"分裂大脑"的病人进行的研究表明,医生们发现语言往往被定位在大脑的左侧,而大脑的右侧往往处理更多的视觉和空间信息。这可能是那个古老神话的由来,因为左脑被认为是"逻辑的",而右脑是"艺术的"——语言对逻辑和辩论很重要,而视觉和空间信息对许多种类的艺术很重要。

但归根结底,两个半边的大脑总比一个好,当这两个半球的大脑一起工作解决数学问题、绘制风景画或熬夜打电子游戏时,你的大脑战斗力最强。

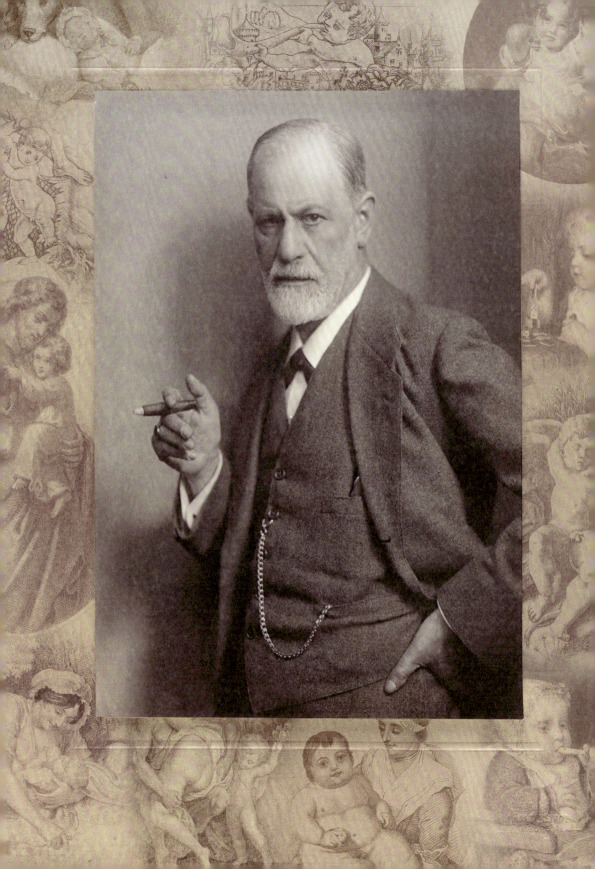

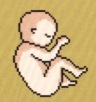

第四章
等等，
所以，孩子不只是小大人？

西格蒙德·弗洛伊德对婴儿有一些奇怪的想法，真的极其诡异。我们只能说，当下我们对儿童发展的理解还处于初级阶段。

成长可能是我们一生中经历的最奇怪、最尴尬、最宏伟的事情。想想吧！我们从无助的大头婴儿蜕变成精力充沛、想象力丰富的儿童，然后变成有身份问题的瘦弱的青少年，最后变成这些古怪的成年人，这一路似乎都充斥着我们无法克服的独特问题，而这些早期的岁月似乎对你余下的生活产生了最大的影响。这是无法回避的——你之所以成为今天的你，在很大程度上要归功于你的成长经历。因此，从逻辑上讲，如果你想了解现在的自己，那么需要向后看，不是吗？

好吧，我实际上听不到你的回答，因为这是一本书，但如果你回答"是"，那么恭喜你，你找到志同道合的人了！从20世纪开始，心理学家们试图解释儿童如何从一个昂贵的哭闹机器发展为一个成熟的成年人——一个喜欢阅读一本关于他们大脑的书的成年人。因此，让我们来开始探讨这些发展理论中重要的几位奠基人吧！首先是那个带着神话般传奇色彩又冷酷的怪人：西格蒙德·弗洛伊德。

弗洛伊德 ▶ 所以，你想和你妈妈上床

西格蒙德·弗洛伊德（Sigmund Freud）是心理学中最具争议的人物之一。一方面，他是一个天才。许多人认为他是现代心理治疗之父，他创立了精神分析学，并扩大了心理学在学术界和公众中的声誉。即使在今天，他的影响仍然存在于他创造的心理学术语中，我们仍然在日常语言中使用这些术语。另一方面，从我们的现代观点来看，弗洛伊德是一个庸医，他的很多理论已经被推翻了，因为它们没有支持的证据。此外，他似乎是一个可怕的沙文主义者，没错，他认为我们的性器官直接与我们的鼻子相连，而且他真的非常喜欢可卡因。

通文达艺 十项全能

无论你是喜欢还是讨厌他，弗洛伊德都是一个非常有趣的人。他学会了八种不同的语言，逃脱了纳粹的抓捕和死亡的命运，十三次被提名为诺贝尔奖得主，并因其对性的迷恋而广为人知，他与妻子玛莎·伯纳斯（Martha Bernays）有六个孩子（也许并不令人惊讶）。

弗洛伊德在他的职业生涯中注意到，他的孩子们在特定年龄开始专注于他们身体的某些部位。弗洛伊德是弗洛伊德，他认为这一定是出于某种性的原因，并且可能会影响你以后的生活。现在，你可能会对自己说，"对婴儿进行性教育有点奇怪"。你知道吗？你是对的。

但这并没有阻止弗洛伊德，他最终把自己的想法发展成他的性心理发展理论。

阶段惊魂

弗洛伊德将儿童发展分为五个不同的阶段。口唇期、肛门期、性器期、潜伏期和生殖器期。前面的每个阶段都与一个"情欲区"有关，如口腔、肠道或生殖器。尽管在第三阶段之后，弗洛伊德似乎有点偷懒了，因为他没有为潜伏期或生殖器期提供任何新的身体部位。我不确定自然情况下的进展会是什么？接下来你会探索什么？脚，也许锁骨？总之，弗洛伊德的理论是，在任何一个阶段，其以某种方式陷入精神困境都会导致问题并持续影响到成年。

弗洛伊德发明的术语

即使你对弗洛伊德几乎一无所知，仍然可能使用他编造或推广的各种词汇和概念。这里只是举一些小例子。

自我： 在你的本能欲望和内化的道德之间的心灵调解人。当然，现在有一个"大自我"意味着你只是一个糟糕的人。

死本能： 无意识地希望自己或他人死亡，往往导致内疚和自我惩罚。但我不知道跳伞者有多少内疚感。

防御机制： 当你的祖母提及你从不打电话时，这就是你的思想保护你不感到焦虑或内疚的方式。天啊，我只是真的很忙……

力比多： 性的能量（无论如何，根据弗洛伊德的说法）驱动着所有的行为。

投射： 逃避自我内在客体感受，并将其强加于他人。真可谓是五十步笑百步了。

无意识： 你意识不到，但仍然影响行为和感觉的部分。这就是弗洛伊德式失误的诞生之地！

出生后1年：口唇期

弗洛伊德认为，在口腔期，婴儿专注于口腔作为快乐的源泉。婴儿从母乳喂养中得到满足，只对他们的直接需求感兴趣。弗洛伊德认为，如果婴儿在断奶时遇到困难，他们就会出现信任和独立的问题，变得过于被动、不成熟或不乐观。这导致了成年后的"口腔固着"；他们可能寻求刺激口腔的活动：吸烟、嚼口香糖、咬指甲……当然还有口交。

1~3岁：肛门期

在第一年之后，许多孩子开始迷恋上了身体的排泄物。是的，我们已经进入肛门期，孩子们开始了解他们父母的期望，并试图在他们与自己想在任何地方大便的愿望之间取得平衡。弗洛伊德认为，如果父母过于严格，蹒跚学步的孩子可能会变得"固执己见"，并且成年后会沉迷于整洁和秩序规则。如果父母太过于松懈，蹒跚学步的孩子可能会变得"肛门排斥"，自我放纵、鲁莽、挑衅……并且可能"变成"粪便。（对不起这个形容过于粗俗，但你懂我们的意思）

3~6岁：性器期

在这里，孩子进入了性器期，也许是弗洛伊德的阶段理论中最疯狂的时期。大约在这个时候，孩子们开始意识到他们的身体和性别差异—尤其是他们的生殖器。弗洛伊德认为，这本质上改变了孩子与父母的互动，导致了有争议的俄狄浦斯（Oedipus）和埃勒克特拉（Electra）情结。俄狄浦斯情结的理论是，嗯……每个小男孩都想和妈妈做爱，并会积极地与爸爸争夺妈妈的注意力。同时，厄勒克特拉情结也认为，女孩想和妈妈做爱，但由于缺乏设备，就会产生"嫉妒阴茎"的心理，从而不知不觉地变成想和父亲做爱。这不是我们编的! 弗洛伊德认为在这个阶段的固执己见会使女孩成长为（性）主导的女人，男孩成长为（叹息，当然是性方面的）侵略性的男人。

6岁~青春期：潜伏期

对于这样一个性欲旺盛的家伙，弗洛伊德实际上对在青春潜伏期的孩子身上的研究上铆足了劲。这大概就是….某物？在经历了所有的嫉妒和性别大剧的席卷之后，他认为直到青春期前，大自然会给我们足够的时间去酝酿。如果真的只是这样，又如何？

青春期+：生殖器期

耶，你已经长大了，再也没有什么能扰乱你的思想了。好吧，这完全不是真的，但至少一旦你进入青春期，弗洛伊德先生就不会再试图搞清楚你为什么会喜欢那些奇怪的东西了。所以那真是……件了不得的事。

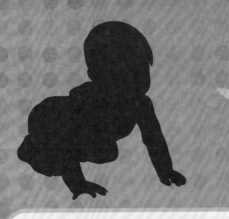

埃里克森　▶ 所以你不想和你妈妈上床？

50多年来，弗洛伊德的性心理理论一直是对儿童发展的主流理解，直到他女儿的朋友埃里克·埃里克森（Erik Erikson）说："哇，兄弟，让我们把性排除在外吧。"

不吉利的开端

埃里克的母亲来自哥本哈根一个显赫的犹太家庭；她在怀孕后逃到了德国（不确定父亲是谁）。在那里，她结婚了，并给了埃里克他继父的姓氏：霍姆伯格（Homburger）。埃里克在十几岁的时候就知道了这一切，但他并没有接受这一切。他到底是谁？他感到被欺骗并迷惑不解，于是他选择了辍学，作为一个流浪艺术家在欧洲四处游荡。最后，他成了维也纳几个富裕家庭的艺术导师……所有这些人都碰巧接受了西格蒙德的女儿安娜·弗洛伊德的精神分析。

一个小建议

埃里克继续学习精神分析，并专门从事儿童工作，这是一个很好的契机——人们总是褒奖他和孩子们相处得有多好。但当埃里克了解到弗洛伊德的性心理发展理论时，他却持怀疑态度。说白了，他非常喜欢弗洛伊德的观点，即每个人都会经历不同的阶段，卡在任何阶段都会让你的生活变得一团糟。他只是不喜欢那种想和你妈妈上床的想法。这一点，对他来说是好事。

我们是社会人

埃里克意识到，成长的过程不仅仅是你与父母的关系。我们生活在一个塑造我们所有人的社会中。从这一认识出发，他提出了一个社会心理学理论，重点关注每个人在环境中的个人心路历程以及他们身份的形成。

考虑到埃里克过去的情感困惑史，"身份认同"是一个聚焦点也就不足为奇了。埃里克搬到美国后，为了解决自己的"身份危机"，他把自己的姓氏改为埃里克森，这是他自己创造的一个术语！

五个阶段？八个怎么样？

受弗洛伊德格式的启发，埃里克森想出了八个发展阶段，从童年延伸到成年，最终以不可避免的死亡而告终。每个阶段都有一个"任务"，你要么稳操胜券，要么一败涂地。掌握这些任务，一个人就可以成为一个成功的、有生产力的社会成员。任何任务的失败都会导致力不从心的感觉，并且他推测会产生一些相当可怕的后果。令人惊讶的是，这一理论仍然有效，因为它是为数不多的关注整个生命期发展的理论之一。

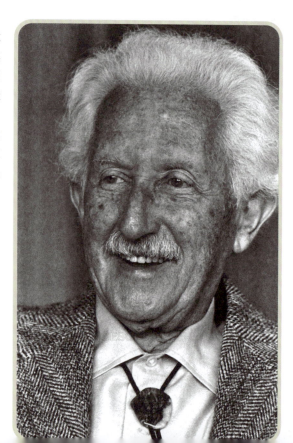

这里有一个漂亮的参考图表给你。请注意，这个图表中没有明确的性内容。另外，额外注意的是，没有大便！

任务	年龄（岁）	本任务回答的关键问题	掌握的结果	失败的结果
信任vs不信任	出生~18个月	我的世界安全吗？	哇哇！你相信人类。这一定要感谢你的父母，他们给了你足够的关注和爱。	嘭！你不信任别人，因为这个世界是不可预测的，是残酷的。希望你不要成为一个焦虑的饱受摧残的人。
自主vs羞耻/怀疑	2~3	我可以自己做事情，还是总需要依赖他人？	哇哇！你看你多独立啊。你觉得自己有足够的把握做一些事情，如选择自己的衣服。	真的吗？你显然不能靠自己的力量做到这一点。你应该感到羞愧。好好享受你的低自尊吧。
主动vs内疚	3~5	我是好还是坏？	我的天哪！你是如此有动力和自信。看看你在那棵树上爬得多高！	嘿，从那里下来！你凭什么认为你可以不先问清楚就做事。你需要严加管控。
勤奋vs自卑	6~11	我怎样才能做好呢？	难以置信！你有这么好的朋友，在学校和足球上表现得棒极了。你应该为自己感到骄傲。	不！你有什么问题？你在学校与其他孩子有矛盾，你在家里表现得很糟糕……不要告诉我这是一种"自卑情结"。
同一感vs同一感混乱	12~18	我是谁，我要去哪里？	看看你！你似乎真的很了解自己。你有如此强烈的信念和价值观。	呜呼！你总是那么冷漠。不要再做你父母想做的事了，想想你的未来吧。
亲密vs孤独	19~40	我是否被爱和被需要？	耶！我很高兴你在生活中找到了亲密、强大、充满爱的关系。	嗯。所以你仍然是单身，而且很悲惨，嗯？我打赌你一定感到非常孤立和孤独。
繁殖vs停滞	40~65	我是否会提供真正有价值的东西？	哇当！当你有一个有意义的事业，你指导孩子，你在这个世界上留下了一个印记！	男人。你是如此浅薄并以自我为中心。你就不能把时间花在做一些提高自己的事情上吗？
完善vs失望	65~死亡	我活得很充实吗？	呜呼！你一定对你在生活中取得的成就感到相当满意。你太有智慧了。	不幸的是。你浪费了你的生命。现在你只是一个充满遗憾的痛苦、沮丧的老人。

第四章 等等，所以，孩子不只是小大人？

皮亚杰 ▶ 事实证明，孩子们并不只是愚蠢的成年人

让·皮亚杰（Jean Piaget）是一个相当与众不同的孩子。他对周围世界充满无限迷恋，敏锐的感知力使他从小就注定成为一名科学家。15岁时，皮亚杰已经发表了多篇关于贝类的论文，并在22岁获得了自然史博士学位。但在研究蛤蜊和蜗牛的过程中，皮亚杰决定花一个学期的时间在卡尔·荣格（Carl Jung）指导下学习。（为了将这些线索串联起来，荣格曾在弗洛伊德手下学习……直到他们的工作关系破裂，原因之一是荣格不确定一切都必须与性有关。感觉到这种模式了吗？）然而他不知道的是，他的人生道路即将发生重大转变。

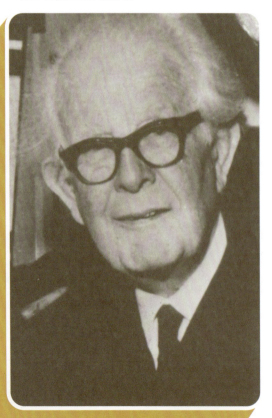

好奇……刨根问底

对荣格的研究使年轻的皮亚杰放弃了在软体动物领域内大有可为的事业，他在毕业后的一年里在索邦大学学习变态心理学。在巴黎，年轻的皮亚杰在心理学家阿尔弗雷德·比奈（Alfred Binet）的实验室工作，帮助制定比内特-西蒙量表（Binet-Simon Scale），这是最早的标准化智力测试之一。但当他对数百名法国儿童进行测试时，皮亚杰注意到一个奇怪的现象，所有年幼的孩子都答错了同样的问题。这到底是怎么回事？

嗯，似非而是！

皮亚杰感受到了他过去从思考一个完美无缺的牡蛎壳中获得的那种兴奋，他要求这些孩子解释一下他们错误反应背后的逻辑。令人惊讶的是，他发现他们实际上有一套完全理性、直观的解释。你看，在历史上的这一点上，人们普遍认为孩子们的思维能力不如成年人，并且因为他们在猜测答案时答错了问题，而且猜得很糟糕。然而，皮亚杰发现不同年龄段的儿童似乎有完全不同的思维方式——他们的视角从婴儿时的自我中心观转变为长大后与同龄人互动时的"社会中心观"。作为一个法国小学生，皮亚杰检验了他的假设并提出了他现在著名的认知发展理论，该理论确定了每个孩子都会经历的四个阶段。有许多方法可以验证这些阶段，但可能最有趣的是研究在每个阶段如何骗取孩子们的信任。

让我们在下一页学习如何招惹孩子，怎么样？

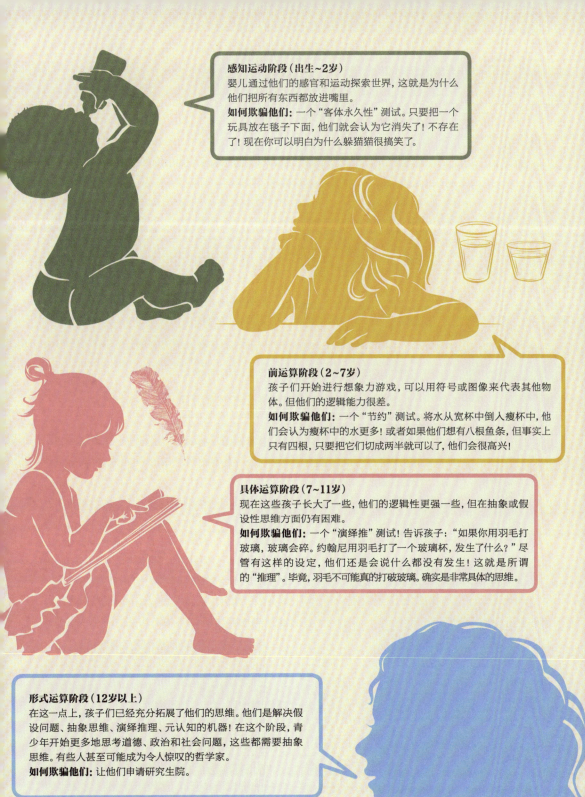

维果茨基

▶ 在苏维埃俄国，社会是组成你的一部分！

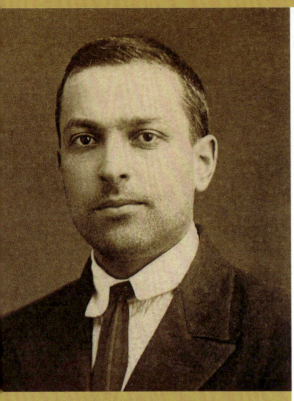

什么更令你印象深刻：是成为历史上最伟大的心理学家之一，还是在苏维埃俄国卑微地活着，并于37岁死于肺结核，但仍然成为历史上最伟大的心理学家之一？人们对列夫·维果茨基（Lev Vygotsky）的私人生活知之甚少，部分原因是他英年早逝。但他发现了影响我们个人发展的两个重要因素即社会和文化。

一切都很重要

信不信由你，大多数心理学家对社会和文化的重要性嗤之以鼻。弗洛伊德、埃里克森和皮亚杰都普遍认为，无论你出生在哪里，你的发展都与其他人差不多一样。如果你只研究美国或欧洲的白人孩子，这是言之有理的。但维果茨基却说，"不，我的伙计们，你们在这里错过了一场重头戏。"维果茨基认识到，在成长过程中，你所处的社会环境会对你产生极其深刻的影响。与当时流行的理论相反，维果茨基认为，通过社会互动和游戏学习会促进大脑的发展，而不是与之背道而驰。你说的语言、你居住的社区、你认同的文化……一切都会对你的成长方式产生深远影响。

你能帮我一把吗？

这个想法催生了维果茨基最伟大的概念——也是一个前卫摇滚乐队的炫酷的名字：最近发展区（Zone of Proximal Development）。这个术语描述了一个孩子（或成人）在外界帮助下可以完成的任务空间。它介于儿童已经知道怎么做的事情和他们还不可能做到的事情之间。与之前提出的发展顺序路径的理论不同，维果茨基意识到，如果年龄较小的儿童得到了学识更渊博的教师的指导，他们便可以学习到通常与年长的儿童相当的新技能。

如学习如何游泳、阅读或解谜。因此，从本质上讲，"最近发展区"说明了为什么教师如此重要，以及为什么他们需要为每个学生量身定制课程！列夫·维果茨基还没来得及完成他的大部分工作就去世了，而他的思想在世界各地的课堂上流传至今。

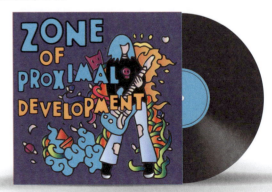

我们今天还在使用这些理论吗?

这些理论中有许多是在20世纪初提出的,当时心理学还是一个全新的领域。然而,在儿童发展的理论上仍然没有达成共识——没有一个统一的范式来作为理论约束。不过,这并不意味着这些理论完全没有受到质疑。弗洛伊德大部分性心理理论的支持证据为零。埃里克森的理论是以欧洲为中心的,并没有解决文化如何影响儿童的发展。而皮亚杰的理论,虽然在心理学课上被当作福音传授,但却给人一种错误的印象,即发展是以一种连续的、流动的方式发生的。它们今天仍然被广泛使用,但实际上它们都是有缺陷的创造。

莫扎特让婴儿变得更聪明了吗?

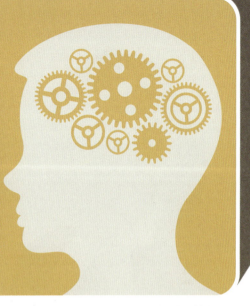

1993年发表在《自然》杂志上的一项研究发现,大学生在听完莫扎特(Mozart)奏鸣曲10秒后,在空间任务上表现得更好。所以,如果莫扎特让成年人变得聪明,它也会让婴儿变得聪明,不是吗?但事实证明,这实为夸诞大言之词。

一般来说,音乐对你的大脑真的大有裨益,但这项研究的结果被过分夸大了。

例如,乔治亚州提出了一项法案,该法案随机免费为每个新生儿提供莫扎特CD。但是,这种现象可以用非常简单的东西来解释:短期唤醒。如果你的大脑被唤醒并开始集中注意力,它会增加你在玩电子游戏或做拼图等任务上的短期表现。但你也可以通过花几秒钟喝咖啡或读这本书来获得同样的效果。不幸的是,这对智力没有长期影响。亲爱的朋友们,对不住了!

鲍尔比

▶ 他受于保护，但也附于依赖

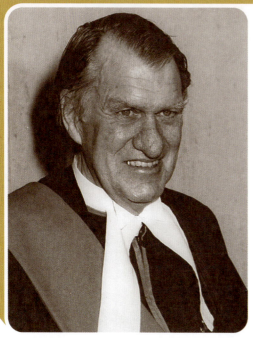

20世纪初，伦敦的一个富裕家庭迎来了他们的第四个孩子——约翰。当时所有的孩子都由一个全职保姆照顾是一件司空见惯的事情。事实上，当时人们认为与父母有太多接触的孩子会被"宠坏"。因此，约翰每天只在茶余饭后与母亲共处一小时。这种做法颇具英式作风。

约翰四岁时，他的保姆离开他去寻找其他工作，这让可怜的小约翰大受打击。他悲痛欲绝，仿佛他失去了自己的母亲一样。而在在某种程度上，他确实身受如此。几年后，约翰被送到了寄宿学校，在这里他再也感受不到母爱，而是——解脱。

依依不舍

正是这个年轻人，约翰·鲍尔比（John Bowlby），后来成为世界上最著名的心理学家之一，他的童年经历使他提出了最著名的观点：依恋理论。鲍尔比对"坏"孩子以及他们如何变得如此叛逆很感兴趣。

在与偷窃的儿童打交道时，他意识到他们中的大多数人在5岁之前都经历过与父母的长期分离。后来，在第二次世界大战期间，他注意到孩子与母亲分开后会变得极其痛苦，即使有其他人在照顾他们。

关系桥梁之大脑纽带

结合这两项研究观察，鲍尔比得出结论，即每个人在出生之时就开始与最关心他们的人形成一种"持久的心理联系"。早年的这种枢纽会严重影响一个人在社交、情感和认知方面的发展。如果这种纽带是健康且强有力的话，你将可能成长为一个成功的、适应能力良好的成年人。如果它是脆弱、破败不堪的，那么问题来了。鲍尔比依恋理论开辟了一个全新的心理学领域，并改变了人们养育孩子的方式。例如，你陪你孩子的时间不应该只在茶余饭后花上一个小时。

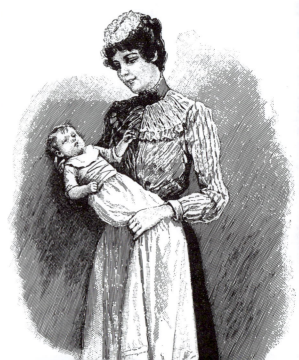

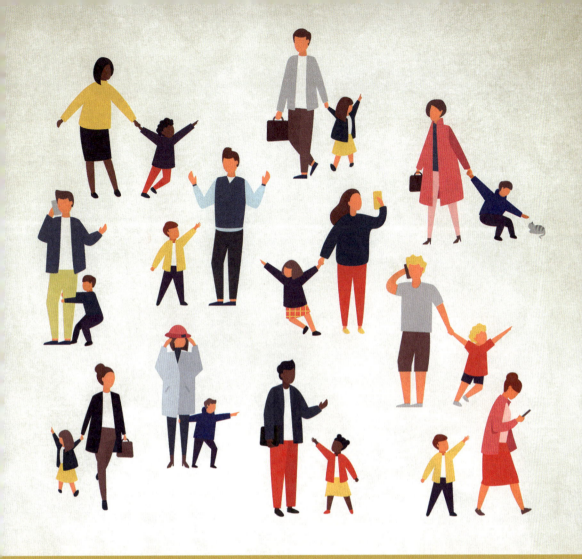

托儿所会弄砸依恋关系吗?

年幼子女的父母在外面就业和工作的情况已经越来越普遍。因此,这些孩子就待在日托机构中——有时是待很长的时间。

尽管与父母分离,但有证据表明,被安置在良好的日托机构中的儿童不仅在认知和社交方面有所改善,而且对他们的健康依恋也没有负面影响。

只要他们得到温暖、支持和悉心的照料,从谁那里得到照顾并不重要。但是还是要小心低质量的托儿所经历,就如同低质量的养育方式一样,有可能搞乱你孩子的依恋安全。

安斯沃斯

▶ 你有什么损伤？

有些人认为，我们发展依恋关系是因为它是一种进化优势。在史前时代，如果一个无助的圆球（又称婴儿）与父母形成了强烈的联系，我们的古祖父母就更有可能保护和照顾这个圆球。当然，不是所有的父母都擅长养育孩子。在20世纪70年代，心理学家玛丽·安斯沃斯（Mary Ainsworth）意识到，如果照顾者以某种方式破坏了亲子关系中的信任，那么婴儿会学会适应不良的行为，以帮助他们获得需求的满足。安斯沃斯注意到这些行为的模式，并确定了四种不同的"依恋风格"。

安全型依恋

当照顾者给予支持和关怀时，孩子会以适当的方式表达和接受爱。他们发展出应对压力的健康方式，更有可能成长为一个自信、适应良好的人。希望如此。大约70%的儿童似乎都有一个安全的依恋。

焦虑-回避型依恋

这些孩子会回避或忽视他们的父母，在感情上显得很疏远。作为一个成年人，这意味着关系对你来说可能不是那么重要。你可能会寻求一种浪漫的关系，但如果对方过于亲密，你就会发怒或结束这种关系。

焦虑-矛盾型依恋

有些孩子常常很黏人，需要不断地安抚。同时，当父母试图安慰他们时，他们会变得反感或自闭。具有这种依恋风格的成年人可能会有低自尊，并过度依赖他们的家人或伴侣。

无序型依恋

在这种依恋方式下，孩子对自己的需求不一致，有时可能会因为不知道自己想要什么而变得悲痛欲绝。一个无序型依恋的成年人可能难以信任他人，甚至可能认为自己不值得与他人亲近。

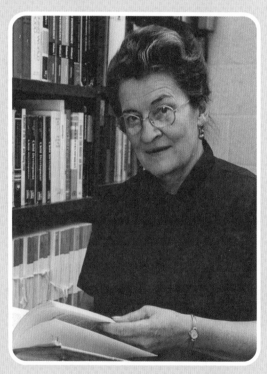

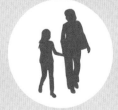
安全型

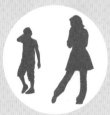
焦虑-回避型

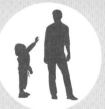
焦虑-矛盾型

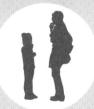
无序型

迈卡的猫实验

比尔和洛基都是非常好的猫咪,但我经常怀疑我们是否有健康的关系。我是一个参与的猫家长,所以希望是的,我决定用一个叫作安全基础测试的实验来了解它们的依恋方式。你可以在家里和宠物一起尝试这个方法。以下是你该如何做的步骤。

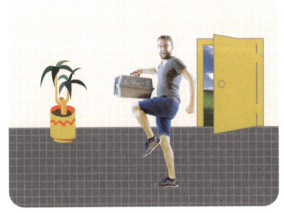

第一步:把你的宠物带到一个陌生的房间。

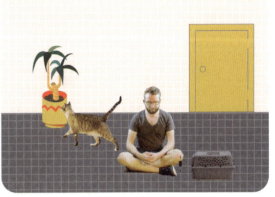

第二步:在它们探索周边事物的时候,和它们一起待上两分钟。

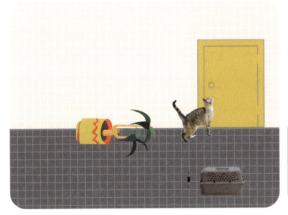

第三步:离开房间两分钟,把你的宠物留在陌生的房间里。这很可能会使你的宠物感到不安。

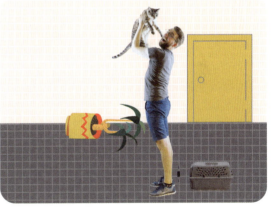

第四步:重新进入房间,观察它们的行为。

如果你的宠物走到你身边寻求安慰,然后像洛基那样继续在房间里探索,这意味着它们有安全型的依恋。如果它们像胶水一样粘在你身上,并像比尔一样不断需要安慰,这意味着它们有一种焦虑-矛盾型的依恋。真是可怜的比尔!如果你的宠物在你回到房间的时候躲避你,这意味着它们有一种焦虑-回避的依恋。而如果它们似乎很难得到安慰。例如,它们向你寻求帮助,但又远离你,它们很可能有无序型依恋。试试吧!前提是如果你能忍受,这可能会让你的猫咪哭泣。

第四章 等等,所以,孩子不只是小大人? 57

数不胜数的"不":
哈里·哈洛的猴子

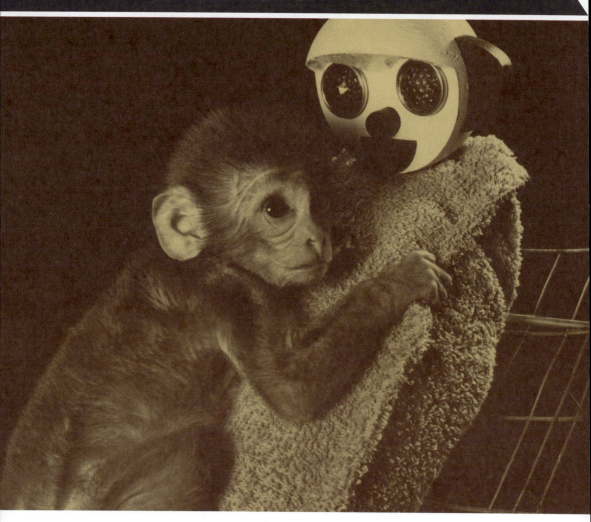

    我们对童年的部分了解来自一些非常不道德（听着：这真的糟糕透了）的研究，这些研究是由臭名昭著的哈里·哈洛（Harry Harlow）在我们的家乡威斯康星州进行的。哈洛想研究当一个孩子与他们的妈妈分离时会发生什么。也许他从小就被剥夺了拥抱的权利；在这方面，我并不知道实情。

可怜的小猴子

    为了测试这一点，他在小猴子出生后将它们与妈妈分开，并将它们放在一个有两个假"妈妈"的小笼子里。一个假"妈妈"是用铁丝做的，并配备了一个牛奶分配器，另一个假"妈妈"是用绒布做的。令哈洛惊讶的是，小猴子大部分时间都紧紧地抱着绒布"妈妈"寻求安慰，而只有在饥饿时才会去找钢丝"妈妈"。

这表明了孩子和父母之间联系的重要性。但哈洛是一个病态的怪物，所以他并没有停留在简单地忽视小猴子上。他创造了其他版本的绒布"妈妈"，他称之为"邪恶的妈妈"，每一个都配有各种方式折磨小猴子：邪恶的妈妈会用冷空气吹拂小猴子，用冰水淋它们，或者用可伸缩的尖刺刺伤它们。但哈洛发现，尽管被绒布妈妈虐待得遍体鳞伤，小猴子们还是不断回来寻求安慰——甚至直到它们被杀死。虽然该实验提供了一些有关虐待性父母的依恋的洞见，但这个实验是极其残忍且带有虐待狂性质的。

披着人皮的怪物

哈洛有很长的恐怖研究历史，其中包括一项关于隔离的研究，他把小猴子捆绑在一个黑暗的房间里长达一年之久。他且把它称为"绝望之井"。如果它们幸存下来，这些动物在心理上受到了干扰，情绪上受到了打击。这样做的目的是什么呢？哈洛声称这可以为人类抑郁症提供一个模型，但你最后一次被绑在黑屋子里一年是什么时候？如果还不清楚的话，你就知道哈洛是一个可怕的人就行了。除了对动物的虐待，他其他方面也不尽人意。他有持续的婚外情，对待他的孩子很冷漠，而且酗酒成性。（我们的小编希望他在地狱里永远被猴子折磨！我虽不会这么过分，但我真的很高兴我们不再做这种实验了）

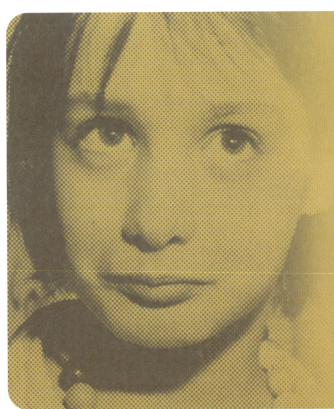

吉妮，野孩子

1970年，洛杉矶的儿童福利工作者发现一个孩子被锁在一个黑暗房间的厕所里。她的父亲在她只有一岁半的时候就开始把她锁起来。这名女孩名叫吉妮（Genie），现在已经快14岁了。由于几乎没有任何外界的引导和刺激，吉妮从未学会如何说话。儿童心理学家不遗余力地教她英语，她虽然学会了一些基本的社会技能和非语言交流，但她从未完全掌握一种语言。这支持了人类有一个语言习得的"关键期"的理论，并可能解释为什么我们在年轻时学习一种新的语言要容易得多。

你以为你知道的东西
揭秘学习方式

你是哪种类型的学习者?你可能在学校里被问过这个问题,或者被朋友问过,甚至可能被治疗师问过,总之你肯定有一个喜欢的学习风格。你是一个视觉学习者吗?也许当输入听觉信息时,你保留的记忆最好。有些人可以选择拿起一本书,通过阅读了解一切。

或者你是一个运动型学习者。学习风格的概念最早在20世纪90年代开始传播开来,它似乎解释了为什么教师在课堂上努力与每个孩子沟通,或者为什么某些学生很难掌握教材。曾在数千人的学校进行了测试,帮助学生确定他们喜欢的学习模式。每个孩子都是特别的,绝无仅有的,所以他们的学习方式也是独一无二的,这很合理,对吗?不是的。

关于我的学习风格的报道被严重夸大了

自从这个概念流行以来,研究人员发表了一项又一项的研究,表明人们并不是真正的一种或其他种学习者类型。就是你做的那个测试?是的,它实际上只是告诉你,你更喜欢什么,而不是实际上哪一种方式对你的记忆力更好。当学生被告知他们特殊的学习风格,并被告知如何更有效地改善学习的策略后,结果他们在测试中并没有做得更好。而事实证明,视觉型学习者在记忆图像方面并不比听觉型学习者好,而听觉型学习者在记忆语言信息方面也并不比视觉型学习者好。

这只是视情况而定

那么事实是什么呢?嗯,人们的学习风格之间存在一些差异——你可能在某些方面有优势和劣势。但在大多数情况下,它是情景性的。你的"学习风格"根据任务的不同而改变。例如,你可能真的想滑冰。你可以阅读相关资料,观看相关视频,听取别人的建议,但最好的学习结果将发生在你最终踏上冰面之后。

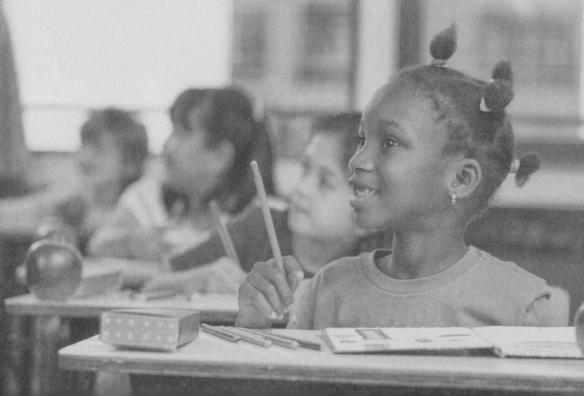

班杜拉

▶ **孩子们在家里试试这个**

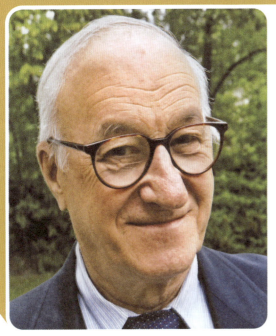

长期以来，人们认为儿童是通过直接的经验和行为的强化来学习和发展。换句话说，你知道如何使用叉子，因为你已经练习过使用叉子。但是，请等一下。为什么你知道如何弹奏吉他，即使你以前从未弹过？是什么让人们更有可能虐待他们的孩子，是否他们自己被虐待过？Xbox[10]上那个有毒的10岁孩子是如何学会这些脏话的？

我们从哪里学习的暴力？

这些问题引起了阿尔伯特·班杜拉（Albert Bandura）的兴趣，他可能是目前最伟大的心理学家，而且整体看上去是一个很好的人。早在20世纪60年代，他就在研究攻击性，并想知道为什么有些孩子会比其他孩子更暴力。它是与生俱来的，还是有其他原因。班杜拉有一种预感，他们实际上是通过观察别人学会的。为了验证这一点，他提出了具有标志性意义的"波比娃娃实验"。

有样学样

这个实验很简单。一组儿童观看了一段成人对一个充气娃娃进行攻击挑衅的视频。这个成年人会打它，对它大喊大叫，把它扔到空中，用锤子砸它。另一组儿童观看了一个成人以友好、非攻击性的方式玩娃娃的视频。最后一组孩子根本没有看视频。之后，每个孩子都被允许进入一个摆满玩具的房间，包括波比娃娃。

他们发现，没有看视频的孩子或看到非攻击性视频的孩子要么忽略了玩具，要么轻轻地玩。但是看到攻击性视频的孩子们则尽可能地去模仿他们所看到的成年人的行为——包括用锤子敲打它！他在训练这些孩子成为连环杀手。但事实并非如此，毕竟，这只是一个社会学习理论。如果孩子因为攻击娃娃而被训斥，他们就会停止。这确实表明，儿童通过观察和模仿他人来学习攻击性和其他社会性行为，所以要树立一个好榜样。你永远不知道谁在看！

流言终结者：电子游戏会让孩子们变得暴力吗？

你可能听说过，电子游戏是孩子们变得好斗，缺乏同情心，甚至是参与大规模枪击事件的罪魁祸首。但幸运的是，这种说法像是非常原始未经修改的帖子，且非常站不住脚。诚然，正如班杜拉在他的研究中证明的那样，孩子们在玩了暴力电子游戏后会立即感到更具攻击性。但这种攻击性不一会儿就消失了。最近的长期研究已经表明，玩数千小时的暴力视频游戏不会改变你的攻击性水平。所以别担心，你仍然可以继续玩你的星露谷物语（Stardew Valley）[11]，不用担心会成为冷血杀手！

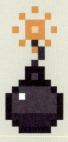

第四章 等等，所以，孩子不只是小大人？

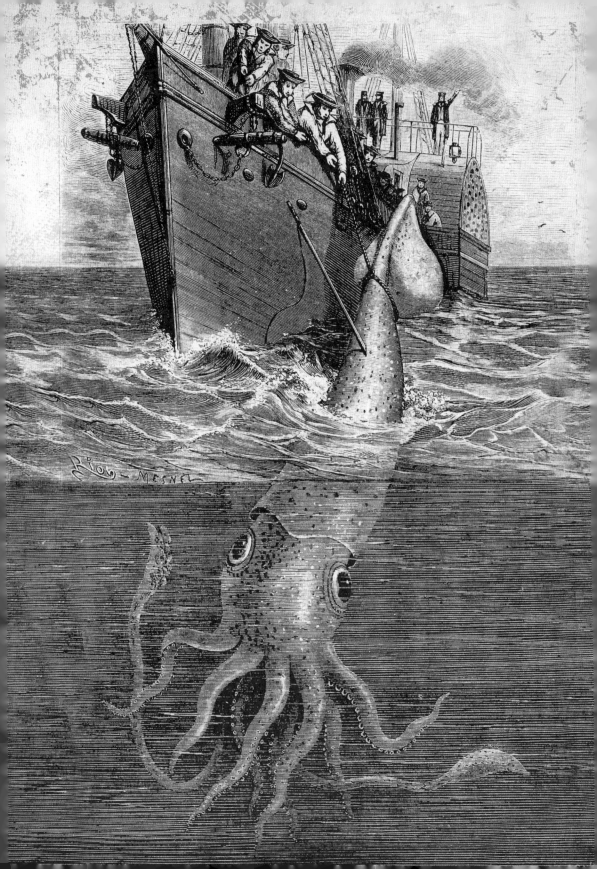

第五章
星驰电发的故事

当我们刚开始着手研究大脑的生物学机理时，我们的工具是相当有限的。想想看，诸如冰锥之类（在脑叶切除术会用到）。但随着显微镜的出现，以及利用电的能力的推广，一切开始变得生动有趣起来。

几千年来，哲学家和自然学家对大脑有各种很酷（也很奇怪，时而也很糟糕）的想法，但直到最近几百年，我们才能够真正挖掘我们的大脑，开始弄清楚它是如何运作的。

也正是在这个时候，科学不再是那些有钱的白人纨绔子弟们在他们荒谬的大豪宅里玩弄的把戏，而是开始专注于使用实验证据来支持人们对大脑和思维的主张和说法。

在那之后，科学明显变得更加严谨规范（不管怎样，整体是这样的），并且从神秘主义转向动物研究和实际的生物学。在这一过程中，一些人产生了一些非常令人难以置信的想法，并做了一系列惊世骇俗的实验。

启蒙

1543年，安德烈·维萨里（Andreas Vesalius）（我们在第二章的"文艺复兴"中第一次见到他）出版了《论人体的工作原理》（On the Workings of the Human Body），这是一套基于真实人体解剖学的书籍。没错，维萨里打破了传统，解剖了一大堆尸体，以弄清人体的内部情况。在那之前，人们非常不赞成剖开尸体，因为尸体被认为是神圣的。

他的这本书和同年出版的哥白尼（Copernicus）的《论天体的旋转》（On the Revolutions of the Heavenly Spheres）被广泛认为是拉开了科学革命的序幕。

在接下来的几百年里，科学思维发生了重大转变。关于人体体液和大脑中精子的古怪理论被淘汰了，而科学方法则出现了，宝贝！

科学社群蓬勃发展，科学家（大多是富有的白人）可以高谈阔论他们的想法和实验，每个人都支持地球绕着太阳转，而不是太阳绕着地球转。

启蒙时代及现代科学的开端，在很大程度上依赖于经验主义——它强调使用观察和感官经验来形成信仰。这是摆脱宗教作为绝对权威的统治，迈向自由言论和开放思想转变的重要部分。

这时有些事情已经被搞清楚了。例如，重力是一个事实。但其他的谜团，如大脑是如何工作的，仍然榜上有名。多亏了科学方法的存在，科学家们比以往任何时候都更接近于弄清其中一些问题的真相。

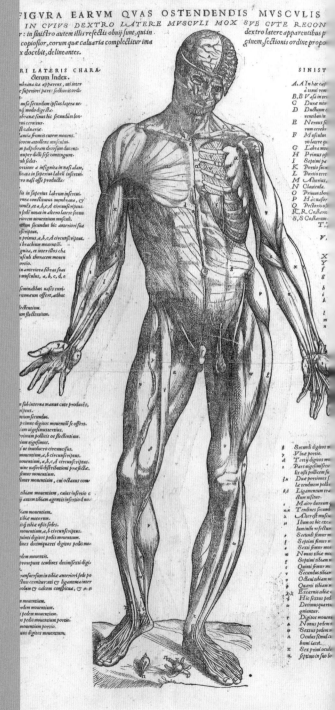

当你的大脑沉迷于……
咖啡因（CAFFEINE）

它是什么：咖啡因，存在于咖啡（又名爪哇咖啡）、果汁、乔[12]（96毫克/杯）、茶（47毫克/杯）、能量饮料（29毫克/杯）、可乐（22毫克/杯）和药片（大约200毫克/片）中。

这是世界上使用最广泛的精神活性药物，在很多地方都能找到。

它是什么类型的药物：兴奋剂。

它的作用：喝完第一杯咖啡后约一小时内，以及之后的三至四小时内，咖啡因可减少疲劳、提高清醒度和反应时间，并改善肌肉力量和运动表现。不利的一面是，这种药物会导致失眠、神经过敏、焦虑和肠道问题。在非常高的剂量下，您可能会经历咖啡因中毒，这会导致心悸、精神病，在极少数情况下还会导致死亡。

它是如何做到的：咖啡因结合并阻断大脑中的腺苷A2A受体，从而降低与嗜睡相关的化学物质的水平。

它的风险是什么：咖啡因真的对你没啥坏处。实际上，这可能还会受益良多！您可能被告知，这会阻碍您童年的成长，导致癌症或使您上瘾。事实上，它被认为非常安全，有一些证据表明咖啡因有助于预防阿尔茨海默病和帕金森病，所以干了那杯脑汁吧！（当然还是要适度的）

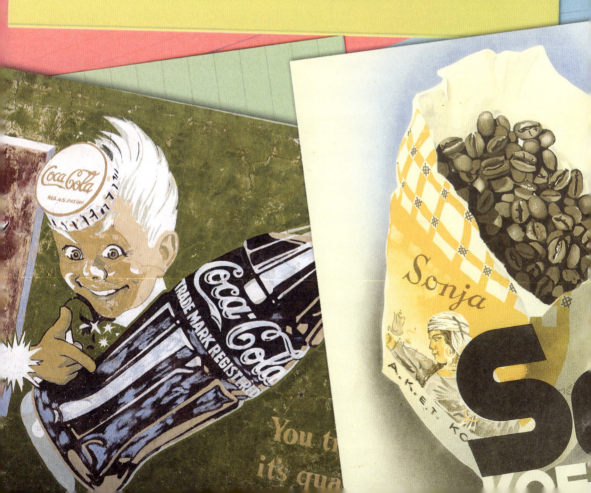

震惊和敬畏

沃尔塔和伽尔瓦尼

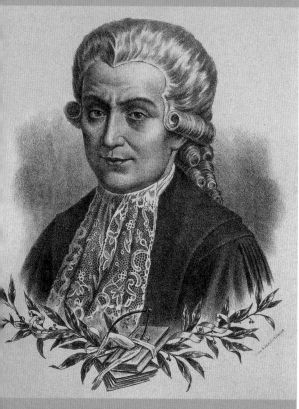

兴趣。

在此期间,有关于身体中的肌肉如何运作的争论此起彼伏。有些人认为它们一定像小气球那样,在收缩时会向其内注入水、空气或"动物的灵魂"。但没有证据表明肌肉会像小气球那样膨胀,而伽尔瓦尼正要用一点点火花来点燃这一理论。

改变游戏规则的人

故事是这样的。伽尔瓦尼和他的妻子露西娅•加莱亚齐(Lucia Galeazzi)当时正在用青蛙皮进行一些静电实验——对青蛙来说是一个噩耗,但对伽尔瓦尼来说是件好事!在给一只青蛙剥皮时,伽尔瓦尼的助手不小心用带电的手术刀碰到了青蛙腿上暴露的坐骨神经,释放了电流,从而使青蛙的腿跳了起来。

这让伽尔瓦尼的大脑开始转动,他推测出一

在早期神经科学中,不乏一些奇怪的实验——但主要原因还是归咎于我们对其工作原理知之甚少,所以几乎所有荒谬的猜测现在看来都是情有可原的,包括将电极刺入科米蛙。

一个身不由己的科学家

父母会督促子女去追求一条"更实际"的职业道路,路易吉•伽尔瓦尼(Luigi Galvani)便是这样早期的一个活脱脱的例子,他想学习神学,但他的父母非要他去学医。当时(18世纪末),博洛尼亚大学的医学培训仍然主要集中在希波克拉底和盖伦的过时的课本上。最终,他成了大学的一名解剖学讲师,并对医学电理产生了浓厚的

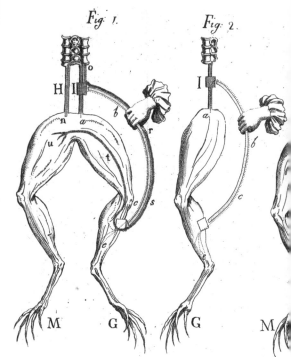

种叫作"动物电流"的力量,类似于静电,它通过电流体流经身体,为肌肉提供运动动力。他认为这种力量是很特殊的,对生物来说是独一无二的。

伽尔瓦尼与另一位名叫亚历山德罗·伏特(AlessandroVolta)的科学家进行了某种博弈,后者并不赞同这一理论。伏特非常确信,青蛙的腿里不是有电,而是青蛙的组织可以在解剖时使用的金属工具之间传导电流。他与伽尔瓦尼的分歧导致他后来发明了一种早期的简单电池——使用锌和铜,以证明他的观点。没有什么比一场友好的职业竞争更能提高你的生产力了。

伽尔瓦尼夫妇的电学实验拉开了电生理学领域的序幕,并在帮助科学家理解神经是使用电来发送信号,而不是灵魂或流动的液体等方面发挥了重要作用。

科学变得诡异起来

在一个非常弗兰肯斯坦[13]式的转折中,伽尔瓦尼后来的实验包括利用闪电让青蛙腿跳起来——这可能是他侄子后来用电来"复活"死者的灵感来源。作为一名医生和物理学家,乔瓦尼·阿尔迪尼(Giovanni Aldini)对许多课题都很感兴趣,但他最负盛名的实验当属对被处决的罪犯乔治·福斯特(George Forster)的尸体进行电刺激。尸体在被施加电荷后,其面部抽搐,拳头紧握,甚至移动了腿部。

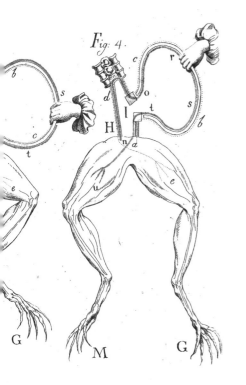

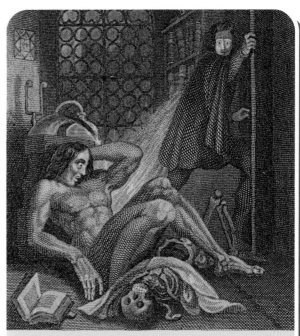

玛丽·雪莉

如果所有这些关于用电复活尸体的讨论让你想起了某部经典的科幻小说,那就对了,这一切绝非巧合。在瑞士的一个雨天,无聊的年轻女孩玛丽·雪莱(Mary Shelley)被拉去参加一个鬼故事比赛。结果发现她最近对伽尔瓦尼的著作的研究对她的创作有相当大的影响。她在故事中提到了电疗法(galvanism)是一种潮流。尽管流行文化描述了电器和雷击被用来使怪物复活,但雪莱只是在她的小说中简要地提到了这种生物的实际创造;谁也不知道在动物灵魂和动物电的争论中她究竟是站在哪一边。

高尔基和卡哈尔看穿了一切

当20世纪高尔基（Golgi）和卡哈尔（Cajal）出现在历史舞台上时，科学家们才意识到身体完全是由微观细胞组成的，而且这些细胞都在身体中发挥着不同的作用。高尔基即将发明一种改变游戏规则的观察单个脑细胞的新技术，这也将拉开两位科学家之间竞争的序幕，并有助于巩固对大脑构造的新理解。

高尔基的理论

由于所有的脑组织都聚集在一起，很难弄清楚不同的细胞到底是什么样子的，或者它们是如何工作的。

19世纪末，生物学家卡米洛·高尔基（Camillo Golgi）发明了一种可视化脑细胞的新方法，称为"黑色反应"（听起来很不吉利！），它使用毒性极大的化学品首先使组织变硬，然后将其部分染成黑色。不知何故，这种特殊的技术只对一些脑细胞进行染色，但它总是将单个细胞染得很清楚。

高尔基做了很多惊人的事情。例如，帮助证明疟疾是由寄生虫引起的，以及发现高尔基体，这是一种细胞器，对包装和运输蛋白质至关重要。

但他并不总是对的：他非常坚定地相信神经系统是由一个非常长的、复杂的神经纤维网络组成的。

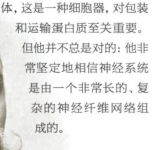

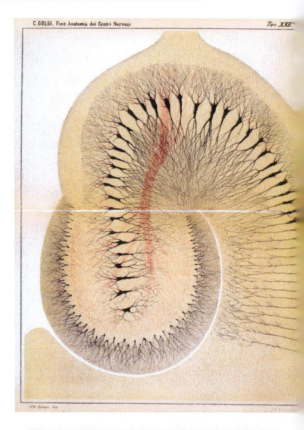

黑色反应之谜

高尔基和卡哈尔能够绘制出一些最早期的单个脑细胞的草图，这一切要归功于"黑色反应"。这是一种由高尔基发明的脑组织染色技术，该技术使用了毒性极高的化学品铬酸钾和硝酸银。当组织被切割并放置在载玻片上时，一些单个的神经元被完全染成黑色，凸显出它们的轴突和树突的色泽。疯狂的是，150年后，我们仍然不知道为什么，确切地说，它只针对一些神经元而不是所有的神经元。无论出于何种原因，这种方法似乎只对神经元进行染色，而且将组织留在溶液中的时间更长会导致更多的细胞被染色——但仍然没有人确切地知道为什么一些细胞先被染色，而另一些则没有。

卡哈尔的正确理论

天赋异禀

圣地亚哥·拉蒙·卡哈尔（Santiago Ramóny Cajal）年轻时期并不符合科学家的诸多刻板印象：他是一个到处惹是生非的人，而不是一个书生气十足的好学生，因为比起成为科学家，他更想成为一名艺术家。然而在他父亲的劝诱之下，他最终学习了解剖学，并对组织学产生了浓厚的兴趣——开启了组织中的微观结构的研究。

他学习了高尔基的脑组织染色方法，并将其应用于自己的研究中。他最终完全沉迷于他在显微镜下看到的由神经细胞体、轴突和树突所组成的微妙而复杂的世界，并会花几个小时的时间描绘出他能看到的东西。得益于他的仔细观察和对细节的把控，最终他取得了一些重大发现。

领先于他的时代

卡哈尔让我们理解了神经元学说：神经系统是由离散的、被称为神经元的单个细胞组成的，这些神经元相互连接，向全身传递信息。但是，由于卡哈尔实际上无法看到神经元之间的连接，他与高尔基的争论持续了几十年。直到20世纪50年代，当电子显微镜被发明时，科学家们才终于能

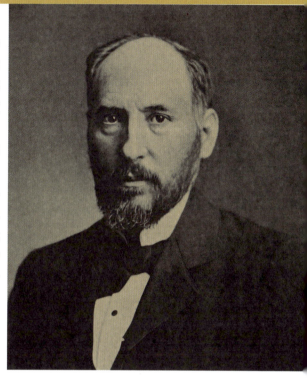

够近距离接触神经元突触，并证明神经元是离散的细胞。

卡哈尔也是第一个注意到大多数神经元独特结构的人；他看到它们通常有一个被许多小突起（称为树突）包围的细胞体，还有一个远离细胞体的长突起（称为轴突）。后来，科学家们了解到，树突接收传入的信息，而轴突则将这些信号传递给其他细胞。

卡哈尔在科研方面硕果累累，他在一本两卷册的大书里出版了一千多幅作品。他关于神经系统的经典画作至今仍被科学家们所参考引用，不仅绘图准确，而且赏心悦目。

第五章　星驰电发的故事

卡哈尔的绘画

圣地亚哥·拉蒙·卡哈尔长大后想成为一名艺术家,尽管他走了很长的弯路,但他的梦想最终还是成真了。

他作为科学插画师,丰富多产的作品让我们看到了最早的脑细胞的样子,即便在今天,仍然被认为是相当准确且具有参考价值的。

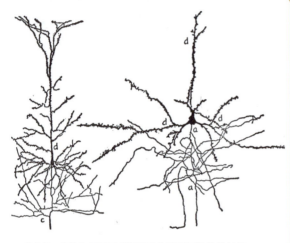

在左边,卡哈尔展示了来自兔子大脑皮层的锥体神经元;在右边,是来自猫的锥体神经元。

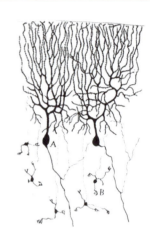

鸽子小脑的普肯野细胞(A)和颗粒(B)细胞。

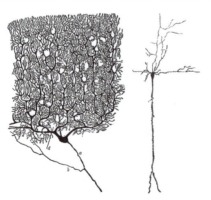

卡哈尔的经典作品之一:来自鸽子小脑的普肯野神经元。

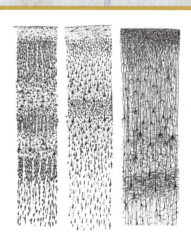

人类大脑皮层不同区域的切片,使用尼氏染色法(Nissl Stain)(左边和中间)和高尔基染色法(Golgi Stain)(右边)。

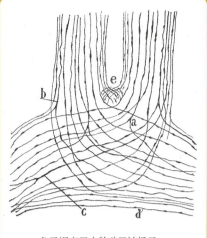

兔子视交叉中的分叉神经元。

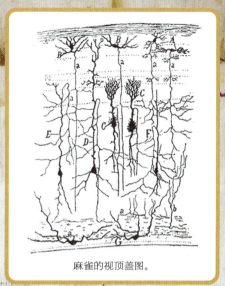

麻雀的视顶盖图。

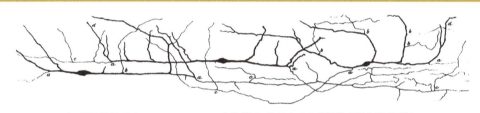

卡-雷氏神经元（Cajal-Retzius cell）的草图，这是卡哈尔帮助发现的细胞类型之一。

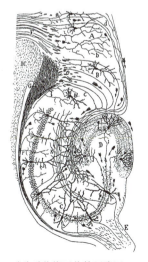

啮齿动物海马体的环路图。

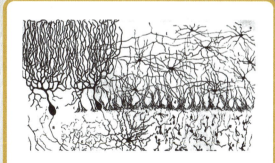

雏鸡小脑中的细胞简图。

巨型乌贼轴突

菜单上的枪乌贼肉

你听说过流行的实验动物,如小鼠和青蛙。你甚至可能听说过科学家研究鸟类或苍蝇。但是乌贼呢?

事实证明,科学家们实际上已经从乌贼身上学到了很多东西;更具体地说,是从巨型乌贼的轴突上。再次澄清,我指的是"巨型"乌贼轴突,而不是"巨型乌贼"轴突。我们在这里谈论的不是克拉肯(kraken)[14],只是卑微的、普通的乌贼。

伽尔瓦尼和他的伙伴们已经发现电是神经系统如何运作中的一个关键部分,但我们并不太确定这一切是如何进行的。我们现在知道,神经元发送信号要归功于跨膜的电动势。一般来说,细胞内的负离子比外部的高得多。

当一个信号出现时,这些离子都被抛来抛去,在细胞中流动,将信息传递给下一个神经元。

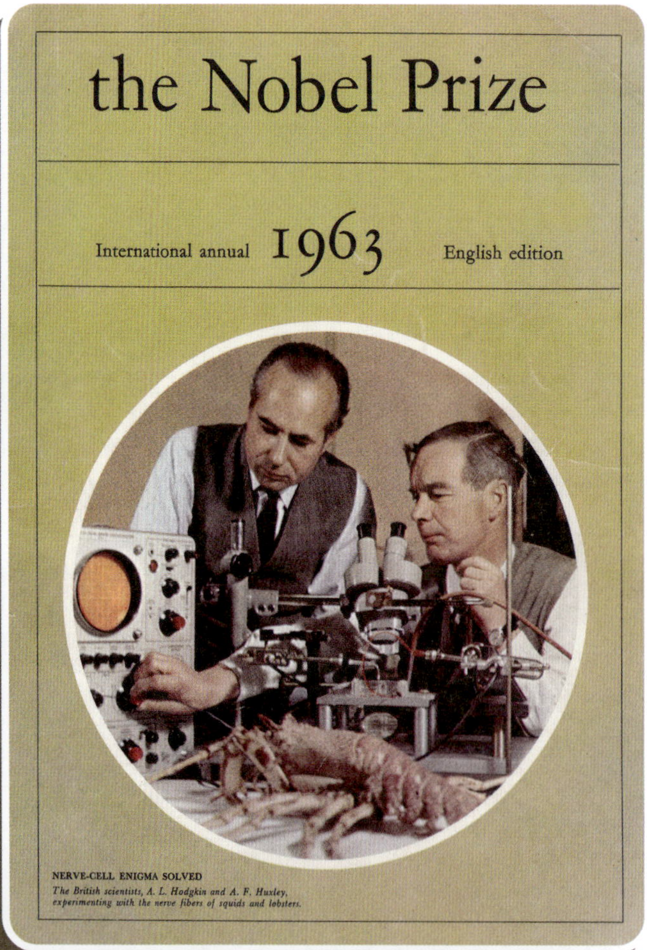

它是发电的!

当神经科学家艾伦·霍奇金(Alan Hodgkin)和安德鲁·赫胥黎(Andrew Huxley)在20世纪中期首次研究动作电位时,他们手头上并没有测量人类电位所必需的工具。取而代之,他们选择用一种小型乌贼,长鳍近海乌贼进行实验。虽然这种生物仅一到两英尺长,但其巨型轴突的直径宽达1.5毫米,大约是铅笔芯的直径,这可比典型的人类轴突宽了一千多倍。

因此对于霍奇金和赫胥黎来说,将一个电极刺入这个轴突是比较容易的。这使得他们能够记录下有史以来的第一次动作电位:一个神经元发出信号的尖峰(spike)。借助电压钳和化学抑制剂等新工具,霍奇金和赫胥黎进一步能够挑出动作电位的动态变化,以帮助我们了解神经元在发电时到底发生了什么。

哦，我的髓鞘

你可能会想，"为什么一个小乌贼需要这么大的轴突？"嗯，轴突连接到喷射推进系统，这使得乌贼能够迅速在野外逃离捕食者。宽的轴突比薄的轴突传输电信号的速度要快得多，因为增加的厚度允许更多的电子在任何时候流过。如果把这比喻成一条网线，那就意味着更大的带宽！

人类可以绕过这个限制，因为我们有髓鞘化——这意味着我们的神经是绝缘的，以保持传导性。髓鞘化的存在要归功于被称为少突胶质细胞的特殊胶质细胞，它们伸出脂肪细胞膜的大臂，将其包裹在附近神经元的轴突周围。这些包裹起来的细胞膜对神经元起着绝缘作用，有助于更快地传输信号。

通过将离子保持在细胞的附近。乌贼没有髓鞘，而只是进化出一个巨大的轴突，毕竟，它们逃得越快，才有可能存活下来，并能将其传承下去给它们的后代。

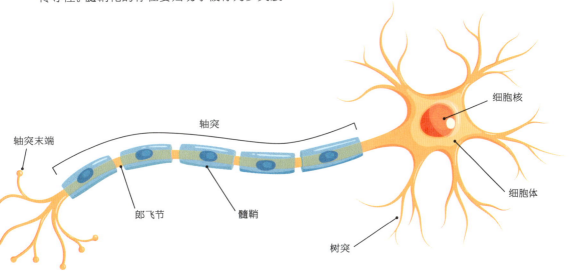

大脑的支持细胞

事实证明，尽管所有关于神经元的故事颇具戏剧性，它们不是你大脑中唯一的细胞。大约一半的大脑实际上是由一类叫作"神经胶质"的细胞组成的，字面意思是大脑胶水。它们之所以被命名为"胶质"，是因为几百年来科学家们几乎都认为它们是这样做的：它们把所有东西都固定在一起，就像是神经元的脚手架。因为胶质细胞不具有电兴奋性，所以我们姑且认为它们并不真正做其他事情。

现在，我们对此持有偏见，因为艾莉的论文研究的就是胶质细胞。但请相信我们，大多数神经科学家在很长一段时间内都大大低估了这些神奇的细胞。每种胶质细胞都是整个大脑的重要组成部分；如果神经元是大脑的皇室成员，那么胶质细胞就是它的忠诚臣民，确保它得到保护和照顾。想进一步了解这些光荣的胶质细胞吗？请看第98页。

第五章 星驰电发的故事

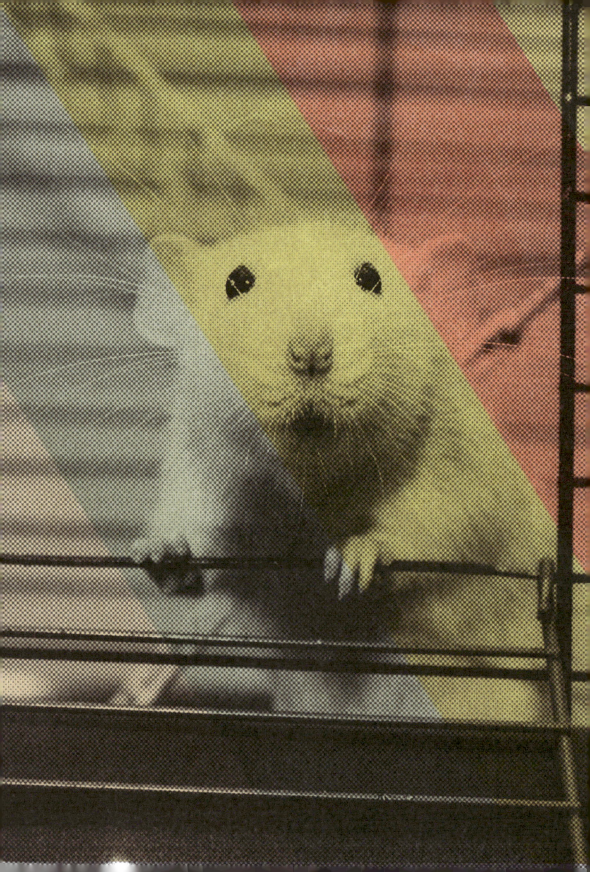

第六章
哦，行为

在弗洛伊德和荣格等心理学家杰出工作的泛研究化背景下，各地都迅速爆发了对人类的意识文化进行研究的流行奇观。但这种现象很快便遭到了业内人士的普遍诟病，于是他们决定把心理学从伪科学变成真正的科学。

心理学的最初研究是黏糊糊的。尽管弗洛伊德和荣格以及其他早期采用者将心理学带入了公众的视野，但他们对意识的研究在很大程度上是主观的，而且还有很多不足之处。

当时心理学还不是一门真正意义上的"科学"。但是，朋友们，请注意了，随着行为主义的诞生，它即将经历一个巨大的历史变革。在短时间内，行为主义者成为后起之秀迅速崛起。

巴甫洛夫这个名字摇响了铃铛

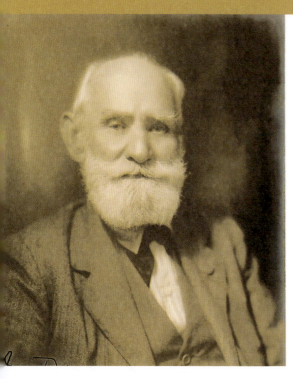

想知道为什么伊万·巴甫洛夫（Ivan Pavlov）的头发如此柔软[15]吗？答案是：条件反射（Classical Conditioning）咚咚锵！这个笑话过一会儿听可能会更有意义。

伊万·巴甫洛夫是一个非常好的孩子。他安分守己，照顾家庭，在学校获得高分。他的父亲是一位俄罗斯东正教的牧师，伊万自己追随父亲的脚步，攻读宗教学。然而，在读神学院的中途，巴甫洛夫失去了他的信仰，在追求知识的过程中，他感到自己被召唤到另一个职业：科学！

对知识的渴望

巴甫洛夫从牧师学校退学，转而开始学习生理学。在这里，他成绩斐然——赢得了各种奖项，并因其在该领域的出色工作而备受嘉奖。巴甫洛夫对科学的渴望与日俱增，毕业后，他对消化学科产生了异乎寻常的兴趣。他特别着迷于消化系统的唾液反射。巴甫洛夫注意到，他所研究的狗一看到喂食它们的研究人员就开始流口水。这怎么可能？唾液分泌居然是自动的！于是他称之为"精神分泌物"，这听起来的确很恶心。然而，这一观察引导巴甫洛夫进行了他迄今为止最著名的实验，开启了心理学的新时代。

你可能在学校学到了什么

你在《心理学101》[16]中听到的关于伊万·巴甫洛夫开创性工作的故事很可能是这样的：巴甫洛夫知道流口水是一种自动反射，而不是一种习得的行为。同样，看、闻和吃食物会让你流口水，这一切都说得通。但你能用完全无关的东西引发唾液分泌吗？巴甫洛夫在给狗喂食前摇铃，以此进行了测试。最初，狗对这种声音没有反应——这只是一个随机的铃声。但在喂食前按铃几天后，即使没有食物，只要铃声一响，狗也开始分泌唾液。它们把铃声和食物的到来联系起来，并被训练对巴甫洛夫随机挑选的东西流口水。他命令它们流口水！这就是所谓的经典条件反射，它成了行为主义的研究基础，行为主义认为，生命的所有秘密都可以通过观察和理解行为来揭示。

学校没有教你的东西

首先，让我们把话说清楚。巴甫洛夫并没有使用铃铛。我敢打赌你的大学教授把它放在了你的期末试卷上，但它的确是错的。那么他用什么来代替的呢？有趣的是，用了很多其他东西，如蜂鸣器、哨子和电击（哎呀！）。

但是OG刺激是一个节拍器。巴甫洛夫把这

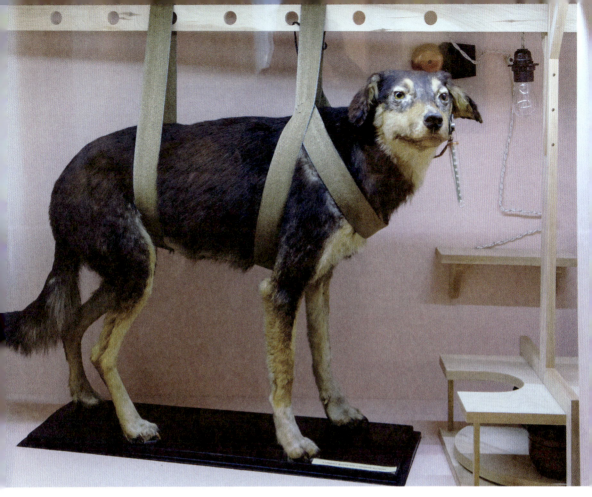

些狗训练得非常好，它们不仅能听到节拍器的声音而流口水，还能训练它们以特定的速度流口水。

同时，巴甫洛夫也常被归为其他行为主义者，比如我们将要讨论的那些。然而，事实是巴甫洛夫本人并不是一个行为主义者。他认为人类的大脑就像一个"黑匣子"，永远无法被完全理解。

值得注意的是，他对狗并不友善

巴甫洛夫希望经常重复他的实验，用尽可能少的狗进行实验。但如果狗不饿，就很难研究消化。为了加快实验速度，巴甫洛夫拆掉了每只狗的食道，在喉咙上开了一个口子，这样狗吃东西时食物就会从洞里掉出来，永远不会到胃里去。他还将狗的唾液腺连接到管子上以收集唾液，并将唾液装入瓶中作为治疗消化不良的药物出售。不幸的是，没有这些必要的液体，巴甫洛夫的大多数狗在一周内就死了。真是可怜的小东西。

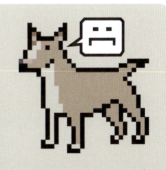

第六章 哦，行为

约翰·B.华生医生

▶ 不是夏洛克的朋友
只是为了清楚起见

约翰·B.华生（John Broadus Watson）也成长在一个严格的宗教家庭。他的母亲艾玛·沃特森（Emma Watson）（不是《哈利·波特》里的那个艾玛·沃特森）把她的家庭管理得像电影《浑身是劲》（*Footloose*）[17]中的场景一样：不许喝酒、不许抽烟，更不可能跳舞！她希望将她的小男孩培养成牧师，但约翰的成长经历并不愉快。他感到受到束缚限制，就像凯文·贝肯（Kevin Bacon）[18]一样，整个晚上都在对着肯尼·罗金斯[19]（Kenny Loggins）生气地跳舞……好吧，刚刚最后一句话并不是真的。但显然他是一个糟糕的学生，没有朋友，被逮捕过两次，并且直接违抗他母亲的命令，皈依了无神论。他毫不介意违背自己的意愿，这一点在他作为心理学家的职业生涯中变得十分明显。

滚出我的脑海！

虽然他是这个领域的一员，但华生对心理学的发展轨迹越来越不满意，并提出了一个相当激进的想法。停止研究这种内省意识的废话，因为意识并不存在。

他告诉他的心理学同行："永远不要使用诸如意识、心理状态、心灵、内涵、内省上可证实、意象等术语"。疯了！这样一来精神分析学家们将要失业了！

心理学是对心理的分析。如果你不能研究内部思想，那么还剩下什么呢？

他的答案是什么？是行为！由于你无法看到一个人的想法，只关注你能直接观察到的东西，华生建议心理学应采取更多严格的、科学的方法来解决这个问题。这个想法在心理学界掀起了一场风暴，我们从此感受到了它余波未了。

华生的正确之处

华生是正确的，心理学需要确凿的证据，以便与生物科学步调一致。而我们可以从行为中学到很多东西。他要求实验心理学使用科学方法，这一点值得称赞。他坚定地认为环境影响人，而这样的观点意味着他个人非常反对优生学运动，这听上去入情入理。

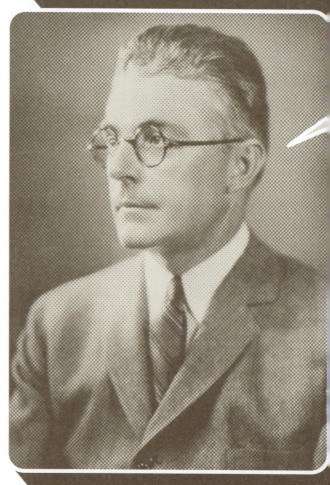

华生的错误之处

华生错误地夸大了"培养"比"天性"的重要性,认为他可以通过环境来控制一个人的大部分事情。

我的意思是,看看他下面的这段话(虽然这句话有点调侃的意思)。他还建议父母把孩子当成小大人,与他们握手,而不是亲吻或拥抱他们,以防止孩子变得"软弱"。你知道让婴儿学习如何独立睡觉的"哭声免疫法"吗?华生也提倡这种方法,但研究表明这可能对儿童发育产生极其负责的影响。值得称赞的是,华生后来也承认他对儿童"了解不够",并承认了错误。

> 给我一打健康的婴儿,一个任由我支配的特殊环境,让我在这个环境里养育他们,我可以担保,随便选一个婴儿,不论他父母的才干、爱好、倾向如何,也不论他父母从事什么职业、来自什么种族,都可以完全按照我的意愿把他们训练成为任何类型的专家——医生、律师、艺术家、大商人,甚至是乞丐或强盗。

小阿尔伯特的故事:这不是一只普通的啮齿动物!

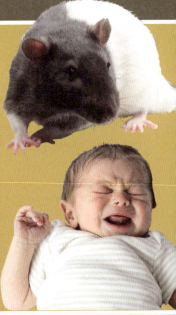

华生并非一直都是一个好男人。他与一个年龄只有他一半大的学生有染,并超级厌恶女性,同时也进行了一些非常不道德的研究。在一个实验中,华生想看看他是否能向人类灌输恐惧(或恐惧症)。为了做到这一点,他把一个9个月大的名为"阿尔伯特"(Albert)的婴儿放在地板上,并鼓励他与一只毛茸茸的白色小白鼠玩耍。只要好奇的小阿尔伯特想去碰那只老鼠,华生就会用锤子敲打铙钹,把这个可怜的孩子吓得半死。这样做了一次又一次之后,当华生再一次把老鼠放在小阿尔伯特面前时,他号啕大哭起来……即使没有听到任何铙钹的声音。他们把这个小孩吓得够呛,自此他开始害怕任何有毛的东西。华生从来没有抽出时间去消除小阿尔伯特的恐惧,我们可能永远不会知道这项研究对他后来的生活产生了什么样的长期影响。

第六章 哦,行为　79

神经传递-电影沙龙
洗脑

20世纪50年代左右,"洗脑"成为一个可怕的现象。各国政府正在研究如何改写人们的思想,使其屈服。它很快俘获了公众的心,尽管它仍然缺乏科学证据,但洗脑对好莱坞来说仍是伟大的!

《美国队长-冬日战士》
(*The Winter Soldier*)(2014)

神盾局被拥有秘密武器的九头蛇坏蛋劫持了。一个被精神控制的超级战士(也是美国队长最老的朋友)——巴基·巴恩斯(Bucky Barnes)。

对洗脑的描述: ★★☆☆☆

听到一连串俄语单词后,巴基会不情愿地变成一台无意识的杀人机器,这种想法真是令人啼笑皆非。

剧情: ★★★☆☆

我喜欢超级英雄电影,但我发觉这部电影很狂热,且在如何处理道德问题上略显肤浅。

《发条橙》
(*A Clockwork Orange*)(1971)

在乌托邦式的英国,犯罪分子亚历克斯(Alex)被"改过自新"成一个"新的人",他被绑在椅子上,他的眼睛被夹起来撑开,强迫观看暴力电影,直到他感到厌恶恶心。

对洗脑的描述: ★★★★☆

虽然影片的视觉效果很极端,但厌恶疗法是真实存在的,并且行之有效。

剧情: ★★★★★

影片黑暗而暴力,而亚历克斯则机智而天真。这种奇妙的组合让人一边享受观影的同时又惶恐不安。

《全金属外壳》
(*Full Metal Jacket*)(1987)

在经历了数周的严酷惩罚、嘲笑和欺凌之后,伦纳德·劳伦斯(Leonard Lawrence)从一个无能的新兵转变为一个致命的神枪手。但伦纳德似乎……彻底变了。

对洗脑的描述: ★★★★★

这种对洗脑的准确描写显示了伦纳德的人格转变和随之而来的精神崩溃,这是极端创伤的结果。这才是真实的东西。

剧情: ★★★★☆

影片的前半部分略胜一筹,但整体上来说它仍然是一部关于恐怖战争的精彩绝伦的电影。

《谍网迷魂》
(*The Manchurian Candidate*)
(1962)

一个前战俘被共产党员洗脑,在不知情的情况下成为一个不知情的政治刺客。

对洗脑的描述: ★★☆☆☆

洗脑并不能消除一个人的自由意志或使他们成为潜伏的特工。而看到一张特定的扑克牌当然也不会触发催眠状态。

剧情: ★★★★☆

尽管是一部红色恐怖片,但它是一部经典的心理惊悚片,情节令人拍案叫绝。

《超级名模》(*Zoolander*)(2001)

男模德里克·祖兰德(Derek Zoolander)被洗脑,为了唱《放松》杀了马来西亚总理,以便邪恶的时尚大亨莫加图(Mugatu)能够继续经营童工工厂。

对洗脑的描述: ★☆☆☆☆

德里克显然很容易被洗脑,因为他超级愚蠢,但没有实际证据支持这种想法。但是听着,这从来就不是准确的。

剧情: ★★★☆☆

这是一部关于男模的故意营造傻乎乎氛围的喜剧,真正地让我们开怀大笑。

现实生活中的案例 ▶ 他们是否被洗脑了？

当我们想到洗脑时，最有可能想到的是受到不情愿的精神控制。但迄今为止的证据表明，这根本不可能。

如今，"洗脑"一词是用来描述诸如邪教式的奉献、胁迫和反常的行为。让我们一起来看看现实生活中有哪些例子，好吧？

MKUltra项目（1953—1973）

中情局致力于使用致幻剂、催眠和简单的酷刑对人们进行精神控制。这是一种非常、极其不合法的行为。美国政府正在寻找完美的"真相血清"，几乎所有参与该项目的人都在不知不觉中被迷幻剂麻醉。据我们所知，MKUltra从未成功洗脑过任何人。

琼斯镇（Jonestown）（1954—1978）

这就是"喝酷爱"（drinking the Kool-Aid）[20]一词的由来。然而，这有点名不副实。1978年，900多名人民圣殿的成员在饮用含氰化物的Flavor-Aid[21]后死亡。

邪教领袖吉姆·琼斯（Jim Jones）对其成员进行了洗脑，让人们听从他的致命命令，而其他人则在枪口下被迫这样做。

曼森（Manson）家族（1968—1975）

在沙漠中的一个废弃的电影区，一群吸毒的嬉皮士女孩被她们的领袖查尔斯·曼森（Charles Manson）命令，继续对著名演员和社会名流进行疯狂杀戮，以加速世界末日的种族战争。新闻说她们被洗脑了，但最有可能的是，这些女孩是自愿的。

NXIVM（1998—2018）

这种多级营销计划吸引了追求个人发展的富婆。成员们实际上是接受了该公司的怪异信仰和做法。但更广为人知的可能是该邪教组织让《超人前传》（*Smallvile*）演员艾莉森·麦克（Allison Mack）因性交易被捕。

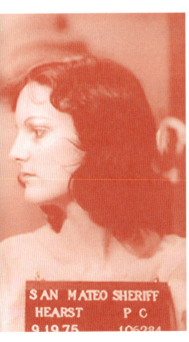

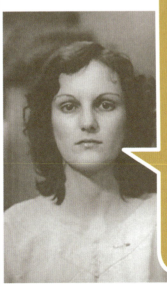

斯德哥尔摩综合征怎么样？

1974年，帕蒂·赫斯特（Patty Hearst）在大学公寓被恐怖组织绑架。两个月后，她热情地挥舞着枪支，和她的俘虏者一起抢劫银行。这中间到底发生了什么？据推测，斯德哥尔摩综合征源于人类的生存本能，尽管它不是心理学中公认的病症，有些人称它是为了诋毁那些不相信当局帮助的女性受害者而捏造的鬼话。联邦调查局说，只有8%的人质开始同情他们的俘虏者，形成密切的情感纽带，甚至与他们结盟。

第六章 哦，行为

伯胡斯·弗雷德里克·斯金纳的"箱"思之念

许多美国心理学家对弗洛伊德和其同仁的精神分析方法不以为然。通过采取更科学的方法，这些所谓的行为主义者将心理学从沙发上搬到了实验室里。

卑微的开端

在一个铁路小镇上，一个名叫伯胡斯·弗雷德里克·斯金纳（Burrhus Frederic Skinner）的年轻人坐在他父母的地下室里，面前是一张空白页——一个作家的瓶颈。当时他刚刚毕业获得了文学学位，他希望能写出一部杰作，但根本无法实现。整整一年过去了，斯金纳（很明显，他的名字叫B.F.）需要改变一下节奏。他搬到了纽约，在一家书店工作。就在这里，B.F.遇到了两个你可能听说过的人的书。伊凡·巴甫洛夫和约翰·B.华生。就是它了！斯金纳被他所读的书所打动，放弃了成为一名伟大作家的想法，决定转而追求心理学。

耿耿于怀

斯金纳是一个相当自负的家伙。他经常觉得自己比哈佛大学的同学们更聪明，并认为自己对行为的研究比那些试图了解意识的人更有优势。令人讨厌的是，他其实很聪明，意识到巴甫洛夫的经典条件反射并不能解释所有的行为。看，巴甫洛夫只研究了像流涎这样的反射性行为。但我们是如何捡起其他东西的，如学习打高尔夫球或学习不碰热炉子？斯金纳认为，这些类型的行为是通过后果学习的。这导致了他对科学最重要的贡献：操作性条件反射。

操作性条件反射有一个基本前提。如果你奖励一个行为，该行为将得到加强的，同时也增加了再次发生的可能。如果你惩罚一个行为，该行为就会减弱，并减少它再次发生的可能性。如此简单，却又如此完美。斯金纳在各种动物身上进行的控制性实验支持了这一概念；斯金纳本人认为这意味着不存在自由意志这种东西。

盒子里有什么

为了在没有任何其他干扰的情况下最好地研究动物的行为，斯金纳发明了他最著名的仪器：斯金纳箱。其最简单的形式，是一个带有杠杆和食物分配器的盒子。斯金纳把一只老鼠（或其他动物）放在盒子里，然后等待。老鼠在盒子里探索，最终撞到了控制杆，触发了一个食物颗粒的掉落。当老鼠再次敲击控制杆时，它又一次被分配到一个食物颗粒。如此反复几次后，这只老鼠便知道触摸控制杆就等于得到了食物。

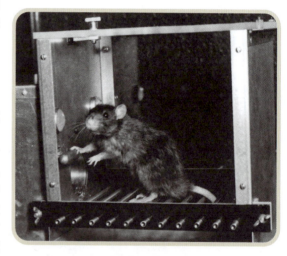

但盒子可以变得更加复杂：斯金纳在地板上添加了灯光和电网。如果老鼠在绿灯亮起时按下控制杆，它们就会得到一个食物颗粒。当红灯亮起时，它们会受到轻微的电击。不用说，老鼠很快就学会了只在绿灯亮起时按下控制杆。但是要小心！有时，动物们会因为太过熟练而反复按动控制杆，从而大快朵颐。

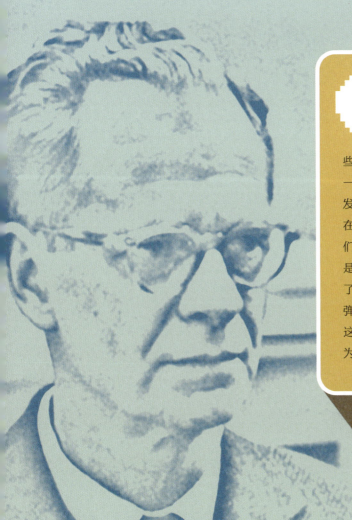

斯金纳的正确之处

斯金纳揭露了一些有关学习的真正关键。它的很大一部分是通过行为的强化和惩罚发生的。我们将这些后果与我们正在做的事情联系起来,它决定了我们接下来的行为导向。不可思议的是,他甚至为第二次世界大战开发了鸽子制导式导弹,把鸽子放在导弹的鼻锥中,训练它们啄食目标。这非常有效,但从未真正开始,因为从没有人把这当回事。

斯金纳的错误之处

斯金纳的理论并不能说明一切。在社交媒体上获得更多负面投票的评论者最终会更频繁地发表言论,这恰恰与操作性条件反射背道而驰。这又是为什么呢?那人类的语言呢?重视偶然行为是一回事,但新颖的语言命令会产生怎样的结果?然而斯金纳似乎对语言不感兴趣——除了在鸽子身上花心思(他真的很喜欢那些鸟)。他认为他已经教会了鸽子阅读各种文字,但事实证明,它们只是在模式识别方面非常出色!

野外的行为主义

一些行为主义者成为流行文化人物，他们的思想高度远远超出了学术心理学。在这些新奇概念的吸引下，一些信徒将行为主义推向了乌托邦式的境界。

1949年，斯金纳实现了他毕生的梦想，成为一名成功的作家，并出版了《瓦尔登湖第二》（Walden Two）。这本"思想小说"讲述的是一个实验性社区里，思想开放的居民正在试验推行为矫正、科学育儿、妇女平等权利及其他十分现代化的理念。虽然这本书在当时议论纷繁、莫衷一是，因为它拒绝精神领域及其相关概念。例如，你知道的自由意志。但它后来激发了十几个现实生活中的社区的建立，其中一些社区一直留存至今。明信片是我们发明的，但所标榜的功能都是真实的。

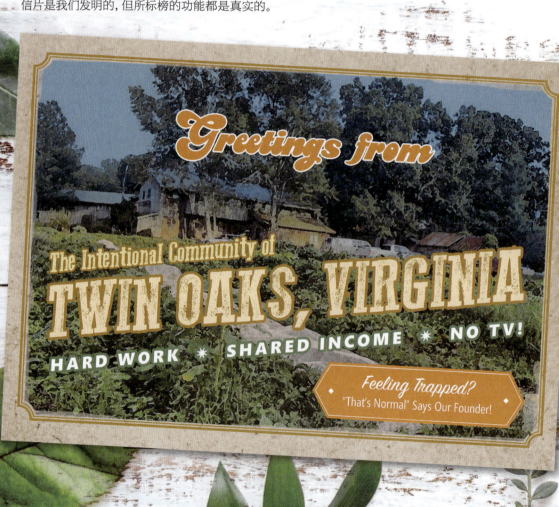

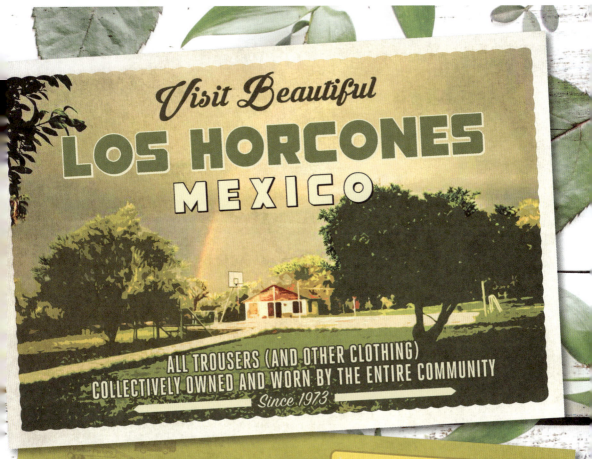

认知学说

▶ 都在你的思想里

行为主义在心理学界风靡了三十多年。这是你可以看到的心理学。谁会关心你脑子里在想什么？嗯，但认知理论家们却十分在意。而且他们还反击了！

到20世纪50年代，行为主义者因其实验方法而声名鹊起。他们永远地改变了这一领域，而心理学也走上了以研究行为为主的轨道。但这种方法忽略了一些相当大的问题。例如，你如何解释和理解不可观测的过程？行为如何为思想辩护？想象？想法？还是你知道的……意识？

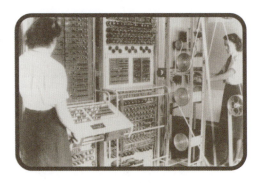

斯金纳会对这些问题嗤之以鼻，因为他不相信意识的存在。其他不那么激进的行为主义者试图解释内部过程，他们认为内部过程可能是对外部世界刺激的反应，或者是刺激本身引发的行为。聪明！

机器人先生

一些人对这个答案不满意。第二次世界大战带来了新的技术发展，包括可以解决复杂逻辑问题的计算机。如果计算机可以解决这些问题，而不需要经过"训练"或编码来回答这个特定的问题，那么人类不也是如此吗？这引入了一种理解意识的新方法，将大脑视为一个信息处理器。就像计算机一样，我们过滤输入信息，解释信息，然后对其进行处理或将其存储在内存中。

严厉申斥

随着这一观点的传播，其他怀疑论者也开始公开反对行为主义者，他们认为行为主义者在一个不完整的理论上发了财。这一指控的领导者是语言学家诺姆·乔姆斯基（Noam Chomsky）。B.F.斯金纳最近出版了一本书，提出行为主义可以解释人类如何获得语言。乔姆斯基系统而猛烈地抨击了斯金纳的论点，指出它无法解释儿童在如此短的时间内学到如此多的语言。乔姆斯基认为，我们在成长过程中没有接触到足够多的自然环境中的语言，而要学习无穷无尽的复杂语法变化。

乔姆斯基随即提出了自己的理论，即人类有一个先天的认知过程，使我们能够组织和扩展我们所接触的语言。换句话说，我们不是可编程的自动装置，只会把别人喂给我们的东西吐出来。相反，我们更像机器学习的人工智能，从经验中学习和改进，而不需要明确的编程。这意味着人类拥有复杂的大脑线路和精神处理能力，从一出生就能做到这一切。这一理论与行为主义背道而驰。乔姆斯基认为语言学习既是生物学的，又是认知的！

这些启示开启了"认知革命"，催生了认知科学，这是一个跨学科领域，保留了行为主义的科学严谨性。但这一次，它不是研究行为，而是研究思维及其过程，包括感知、注意、记忆、推理和语言。

革命万岁！

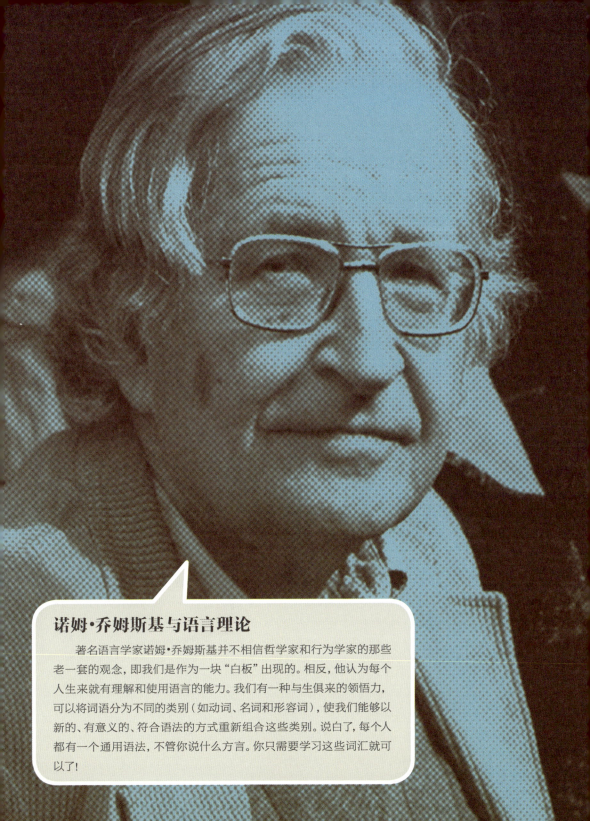

诺姆·乔姆斯基与语言理论

著名语言学家诺姆·乔姆斯基并不相信哲学家和行为学家的那些老一套的观念,即我们是作为一块"白板"出现的。相反,他认为每个人生来就有理解和使用语言的能力。我们有一种与生俱来的领悟力,可以将词语分为不同的类别(如动词、名词和形容词),使我们能够以新的、有意义的、符合语法的方式重新组合这些类别。说白了,每个人都有一个通用语法,不管你说什么方言。你只需要学习这些词汇就可以了!

非常糟糕的科学

在为数不多的现代心理学研究中,最常被认为是不必要的残忍、程序上的缺陷,或者两者兼而有之,我们已经在本章前面讨论了小阿尔伯特研究。如果你一直在想那个五角星的另外四点,那你真幸运。不像那些无辜的动物与这些研究中的儿童和研究生。

恶魔研究:
因为孤儿没有权利,对吗?(1939)

这项研究: 二十二名孤儿被分为两组。一半接受积极的言语治疗,他们因为说得很好而受到表扬。另一半人则接受消极的语言治疗,被批评为语言有缺陷,并被告知他们正在形成口吃。

它的初衷: 你能通过负反馈诱发健康儿童的口吃问题吗?你能通过正反馈来减少口吃儿童的语言问题吗?

我们的启示: 如果你经常因为说话方式而被人轻视,真的会把你搞得一团糟!接受消极语言治疗的儿童表现出痛苦的迹象,在学校畏畏缩缩,最后完全停止说话。2007年,其中七名孤儿因该研究造成的终身心理和情感损害而获得120万美元的赔偿。

米尔格拉姆(MILGRAM)实验:
因为我说了算(1961)

这项研究: 在不同的房间里,"老师"(被试者)向"学习者"(全程参与)阅读成对的单词。当学习者未能在记住这对单词后,老师对其进行电击,每出现一个错误就增加15伏电压。随着电击次数的增加,学习者开始大喊大叫,直到有人抱怨遭受不住心脏问题时才完全停止实验。如果老师犹豫不决,穿白大褂的研究人员就会威胁说道:"实验需要你继续执行下去。"

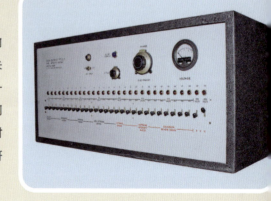

它的初衷: 如果已知涉及伤害另一个人的情况下,人们会在多大程度上依旧服从指示?

我们的启示: 事实证明,如果权威人物迫使他们服从,好人也会做违背良心的坏事。65%的参与者在学习者没有反应的情况下实施了450伏的最大电击。

习得性无助：
难逃一劫（20世纪60年代中期）

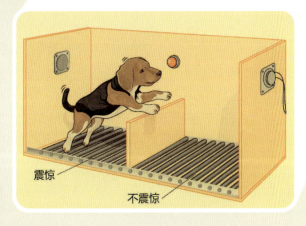
震惊
不震惊

这项研究： 一群狗被放在一个木箱里，并被反复给予轻微的冲击。一半的狗可以通过按一个杠杆来结束电击，另一半的狗则无法控制电击。后来，这些狗被放在同一个箱子里，箱子里有一个带电的地板和一堵低矮的墙，狗可以轻易跳过去。奇怪的是，尽管有一个容易的出口，但以前那些无法控制惩罚的狗会直接放弃并躺下，一次又一次地遭受电击。

它的初衷： 如果动物过去曾遭受过可逃脱或不可逃脱的惩罚，它们对惩罚（电击）的反应如何？

我们的启示： 剥夺一个人的控制权就会剥夺他们对未来的希望。遗憾的是，中情局在"9·11"事件后使用习得性无助模型对恐怖嫌疑人进行拷问。

斯坦福大学的监狱实验：
这份工作改变了你，伙计（1971年）

这项研究： 志愿者被随机分配到囚犯或警卫的角色，并被安置在一个模拟监狱的地下室。囚犯被按身份证号码称呼，从而失去人性。警卫则通过给他们穿上制服和戴上太阳镜而被非个性化。首席研究员菲利普·津巴多（Philip Zimbardo）博士告诉警卫，为了维持秩序，不论什么代价都在所不惜。警卫变得极其专制和粗暴，以至于研究仅在6天后就中止了。

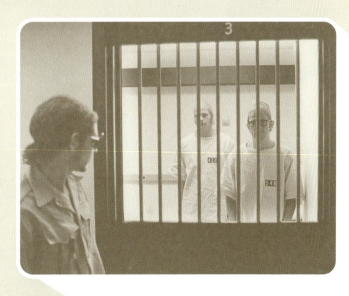

它的初衷： 监狱看守的暴行是由于他们的性格类型还是由于看守和囚犯所处的环境？

我们的启示： 呃，这项研究太不科学了，以至于它并没有真正告诉我们什么。它真正表明的是，参与者的行为方式是他们认为津巴多想要的。

荒诞研究

心理学研究和不道德实验的阴暗面确实非常邪恶。作为一款有点特别的口腔清洁剂，下面请欣赏来自实验室奇特视角的研究。

排尿的伙伴

你有过焦虑症吗？在厕所里又如何呢？研究人员探究了如果有人待在你旁边的小便池是否会增加你开始小便的时间。结果发现答案是："是的！"有一个隔壁的邻居会增加压力，抑制尿道括约肌松弛活性。更奇怪的是，为了研究这个问题，显然有人驻扎在附近的一个隔间里，用潜望镜来看别人小便。哇，这不仅是对空间的侵犯，而且也是对个人隐私的侵犯！

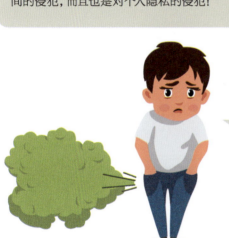

用放屁来应对存在的恐惧（正如你所做的）

这项精神分析案例研究对象是一个被遗弃的患有放屁问题的男孩，描述了他在成长过程中经历的可怕的情况。这位精神分析学家以弗洛伊德式的方式总结道，他的胀气是一种防御机制，以"将自己笼罩在熟悉的保护云中，以抵御崩溃的恐惧，并保持自己的人格完整。"

你的角度是什么？

一组研究人员花了几百个小时研究发现，物理上倾斜一个特定的方向可以影响你对事物的估计。他们确信，尤其是向左倾斜会使埃菲尔铁塔看起来更小。

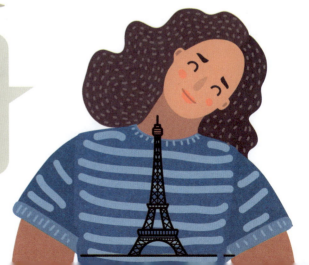

是的,我想是班克西(Banksy)[22]

事实证明,鸽子非常擅长模式识别。到底有多擅长呢?心理学家成功地训练鸽子辨别毕加索(Picasso)或莫奈(Monet)的画,即使它们以前从未见过这些画。这项研究会让B.F.斯金纳为之骄傲的!

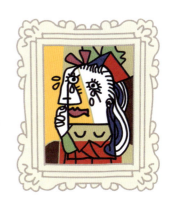

啤酒持有者眼中独特的美

科学已经证实酒精为"液体勇气"。一项研究调查了醉酒的成年人,发现当他们喝了更多的酒时,会自认为自己更有魅力。这并不奇怪,但他们做了更进一步的调研。一些参与者被给予无酒精的饮料,但他们以为自己得到了真酒。令人惊讶的是,认为自己喝醉了(实际上并没有)的人也认为自己更有魅力(但并没有)。

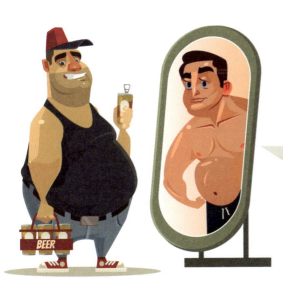

鸡,它们和我们一样(也更喜欢美丽的人类)

这项研究提出了很多问题,同时回答了其他问题。显然,鸡可以告诉你这个人性感/不性感。研究者训练一些鸡对某一性别的"平均"人脸作出反应,然后给它们看一堆不同的脸,这些面部图像从更女性化到更男性化不等。一致的是,鸡对人类参与者被评为最有吸引力的相同面孔反应最大。我们不确定具体原因,但我们认为这与我们对对称性的吸引力有关。

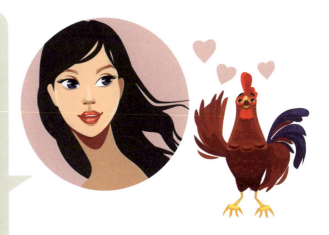

第六章 哦,行为 91

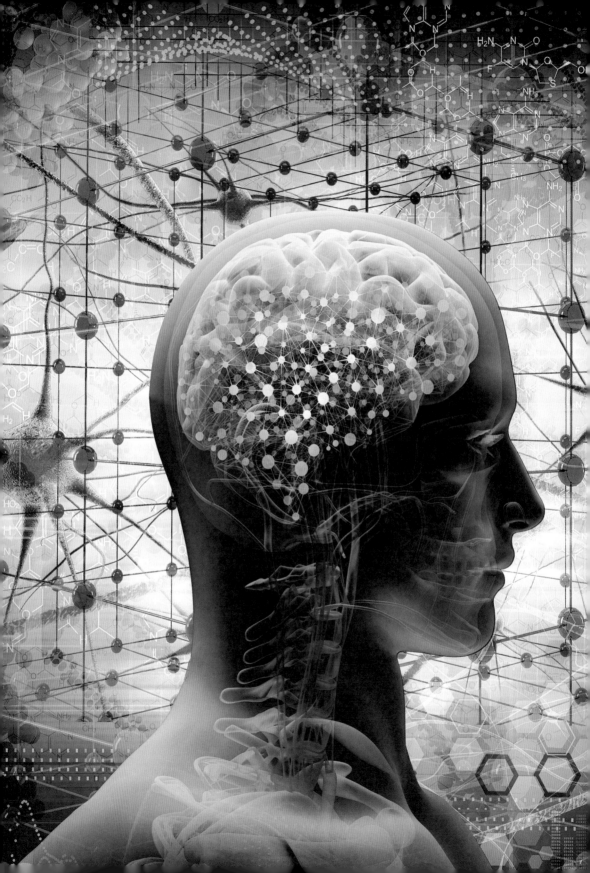

第七章

现代，我们来了！

好了，我们的历史课快讲完了，我们保证，我们已经介绍了从亚里士多德到津巴多他们每一个人，以及他们如何在塑造我们对大脑的现代理解方面发挥了哪些作用——尽管有时是以一些相当丑陋的方式。但你也不认同他们是这个领域内仅有的变革者和风云人物，对吧？嗯，绝对不是的。接下来介绍一些时下最热门的新兴代脑科学家以及他们改变这个领域的方式。

在过去的一个世纪里发生了诸多变化：我们从禁酒令到电视的发明再到火人节（Burning Man）[23]，以及我们触手可及的整个互联网。在这一过程中，科学也发生了很大的变化。我们以DNA的形式弄清了生命的分子结构，并利用这些信息对整个人类基因组进行测序。我们创造了能够让我们看清活人大脑的内部的机器，而且，我们开始让女性从事科学工作！

哈哈！不过话说回来，虽然几千年来妇女和有色人种一直是科学进程的积极参与者，但少数族裔在科学界拥有一席之地仍属罕见，

这一点在今天依旧是一个问题。事实证明，尽管我们愿意相信科学过程是客观的，但你的个人兴趣、目标和训练会直接影响到你提出的问题种类以及你如何去回答这些问题。因此，在神经科学和心理学中有不同的观点意味着会提出更多不同的问题，思考更多不同的观点，开发更多不同的解决方案。

因此，随着来自各行各业的科学家涌入该领域，加上我们对大脑的分析能力不断增强，关于大脑如何工作这个问题，我们确实发现了很多不得了的事情。

仁秀·金·伯格

▶ 长话短说

首先，让我们深入了解一位来自我们家乡威斯康星州密尔沃基市的当地传奇人物的生活。在她早期生活的大部分时间里，仁秀·金·伯格（Insoo Kim Berg）在韩国首尔长大。正如当时大多数韩国家庭的传统那样，她的职业是由父母决定的。由于她的家庭从事药品制造业务，她将成为一名药剂师。但仁秀感到被她的家庭扼杀了，因此在她的本科课程学习时，她选择了与她当时的丈夫一起搬到了美国。

23岁时，仁秀在密尔沃基开始了她的新生活（想象一下，在这个年龄远离家乡并学习新的语言）。她作为实验室技术员整天与老鼠打交道，以便在申请学校和实现她父母成为药剂师的愿望之前积累经验。

但她很快注意到，在她的同龄人中，他们对自己的生活有不同的看法。用她自己的话说，"学生在美国，人们可以选择他们的研究领域。我对此绝对感到震惊。这个想法让我大吃一惊。于是，我有了这个想法：我的父母在七八千英里之外。他们不知道我在这里做什么。因此，也许我也可以这样做。"

仁秀决定，她不再与老鼠打交道，而是想直接帮助人们。因此，她转换了专业，在威斯康星大学密尔沃基分校学习社会工作。令她惊讶的是，当她告诉家人这件事时，他们并没有为之一惊！在那里，她获得了本科和研究生学位，并找到了她作为临床医生的使命。随后，仁秀走遍了全国，在芝加哥、托皮卡和帕洛阿尔托进行研究生学习。

在加州，她遇到了后来的丈夫史蒂夫·德·沙泽（Steve de Shazer），他非常赏识她的临床天赋，并为之倾倒。史蒂夫意识到仁秀在她的治疗过程中使用了新颖、有效的技术，也许是为了更好地了解什么是行之有效的，史蒂夫便对记录这些技术产生了浓厚的兴趣。仁秀是一个行家，在打磨她的技艺方面游刃有余；史蒂夫是一个学者，准确地确定了她在治疗中做了什么。

他们两人翻阅了数千小时的治疗记录，以确定治疗师所做的其他具体事情的有效性，以及哪些是无效的。结合仁秀的天赋能力和他们艰苦的研究，他们开发并推广了一种新的疗法——焦点解决短期治疗。

如果不是因为仁秀的光芒四射的个性和令人惊愕的敬业精神，这种技术很可能会被忽视。其他人形容她是一个顽强、慷慨、热情的女人，眼睛里闪烁着光芒。她是一个起得非常早的人，长期以来，她一直坚持运动、写文章、领导培训，并经营她的诊所。很显然，她对她所做

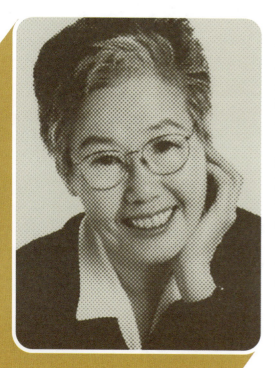

的事情充满了热情,这也渗透到她生活的方方面面。然而,这并不影响她对他人的深切关注,也不影响她温柔的乐观主义的生活。

2007年,在典型的仁秀式生活下,她在健身房锻炼后去世了。她只是进入蒸汽室放松,后来被发现时,她看起来好像在安详地睡觉。这是一段怎样的人生!

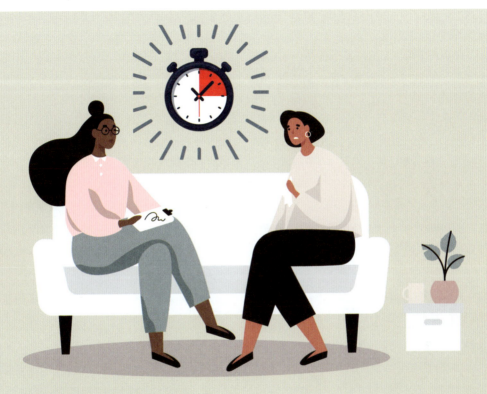

焦点解决短期治疗

想象一下,你正要开启一段与一位全新治疗师的首次会谈之旅。你的生活乱成一团糟,一直以来你都能感受到这些压在你肩上的困难的重负。正当你坐在舒适的沙发上,开始叙述你从出生到现在的所有问题时,奇怪的事情发生了——治疗师阻止了你,转而问道:"你能告诉我,你什么时候没有遇到这些困难吗?"

这就是"焦点解决短期治疗"背后的革命性前提。对于曾经的苦难,没有必要旧事重提。治疗师不需要了解一个人的童年到底经历了什么。这个人当下接受治疗,是为了获得能够解决其当前问题的帮助,他们可能对如何使自己的生活变得更美好有诸多良策。因此,治疗师不再驻足于过去,而是引导客户专注于畅想他们自己未来的生活是怎样的。

焦点解决短期治疗也的确名副其实。它的目的是帮助人们并尽快为他们的问题制定解决方案,使他们不必继续受苦。通常平均只需要五次治疗,当然也可以少到只有一次!尽管疗程少,但"焦点解决短期治疗"是有效的,并被列为循证疗法。它似乎与认知行为疗法和人际心理疗法一样有效,而且时间更短。因此,如果你急于得到帮助的话,不妨试试这个!

本·巴雷斯与胶质细胞

本·巴雷斯（Ben Barres）堪称科学家的完美典范，他自己的独特经历对他的研究产生了巨大的影响，他卓越的视角和领袖精神将对该领域的后代产生连锁反应。

20世纪50年代，本在新泽西出生时还是一个女孩。小时候，他很早熟，痴迷于科学，并被描述为一个"假小子"。20世纪70年代，作为麻省理工学院的本科生，尽管在他的一些老师手中经历了公然的性别歧视，他依旧爱上了神经生物学。他继续在达特茅斯大学获得医学学位，后来拒绝了一份神经学家的工作，再次回到学校攻读哈佛大学的博士学位。

在培训期间，本开始注意到，虽然大脑中的神经元得到了科学家的所有关注（所以你知道的，被称为神经科学），但至少一半的大脑的细胞并不是神经元。这些数十亿的细胞，统称为胶质细胞，相对来说比较神秘；人们对它们的功能知之甚少，但很明显，面对病痛和疾病，它们发生了根本性的变化。他对一种叫作星形细胞的胶质细胞亚型特别感兴趣，以及好奇它们对患病的大脑究竟是有益还是有害。

正值此时，他也开始真正与自己的性别认知作斗争。当时，虽然他被认定为男性，但他不知道如何驾驭自己对性别的感受。因此，他把自己的抑郁归结为自卑，并继续他的科研。

直到本40岁出头，在斯坦福大学拿到了终身教职，在研究胶质细胞及其在大脑中的作用时，他才第一次听到"变性人"这个词，一道灵

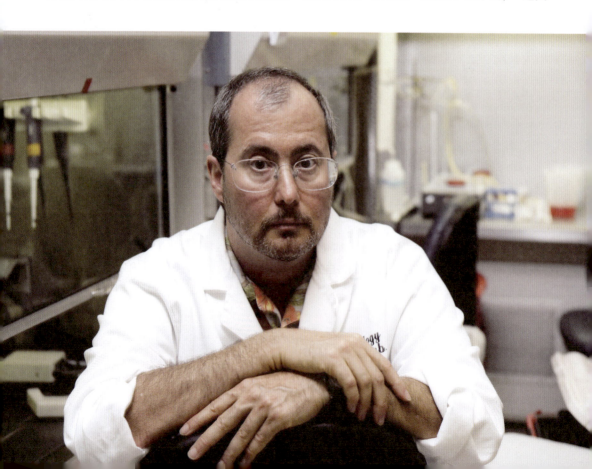

光忽闪而过。

在最亲近的导师的支持下，他在一封信中向他的同事和学员坦白，并在信中写道："我仍然会穿牛仔裤和T恤衫，几乎和以前一样，只是我将会更加快乐。"

最终，本觉得变性并没有对他的职业生涯产生负面影响，但这确实帮助他体验欣赏到其他科学家没有体验过的风景。他的主要贡献之一是开发了在培养皿中分离不同种类脑细胞的新方法——神经元、星形胶质细胞、少突胶质细胞和小胶质细胞。

通过独立地隔离这些细胞，研究人员可以密切研究每一种类型的细胞，并进一步了解不同细胞之间相互作用的方式。有了这些技术在手，神经胶质生物学家已经开始解开神经元和神经胶质之间的关系，我们也开始理解这种"大脑胶水"对于支持正常的神经元生长和发育是至关重要的。没有胶质细胞，我们的神经元就无法正常生长，无法形成彼此之间的正确连接，也无法在我们的一生中保持其信号传递。

在实验室之外，本利用他作为终身教授的特权，倡导在STEM[24]领域提供更好的、更多样的支持。众所周知的是一次他中断了自己的科学讲座，为讨论在STEM中防止性骚扰的重要性，并为兼顾研究事业的新父母提供资源。他甚至与当时的哈佛大学校长大吵一架，后者声称女性在STEM职业方面的能力不如男性！

本履行了他的诺言，在他担任教授期间，他指导了几十个学生，其中许多人在他们各自的领域继续发光发热，进一步去探索胶质细胞在大脑中的作用。他对他的学员尽职尽责，以至于在最后几个月里，当他发现自己在与胰腺癌的抗争失败后，仍继续为他的学生更新推荐信。

学生受到本·巴雷斯的启发

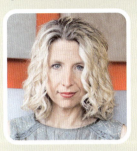

贝丝·史蒂文斯（Beth Stevens）： 她对大脑的免疫细胞——小胶质细胞的研究显示，它们通过积极修剪不必要的神经元连接，在大脑发育中发挥着不可或缺的作用。她现在研究小胶质细胞是如何应对来自补体级联（免疫系统的一个重要组成部分）的信号作出反应，以确定哪些连接需要修剪，以及这种信号传递在阿尔茨海默氏症等退行性疾病中是如何发生混乱的。

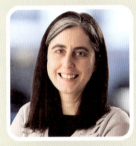

尼古拉·艾伦博士（Dr. Nicola Allen）： 她确定星形胶质细胞会分泌磷脂酰肌醇蛋白聚糖，这种蛋白质对于帮助神经元形成彼此之间的连接非常重要。现在，她研究星形胶质细胞产生的蛋白质，以了解这些细胞是如何运作的，以及在发育、衰老和疾病期间如何影响神经元及其连接。她也是艾莉的博士生导师！在她的实验室里，艾莉研究了星形胶质细胞在遗传性神经发育障碍中的功能变化，以及对神经元生长的影响。

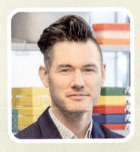

谢恩·利德洛博士（Dr. Shane Liddelow）： 他研究的是反应性星形胶质细胞——行为和功能因炎症而改变的星形胶质细胞。他的研究工作发现，这些正常的支持性细胞在应对小胶质细胞的炎症信号时，会变成杀手。他目前正在研究这些杀伤性星形胶质细胞是如何导致像阿尔茨海默氏症这样的神经退行性疾病中的一些损害的。

神经胶质细胞

我们可以把那些光彩夺目的神经胶质细胞看作是大脑中的碧昂丝（Beyonce）——那些演出hold住全场的明星，然后可以把其他胶质细胞看作是她的随行人员：她的后援团队，以确保她在抒唱出自我心声的同时还能保持精彩绝伦的视听效果。

星形胶质细胞 这些布满星星点点的小细胞是艾莉的最爱。你知道吗，当研究人员在显微镜下观察爱因斯坦的大脑时，他们能发现的唯一区别是爱因斯坦的星形胶质细胞比普通人要多得多？所以它们一定有一些很特别的地方。这些细胞将营养物质从大脑的血管输送到神经元，形成瘢痕并帮助大脑进行受伤后的修复，并帮助保持内外平衡以营造对神经元友好的大脑环境。但它们的行为也有点像碧昂丝的音响技术员，在神经元之间的连接处缠绕着细细的卷须，以监测和反馈它们的信号传递。

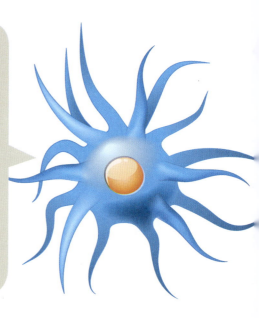

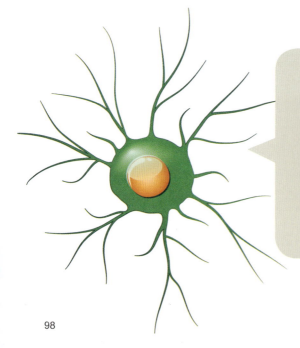

小胶质细胞 基本上是大脑的免疫细胞，小胶质细胞就像保安人员，监视大脑的环境，确保没有像病毒或细菌这样可能造成问题的入侵者。当它们遇到疾病或损伤时，就会激活，迅速行动起来并通过繁殖和招募其他免疫细胞来发起对困难的反击。它们还会清理碎片并修剪不必要的神经元连接，帮助神经元完善信号。

少突胶质细胞 这些有趣的脂肪细胞就像碧昂丝的公关人员;他们协助将信息散播到群众中去。少突胶质细胞发出层层包裹神经元轴突的突起,形成大脑的髓鞘。这种脂肪覆盖层就像轴突的绝缘层,帮助神经元在全身更快地发送信号,才使我们的大脑在有可能将这么多小细胞塞进去的同时,还能以足够快的速度发送信号,让一切看上去仿佛是转瞬之间的事情。

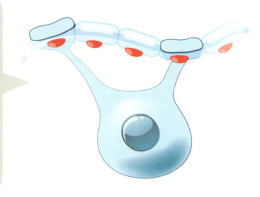

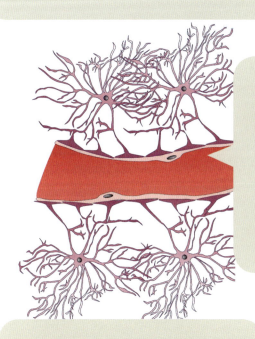

上皮细胞 来见见大脑的保镖!由于大脑是相当脆弱的,它们需要特别的保护机制来抵御外界的疾病,因此,大脑的血管进化得特别严格,层层防守,通过所谓的紧密连接使细胞与细胞之间特别贴合,以防止外来者潜入,并减少白细胞黏附分子(通常情况下,白细胞黏附分子会让免疫细胞从血液进入人体组织)。

而以上这些甚至不是你体内全部的神经胶质细胞!还有施万细胞,它就像少突胶质细胞,但在你的外周神经系统中(在大脑和脊髓之外),沿脑室排列并帮助产生脑脊液的室管膜细胞,同时还有支持感觉、副交感和交感神经节及肠神经系统的卫星细胞和肠神经胶质细胞。

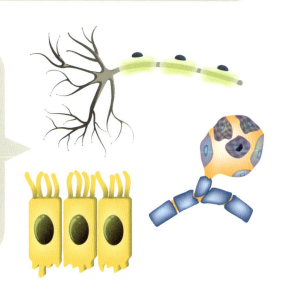

第七章 现代,我们来了!

更多变革者的名人录

神经科学和心理学的研究历程方兴未艾。每天都有新的发现在继续改变我们对大脑的思考和理解方式,着魔的学者们正在把他们的最拿手的绝活摆到研究台面上。这里有一些了不起的科学家们,他们仍在为我们所有人改变游戏规则。

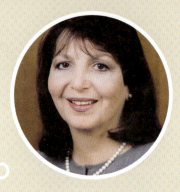

胡达·阿基尔(Huda Akil): 在与丈夫的合作中,胡达发现了内啡肽的存在——由大脑产生的激素,其作用类似于天然的阿片类药物。她的研究继续表明,在压力山大的情况下,大脑可以释放内啡肽来减少疼痛。所以那些英雄对枪伤不屑一顾的动作电影并不是完全不准确的。

卡拉·夏茨(Carla Shatz): 作为第一位获得哈佛大学神经生物学博士学位的女性,夏茨对猫的视觉系统的研究发现,在发育过程中,神经元的连接不仅由我们的基因决定——它们还依靠神经元的活动来告诉它们哪些连接要保持,哪些要丢弃。

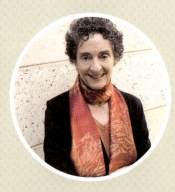

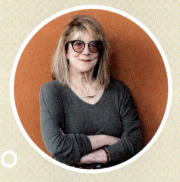

伊丽莎白·洛夫特斯(Elizabeth Loftus): 洛夫特斯是一位认知心理学家,同时也是人类记忆专家,她主要负责证明,通过暗示技巧,人们很容易意外地植入错误记忆,尤其是童年记忆。这颠覆了许多州在处理法庭上使用目击者和恢复记忆的证词方面的法规流程。

多丽丝·曹(Doris Tsao): 作为系统神经科学领域的先驱,曹通过对猕猴进行fMRI扫描的研究发现,大脑中的单个细胞会对脸部的各个特征作出反应——这里的细胞代表眼睛,那里的细胞代表嘴巴。她的团队能够如此精确地分离这些信号,以至于他们甚至能够仅仅根据他们所记录的神经元的信号来重建猴子正在看的脸!

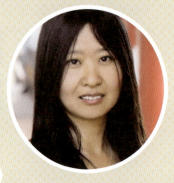

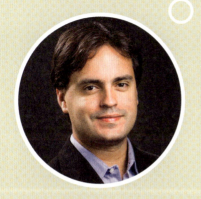

丹尼尔·科隆-拉莫斯（Daniel Colón-Ramos）：科隆-拉莫斯利用秀丽隐杆线虫蠕虫研究神经生物学，发掘神经元是如何找到并形成彼此的连接（突触），其中包括它们对胶质细胞信号的依赖性。他同时也是构建整个秀丽隐杆线虫系统图谱的团队的一员，为其他科学家的研究提供数字资源。

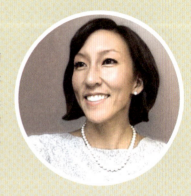

凯·泰伊（Kay Tye）：你知道泰伊利用激光来研究涉及情绪和动机的神经回路吗？（不，我是认真的，更多细节详见光遗传学部分）。在她攻读博士学位期间，她发现杏仁核对处理情绪至关重要。当大鼠学习将刺激与奖励进行配对时，杏仁核的活动会增加。现在，她致力于研究不同的神经回路如何影响不同类型的行为，以及如何调控它们来治疗疾病。

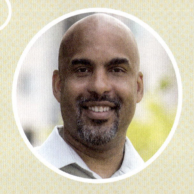

达米安·费尔（Damian Fair）：在他对自闭症的研究中，费尔使用功能磁共振成像（fMRI）来检查他所谓的"连接类型"——个体特有的大脑活动模式，就像大脑的指纹一样，他说这代表了大脑活动的不同模式，决定了每个人的思维方式。费尔希望通过了解这些连接型在自闭症患者中的异同点，来阐明该病症的潜在生物学特性。

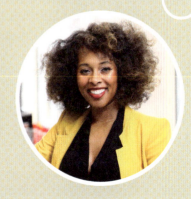

比安卡·琼斯-马林（Bianca Jones-Marlin）：琼斯-马林对理解父母养育方式如何影响发育有着浓厚的兴趣，她在攻读博士学位期间发现，"爱"的荷尔蒙（催产素）实际上可以"调高"雌性老鼠在听到幼鼠哭泣时大脑中的"音量"：与那些没有得到额外注射催产素的母鼠相比，非母亲的雌鼠在得到额外催产素后更有可能对幼鼠作出反应并给予照顾。因此，并不是你的母亲不够爱你，只是你哭得还不够大声。

DSM ▶ 诊断和统计手册

在很长一段时间里，我们都没有找到明确的手段来诊断心理健康问题。1840年的美国人口普查中简单地将所有精神病人归入一个称为"精神错乱"的类别。不幸的是，这个统计数字毫无意义，不仅是因为这个标签的定义模糊，而且还因为一些人口普查员将每个非裔美国人都标为"精神病"。四十年后，刚刚起步的美国精神病学协会制定了《精神病院使用统计手册》（*Statistical Manual for the Use of Institutions for the Insane*）。这本指南规范了22种不同的精神健康诊断模式，尽管它的主要目的是从精神病院获得准确的统计数据，但医生们也开始用它来对患者进行诊断。这一切为今天"精神健康圣经"奠定了基础。

疯狂的世界

第二次世界大战结束后，医生们开始注意到，以前健全正常的男人在目睹了恐怖的战争之后，正遭遇着不同程度的心理问题。令人惊讶的是，对于受创伤的士兵来说，当时流行的理论即将士兵的这种状况视为身体健康问题，弗洛伊德式的谈话治疗技术似乎是一种更有效的治疗方法，这是当时的主流理论，它的存在完全颠覆了人们对精神病理学的看法，有助于将心理健康疾病与身体健康问题区分开来。

到了1952年，美国精神病学协会发布了第一本《精神障碍诊断与统计手册》（*Diagnostic and Statistical Manual of Mental Disorders, DSM*）。第一版的DSM涵盖了106种精神障碍，实际上旨在供临床医生用于诊断目的。如果你是一名美国医疗保健的专业人士，可能遇到过DSM[如果你不在美国，你可能会使用ICD[25]，它与世界卫生组织（WHO）推出的类似文件]，它是我们今天所理解的用于诊断精神障碍的描述、症状和标准的汇编。自发布以来，DSM历经多次更新，通常每个新版本都有重大变化（最新版本于2013年发布）。与其他医学文献一样，DSM是一份灵活的文件。随着我们又有了新的发现，进行了更多的研究，纳入了更多不同的观点，DSM也在随之不断变化。它可能像我们对神经多样性不断发展的理解一样，仍有很多不尽完善之处，但仍具很高的参考价值和借鉴意义！

DSM之功

DSM是我们（在美国）正确分类复杂的人类行为所做出的最大努力。它涵盖了丰富的信息，为临床医生和研究人员提供了结构和通用语言来概念化病患情况。没有它，我们面对各式各样的病理情况就只能是随心所欲了。最近迭代更新的DSM分类法已经解决了对它过度病理学化的批判。而今，它更强调患者的感官和体验，经常要求"临床上显著的痛苦和功能损害"来完成诊断。作为一份灵活的文件，DSM并不是心理健康的全部和终点。它将继续促进整合发展，并指出我们在某些方面存在的不足以及知识差距，以鼓励学者们在这些领域的研究越走越远。

DSM之过

最著名的一个事件是DSM曾经把同性恋归为一种疾病，它被认为是一种"偏执狂"，而不是人类性行为的正常变异。多亏了20世纪70年代同性恋权利积极行动者们的不懈努力，这一条才得以废除。直到2013年出版的DSM-5，女性在达到神经性厌食症的标准之前，至少要错过三个月经周期。这一标准排除了那些持续有月经的人，并造成了男人不可能患有厌食症的误解。谈到女性，直到20世纪80年代，"歇斯底里症"都是DSM中的诊断名词。歇斯底里是对处于痛苦中的妇女的一个笼统的诊断，因为古代人认为它与子宫有关。治疗方法是什么呢？性高潮。而分离性身份识别障碍，以前称为多重人格障碍，仍然在DSM诊断中，但迄今为止它仍是最有争议的。很有可能不同的人格是由病人人为创造的，或者是由治疗师无意中造成的。它很可能很快就会从DSM中消失！虽然我们有时会把心理健康弄错，但至少我们会随着学习的深入而改变并成长。

药物过量

大约有1/6的美国人服用精神药物。不要误会我的意思，这些药物确实可能是非常有效的。但是，某些精神药物的使用率的快速增长引发了人们对医生是否在过度用药的合理担忧。在20世纪50年代，像氟哌啶醇和氯丙嗪这样的抗精神病药物似乎对治疗精神分裂症很有效。但是，急诊室和精神病院因为在"不守规矩"的病人身上过度使用这些药物（这样工作人员就不必一整天守着他们了）而受到审查。今天，抗精神病药物的过度使用仍然是疗养院关注的一个问题，因为它们被用于"难对付的"痴呆症患者，尽管并没有确凿的证据证明其有效性和增加死亡的风险。甚至在儿童中，只是因为小约翰尼有点亢奋，也有人质疑是否存在像利他林和阿得拉这样的兴奋剂被滥用的问题。超过200万儿童接受ADHD[26]药物治疗，其中一些是学龄前儿童。为什么会出现这种情况？嗯，精神病学家、药物公司和保险公司都有责任。在美国，药物公司被允许直接面向消费者做广告。与治疗相比，药物治疗的补偿更高，也更容易获得，这使得药物治疗成为一种优先级更高的选择。精神病医生通过开药比做心理治疗（是的，他们应该是做心理治疗的）赚得更多。如果我们想改变这种模式，我们需要改变财政激励结构。

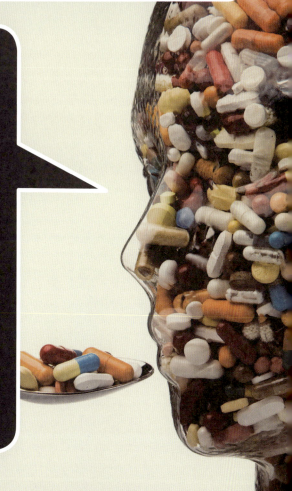

模块二

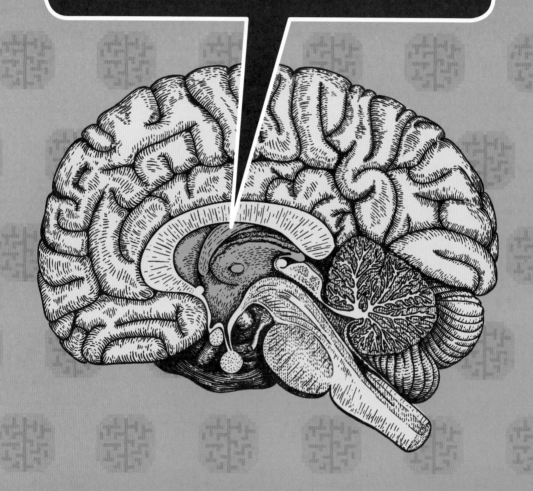

中脑

你仔细观察你两耳之间的那个大而美丽的器官,中脑就位于脑干的顶部,它负责监督很多重要的身体功能,如视觉、听觉、睡眠、运动控制和温度调节。

在本书中,我们用"中脑"这个词来指代中间部分。我们走出过去,专注于现在知道的关于你的大脑的事情,此刻,当你在读这本书的时候,听听科学家们是怎么阐述它是如何运作的。

在接下来的章节中,我们将通过探索五种感官,也许还有一两种你不知道的额外的感官来给你带来全新奇妙的"感官"体验。你的大脑是如何将光线转化为颜色和面孔,有时甚至看到不存在的面孔和图案的?语言和思维之间有什么关系?人类的鼻子是如何与动物界的其他鼻子相提并论的?

我们还将挖掘一些更深层次的话题——有时是字面上的,因为我们谈论的是位于你大脑深处的结构,并开始思考我们的大而软的大脑对人类究竟意味着什么。关于记忆在大脑中储存的方式和位置,科学家们都知道些什么?他们又是怎么知道的?为什么我们一生中有1/3的时间是在睡眠中度过的,为什么没有睡眠我们就真的会死?什么是爱(以及为什么我们有时喜欢它给我们带来的伤害)?

回答这些问题绝非易事,但科学家们在这些问题上已经取得了一些很不错的进展,并在此过程中找到一些有趣的答案。尽量不要被我们用自己的大脑来研究自己的大脑是如何工作的(疯狂而奇怪的)行为所迷惑,让我们专注于迄今为止所学到的东西吧!

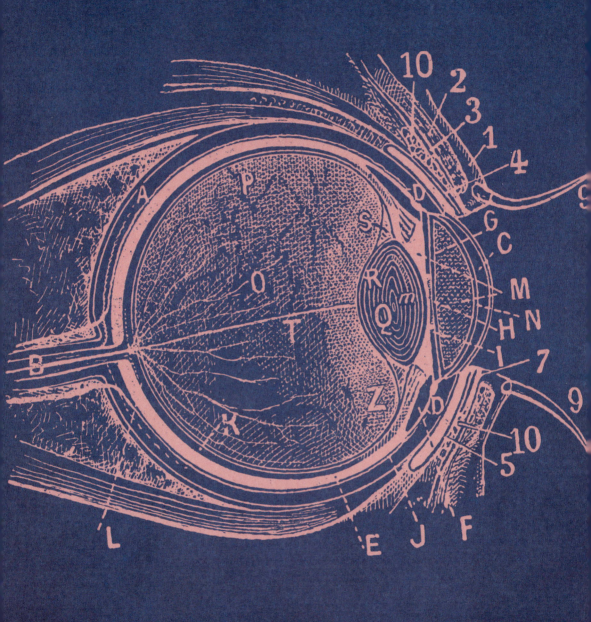

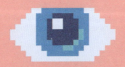

第八章
我现在可以清楚地看到了！
（也许不是）

对视觉的判别因人而异，同时也不是每个物种都有这种能力，即使在一个物种内，情况也五花八门。（听说过色盲吗？或者更广为人知的称为脸盲症？）即便如此，它几乎是人类拥有的最高度发达的感官，或者至少是我们最了解的感官。

视觉是如此不可思议的感觉，以至于达尔文自己都觉得眼睛的进化历程到了几乎不可能用自然选择来解释。从一个简单的感光器官演变到住在我们脑袋里的复杂而美丽的窥视器，一路以来视觉进化确实做到了。

当光线进入我们的眼睛时，它穿过晶状体并击中眼睛的后面，在那里它触发了一个级联信号，通过视网膜的神经元到达视神经，然后一直到达大脑后部进行处理。

我们的大脑将视觉输入分解为其组成部分——颜色、线条和运动，然后利用我们的记忆和经验将其重建为有意义的东西。

视觉是我们与世界互动并收集有关外部信息的主要方式之一；通过我们的眼睛，我们可以开车，阅读书籍，与宝宝玩躲猫猫。但它不是我们唯一的感官，也不是一个完美的系统，这可能会诱发一些相当惊人的适应性变化！

现在你看清楚了吧！

视觉从观察者的眼睛开始，然后一路穿过你的大脑进行处理。以下是你的大脑如何将这些光子变成脑海中照片的途径。

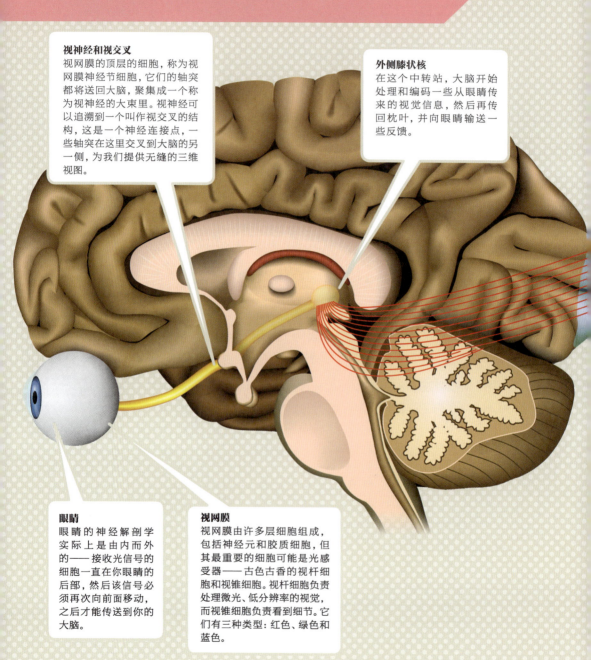

视神经和视交叉
视网膜的顶层的细胞，称为视网膜神经节细胞，它们的轴突都将送回大脑，聚集成一个称为视神经的大束里。视神经可以追溯到一个叫作视交叉的结构，这是一个神经连接点，一些轴突在这里交叉到大脑的另一侧，为我们提供无缝的三维视图。

外侧膝状核
在这个中转站，大脑开始处理和编码一些从眼睛传来的视觉信息，然后再传回枕叶，并向眼睛输送一些反馈。

眼睛
眼睛的神经解剖学实际上是由内而外的——接收光信号的细胞一直在你眼睛的后部，然后该信号必须再次向前面移动，之后才能传送到你的大脑。

视网膜
视网膜由许多层细胞组成，包括神经元和胶质细胞，但其最重要的细胞可能是光感受器——古色古香的视杆细胞和视锥细胞。视杆细胞负责处理微光、低分辨率的视觉，而视锥细胞负责看到细节。它们有三种类型：红色、绿色和蓝色。

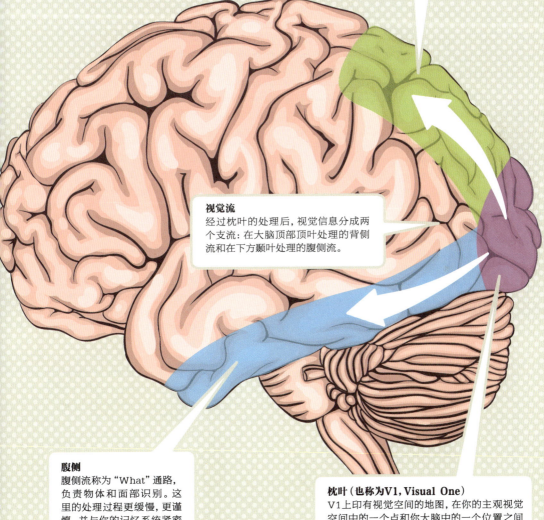

背部
有时称为"Where"通路，这是大脑处理空间中物体位置的路径。这条通道有助于观察运动，由快速的、大部分无意识的空间信息编码组成。

视觉流
经过枕叶的处理后，视觉信息分成两个支流：在大脑顶部顶叶处理的背侧流和在下方颞叶处理的腹侧流。

腹侧
腹侧流称为"What"通路，负责物体和面部识别。这里的处理过程更缓慢，更谨慎，并与你的记忆系统紧密相连。

枕叶（也称为V1, Visual One）
V1上印有视觉空间的地图，在你的主观视觉空间中的一个点和你大脑中的一个位置之间有精确的对应关系，细胞被编码以响应特定的视觉特征，如方向和颜色。

第八章　我现在可以清楚地看到了！（也许不是）

色彩视觉

她就像一道彩虹……

色觉是非常不可思议的；由于我们眼睛里只有三种类型的细胞——那些红、绿、蓝视锥细胞，我们能够看到可见光谱上的所有颜色。也许更准确的说法是，因为我们只有这三种类型的细胞，所以只能看到"可见"光谱，而其他一些物种拥有各种野生的光感受器，使它们能够看到超越我们色觉外的视觉万花筒。

说到光感受器，我们的神经元基本上把可见光作为一种神经递质。我们的光感受器含有称为视蛋白的光敏蛋白，当这些视蛋白吸收光子时，会在视锥细胞内引发一连串的事件，使神经元发射信号。

不同种类的视锥细胞具有对不同波长的光有反应的视蛋白；大约60%的细胞是红色视锥细胞。其中对波长为560纳米的光有反应，另外30%是绿色视锥细胞，它们则对长度为530纳米左右的光有反应。我们的视锥细胞中只有10%是蓝色视锥细胞，对430纳米左右的光有峰值反应。所有这些，再加上我们的视杆细胞，我们视网膜的神经元可以对大约400纳米到700纳米之间的光作出反应，从而形成我们的可见光谱。

……或者不

但如果你不能看到所有这些颜色呢？那么会发生什么？某些遗传变异可能意味着一些人缺少一种或多种类型的视锥细胞，或者他们的视锥细胞不能正常工作。从本质上来说这给他们的视觉留下了一个缺口，在那里一些波长的光没有被眼睛正确检测到，因此没有信息被发送到大脑。

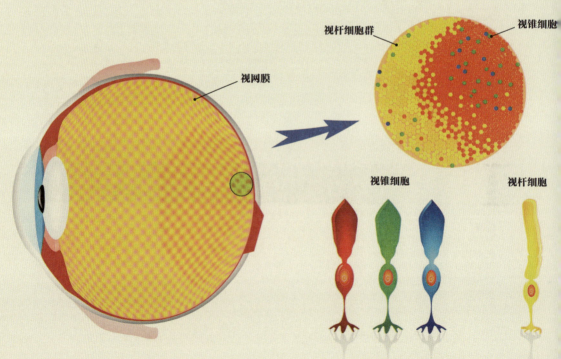

完全色盲的人非常罕见——也就是说，没有正常功能的视锥细胞，因此根本无法看到颜色。另外，红绿色盲是最常见的。这并不意味着人们完全看不到红色或绿色，而是他们更难区分这两种颜色。因此，虽然大多数人可以很容易地分辨出苹果是红色还是绿色，但色盲的人如果不先咬一口，可能就无法分辨它们。

如梦似幻的视觉

但现在让我们从相反的方向来看——有可能看到更多的颜色吗？嗯，算是吧。以螳螂虾和它们的16个光感受器为例（听起来像一个炫酷的摇滚乐队的名字，对吧？）虽然有16个光感受器听起来应该拥有出色的色彩辨别能力的秘诀，但实际上似乎并非如此；事实上，螳螂虾可以看到人类无法看到的其他性质的光。例如，螳螂虾可以看到紫外线，因此，我想每天对于他们来说就像一个个狂欢的派对。但是它们也能看到偏振光（polarized light）[27]。你可能对偏振太阳镜很熟悉，它的作用是阻挡水平振动的光波，从而减少像道路这样的表面的眩光。科学家们认为这些螳螂虾利用这种能力在它们的环境中进行导航，跟踪光线的偏振以保持它们朝着正确的方向前进。

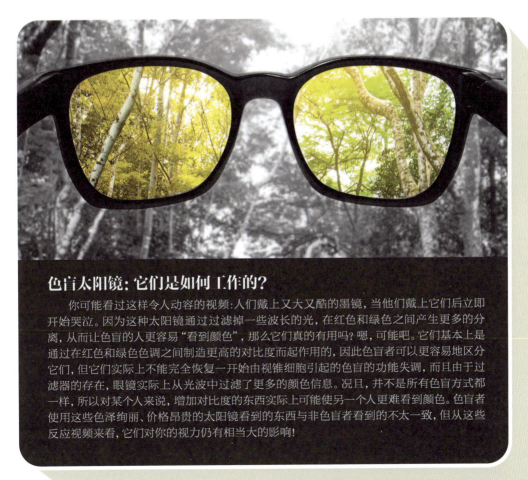

色盲太阳镜：它们是如何工作的？

你可能看过这样令人动容的视频：人们戴上又大又酷的墨镜，当他们戴上它们后立即开始哭泣。因为这种太阳镜通过过滤掉一些波长的光，在红色和绿色之间产生更多的分离，从而让色盲的人更容易"看到颜色"，那么它们真的有用吗？嗯，可能吧。它们基本上是通过在红色和绿色色调之间制造更高的对比度而起作用的，因此色盲者可以更容易地区分它们，但它们实际上不能完全恢复一开始由视锥细胞引起的色盲的功能失调，而且由于过滤器的存在，眼镜实际上从光波中过滤了更多的颜色信息。况且，并不是所有色盲方式都一样，所以对某个人来说，增加对比度的东西实际上可能使另一个人更难看到颜色。色盲者使用这些色泽绚丽、价格昂贵的太阳镜看到的东西与非色盲者看到的不太一致，但从这些反应视频来看，它们对你的视力仍有相当大的影响！

盲目飞翔

看不见的地方！

不，从字面上讲，让我们来谈谈当你失去视力时会发生什么。我们一般都是视觉动物，在很大程度上依赖我们的视觉功能，但这并不意味着我们不能适应没有视觉的生活。一个人可能因为各种原因而导致最终失明；他们可能天生如此，因为他们的眼球或视觉系统有先天问题，或者可能因为疾病或受伤而失明。但失明不仅仅是你眼睛问题的结果。如果你的枕叶受损，即使你的眼睛仍然完全正常，你也可能失去一些视力。

不过这很酷，因为你的大脑有超能力——说真的，你最终可能会像超胆侠（Daredevil）[28]一样。因为我们的大脑有可塑性，即使你不能长出新的神经元，它仍然可以适应失明，并因此而使你的一些其他感官更加强大。

说了什么？

人们发现，从小就失明的人具有出色的听觉辨别能力——他们能比视力正常的人更容易听到类似声音之间的差异。这种可塑性也意味着你的大脑有时可以重新利用视觉皮层，并将其用于其他目的——研究发现，盲人患者的枕叶会在回应语言和听觉信息时表现出活动迹象。他们的听觉确实会逐渐控制视觉皮层！这是很有意义的。在没有视觉的情况下，枕叶皮层就会成为大脑需要使用的主要区域。既然我们的大脑善于重复使用现有系统，为什么不直接进入原始视觉皮层呢？

这里有回声吗？

超胆侠的故事可不是开玩笑的。一些盲人确实使用回声定位器来帮助他们导航周围的环境。声音，正如同光一样，会在物体表面反射，并提供有关空间的信息。例如，它的天花板是否很高，或者你是否在一个角落附近。实际上一些盲人会自学发出声音，如"咔嗒"声，利用这种现象为自己导盲。他们将产生的感觉描述为与视觉相似，为他们提供了关于周围事物的实际空间信息。

观察使用回声定位者的大脑活动的研究发现，这在神经学层面上也是准确的——当使用他们的回声定位能力时，患者的视觉大脑区域比听觉大脑区域活动更多，这表明他们实际上是在使用他们的视觉机器在物理空间中导航。

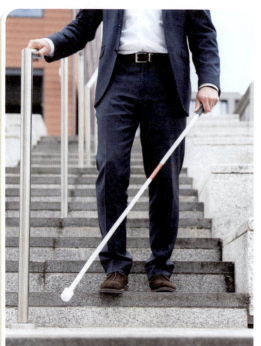

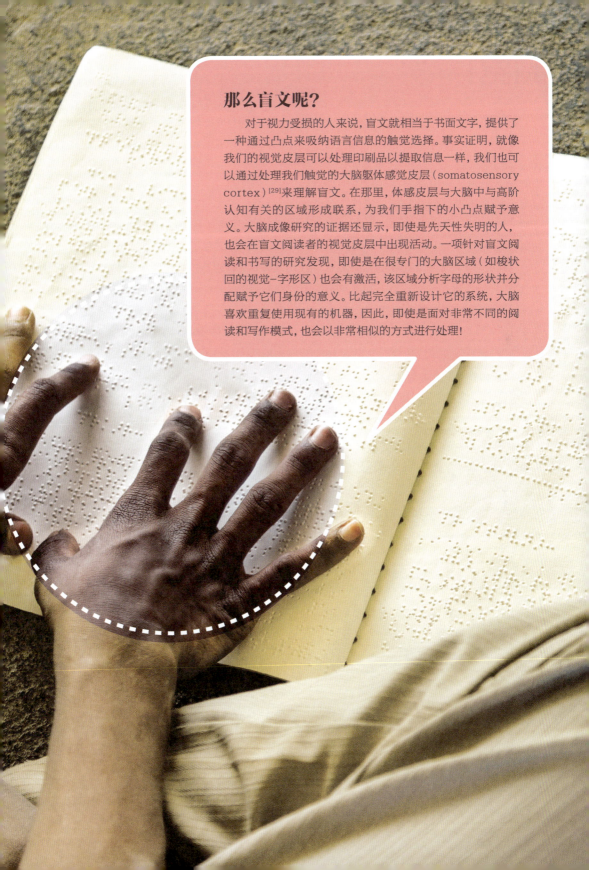

那么盲文呢?

对于视力受损的人来说,盲文就相当于书面文字,提供了一种通过凸点来吸纳语言信息的触觉选择。事实证明,就像我们的视觉皮层可以处理印刷品以提取信息一样,我们也可以通过处理我们触觉的大脑躯体感觉皮层(somatosensory cortex)[29]来理解盲文。在那里,体感皮层与大脑中与高阶认知有关的区域形成联系,为我们手指下的小凸点赋予意义。大脑成像研究的证据还显示,即使是先天性失明的人,也会在盲文阅读者的视觉皮层中出现活动。一项针对盲文阅读和书写的研究发现,即使是在很专门的大脑区域(如梭状回的视觉–字形区)也会有激活,该区域分析字母的形状并分配赋予它们身份的意义。比起完全重新设计它的系统,大脑喜欢重复使用现有的机器,因此,即使是面对非常不同的阅读和写作模式,也会以非常相似的方式进行处理!

幻觉！

你看到了我所看到的吗？幻觉几乎可以发生在我们的任何感官上——声音、触觉、味觉等等，但在媒体上最常见的也许是视觉幻觉，通常是由于服用某种精神活性物质的结果。但是毒品并不是视觉幻觉的唯一原因，这些奇怪的现象的背后潜藏着一串相当有趣的神经生物学原理。

一些视觉上的错觉和感知会被误认为是幻觉，如内视场现象。基本上，在合适的照明条件下，你有时可以看到眼睛内部的物体，但如果你没有意识到发生了什么，你可能会认为你在产生一些奇怪的幻觉。这些包括常见的东西，如飞蚊症，它是由在眼球内移动的蛋白质团或红细胞引起的；还有蓝天内视现象（blue field entopic phenomena）[30]，看起来像明亮的光点，其实是由在眼睛血管中移动的块状白细胞引起的。

月中人

另一种类似于幻觉的视觉现象是幻想性视错觉：我们倾向于在无生命的物体中看到形状、图案或脸。这包括一些无伤大雅的事情，比如像看到兔子形状的云或月球上的人，或者像曾经著名的"火星上的脸[31]"这样的阴谋理论的素材。我们非常确定发生这种情况的原因是我们的大脑喜欢走捷径。如果我们的大脑必须完全处理和分析进入系统的所有新的视觉信息，将是一个很大的工作，所以大脑倾向于通过应用诸如模式和容易识别的形状（特别是脸）来快速追踪信息。作为一个社会物种，我们的大脑实际上已经进化到能够快速识别人脸和情绪状态，所以能够几乎无意识地看到一张脸，这一点很重要，但这确实意味着有时我们会被其他星球上的岩层吓坏。

什么是真实的？什么是不真实的？

真正的"视觉幻觉"是一个人在没有刺激的情况下感知到一些视觉信息的结果。基本上，大脑是无中生有，胡编乱造的。当你使用LSD等致幻剂时，就会发生这种情况（关于这一点，稍后再谈），但这不是唯一的原因，我们的大脑能够自己产生幻觉！

某些类型的脑损伤，如路易体痴呆（Lewy body dementia）[32]引起的神经退行性变，以及诸如精神分裂症等某些神经系统疾病，都可能导致幻觉，但睡眠不足或感觉剥夺等普通情况也可能导致幻觉。

即使是视力受损的人有时也会出现视觉幻觉，这种情况称为邦纳症候群（Charles Bonnet Syndrome）[33]。

视觉幻觉可能很简单，表现为灯光、颜色或几何形状，也可以是更复杂的，包括人、动物，甚至是完整的场景。从研究痴呆症患者来看，大脑中的多巴胺信号与幻觉之间似乎有关系；它也可能与大脑中的血清素信号有关，因为许多引起幻觉的药物对血清素水平或受体起作用。你可能认为幻觉意味着大脑在过度活跃——就好像你的视觉皮层的神经元发出了太多的信号，产生了错误的视觉信息。但是，使用致幻药物的研究表明，这可能是你的视觉系统功能不足，大脑可能会产生幻觉，因为它试图填补这些缺失的信息。基本上，你的大脑只是感到无聊，并开始编造一些东西来让自己忙起来！

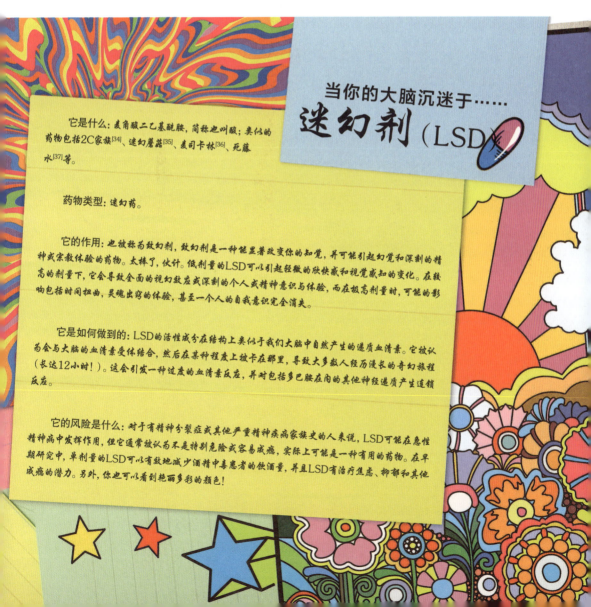

当你的大脑沉迷于……
迷幻剂（LSD）

它是什么：麦角酸二乙基酰胺，简称也叫酸；类似的药物包括2C家族[34]、迷幻蘑菇[35]、麦司卡林[36]、死藤水[37]等。

药物类型：迷幻药。

它的作用：也被称为致幻剂，致幻剂是一种能显著改变你的知觉，并可能引起幻觉和深刻的精神或宗教体验的药物。太棒了，伙计。低剂量的LSD可以引起轻微的欣快感和视觉感知的变化。在较高的剂量下，它会导致全面的视幻效应或深刻的个人或精神意识与体验，而在极高剂量时，可能的影响包括时间扭曲、灵魂出窍的体验，甚至一个人的自我意识完全消失。

它是如何做到的：LSD的活性成分在结构上类似于我们大脑中自然产生的递质血清素。它被认为会与大脑的血清素受体结合，然后在某种程度上被卡在那里，导致大多数人经历漫长的奇幻旅程（长达12小时！）。这会引发一种过度的血清素反应，并对包括多巴胺在内的其他神经递质产生连锁反应。

它的风险是什么：对于有精神分裂症或其他严重精神疾病家族史的人来说，LSD可能在急性精神病中发挥作用，但它通常被认为不是特别危险或容易成瘾，实际上可能是一种有用的药物。在早期研究中，单剂量的LSD可以有效地减少酒精中毒患者的饮酒量，并且LSD有治疗焦虑、抑郁和其他成瘾的潜力。另外，你也可以看到艳丽多彩的颜色！

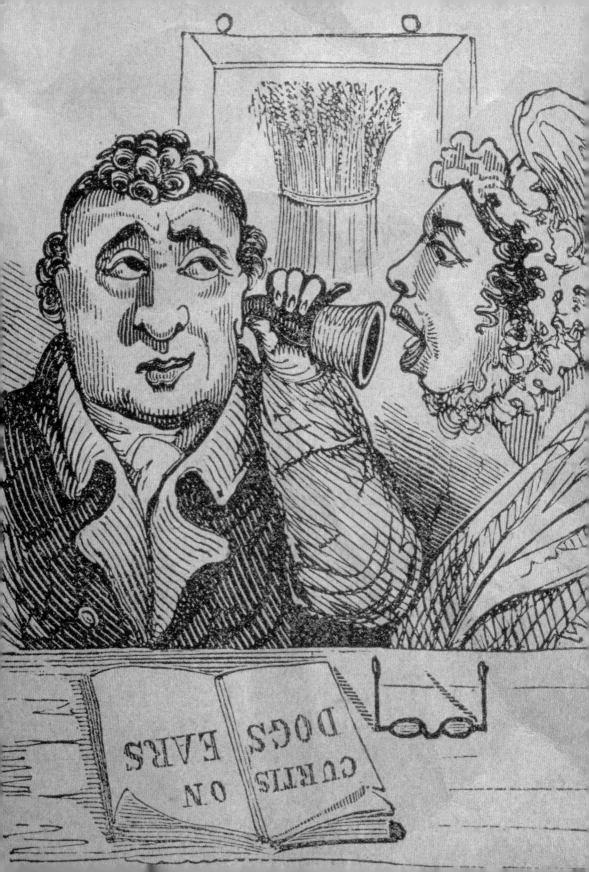

第九章
听,听!

嗯?你说的是什么?关于一个耳环的事?哦,听觉!从我们的耳朵到我们的大脑,听觉系统在将声音的物理振动转换为我们可以理解的信息方面做了相当惊人的工作,包括口语——它是我们人类之所以为人类的重要因素之一!

我们的大脑如何将空气中分子的物理振动转化为大脑中的电信号?嗯,这出乎意料地简单——确实是这样。

声音以波的形式开始,振动我们周围空气中的分子,然后到达我们的耳朵,转化为我们在听觉皮质中处理的神经信号。声音无时无刻不在我们身边,从头顶飞过的飞机到键盘的咔嗒声,再到躺在你腿上的温顺猫咪的呼噜声,都是由声音引起的。它给了我们关于世界的信息,并告知了我们眼前看不到的东西。

但声音不仅仅来自我们的环境;它也来自其他人。而这正是声音在我们生活中发挥的最大作用:作为语言。在我们紧密相连的社会中,交流沟通是关键。一些科学家认为,语言是我们作为一个物种成功的重要因素,它让我们与周围的人更深入地联系。这听起来像是一个很正式的声明,但话又说回来,我们在这里,正用这些语言与你产生紧密联系!

听觉处理

在你的身体里,声音是如何从波变成物理动作的?震动通过一系列复杂的膜、液体和骨骼进行传输和放大,以便到达一些神经元——这对听觉皮层来说是一条很长的路!

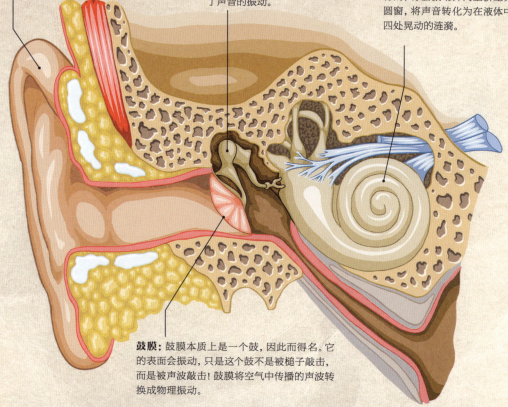

耳朵:你耳朵外面那些有趣的软骨褶皱叫作耳廓;它们捕捉声波并将其导入耳道,而耳道则充当声波的放大器。

听小骨:锤骨、砧骨和镫骨,哦,天哪!这三块耳骨彼此相连,作为杠杆,在声音通过耳朵的过程中放大了声音的振动。

耳蜗:接下来,振动会被传递到另一层膜,称为卵圆窗,其名称在拉丁语中意为"蜗牛壳"。这个小蜗牛形状的结构中充满了液体;当声音到达镫骨时,骨骼振动并向上挤压卵圆窗,将声音转化为在液体中四处晃动的涟漪。

鼓膜:鼓膜本质上是一个鼓,因此而得名。它的表面会振动,只是这个鼓不是被槌子敲击,而是被声波敲击!鼓膜将空气中传播的声波转换成物理振动。

每当铃声响起

当你的父母告诉你听嘈杂的音乐对你的耳朵不好时,他们并不是在开玩笑。巨大的噪音造成的听力损失有很大程度上在于其损坏了你的静纤毛。如果噪音太大,它对毛细胞的冲击力太大,静纤毛就会"翻转"从而失去功能。随着年龄的增长,这可能导致听力损失和耳鸣。但这并不是导致耳鸣的唯一原因。耳鸣或嗡嗡声也可能是由损伤、炎症或耳道和大脑之间的任何地方的堵塞引起的。我们的一位编辑有一条动脉压迫了他的听觉神经,导致难以忍受的耳鸣,不得不通过脑部手术来矫正!你可以通过张嘴绷紧下巴来制造自己的暂时性耳鸣。

毛发旺盛的那种细胞

毛细胞将运动变成所谓的"动作电位"。这是怎么做到的?嗯,这都要归功于进化过程中一些的巧妙设计。当柯蒂氏器内的液体在毛细胞上滑动时,它物理性地推动了毛细胞上的尖状静纤毛[38]——你知道,那些看起来像头发的部分。想象一下一扇有弹簧的门,当所有的毛细胞都排成一排时,门就会关闭。但是当你推动其中的一个毛细胞时,它将静纤毛拉开,从而拉动附着在毛细胞上的弹簧使闸门飞开,这样离子就可以通过了!

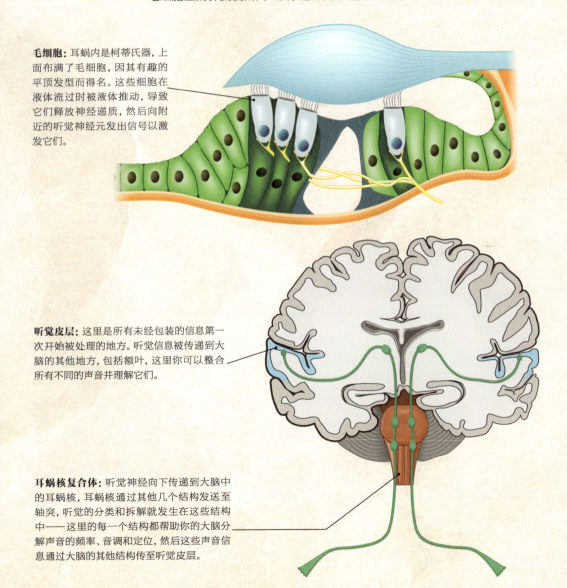

毛细胞: 耳蜗内是柯蒂氏器,上面布满了毛细胞,因其有趣的平顶发型而得名。这些细胞在液体流过时被液体推动,导致它们释放神经递质,然后向附近的听觉神经元发出信号以激发它们。

听觉皮层: 这里是所有未经包装的信息第一次开始被处理的地方。听觉信息被传递到大脑的其他地方,包括额叶,这里你可以整合所有不同的声音并理解它们。

耳蜗核复合体: 听觉神经向下传递到大脑中的耳蜗核,耳蜗核通过其他几个结构发送至轴突,听觉的分类和拆解就发生在这些结构中——这里的每一个结构都帮助你的大脑分解声音的频率、音调和定位,然后这些声音信息通过大脑的其他结构传至听觉皮层。

了解语言

语言是人类之所以为人类的一个相当关键的因素。人类确实是社会性的,我们使用语言来与我们的同伴们沟通和联系。令人惊讶的是,婴儿仅仅通过暴露在语言环境中的方式就能学会他们的母语。对他们来说,不需要任何特殊的教导。而在成长过程中没有接受正式手语教学的聋哑儿童往往会发明自己的"家庭手语"来与家人和朋友交流。

咿呀学语的大脑

当然,语言是一个极其复杂的行为系统,所以要弄清楚它的确切根源着实不易。在过去,复杂的脑外科手术中涉及将冰锥刺入某人的鼻子,理解语言的神经科学是相当遥不可及的。正

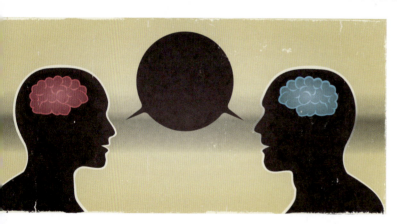

如我们从布罗卡区域和病人——坦那里了解到的那样,我们最早对大脑中语言的一些理解,来自于对那些遭受脑部伤害的病人的案例研究,这些病人的大脑受损区域是产生语言的关键部位。

后来,瓦达测试(Wada test),即通过颈动脉给病人注射巴比妥酸盐,使一半的大脑进入睡眠状态,这项测试表明,语言往往是倾向于一个人的主导半球处理,通常是右撇子的左半球。

分流

人类大多使用语言来相互交流,因此语言大多是一种听觉能力。事实证明,我们用来听声音的很多大脑区域也用来解读语言。最近的一些神经影像学研究人员提出,语言信息被分解成他们所谓的双流模型,其中一些语言信息沿着大脑的背侧向上,一些则沿着腹侧向下。

大脑的背侧包括运动皮层等区域,所以这个背侧流是我们系统中的"讲话"部分。

它的作用是协调复杂的运动行为,让我们的嘴、嘴唇和舌头产生词语。另外,腹侧流专门沿着大脑的优势半球传递信息,它使我们能够识别语音并理解词语的含义。

语言对大脑的影响

学习语言如此困难的另一个原因是你如何在动物模型中研究一个"纯粹的人类"的特征?一个解决方案是:找到一种有语言能力的物种,然后研究它。让我们来看看鸟类——尽管有超级不同的大脑,但由于我们的进化分支在恐龙霸行地球之前就已经分离了,不同的鸟类使用独特的歌曲进行交流,并被作为复杂词汇和语法处理的模型进行研究。

为什么孩子们更容易成为双语者？

如果你在年幼时学习了第二种语言,那么你比成年人首次尝试学习这种语言具有更大的优势。这在一定程度上是由于大脑的可塑性。当你出生时,你有更多的神经元连接,这使你很容易学习新的信息。但随着你的成长,你的神经元的可塑性会大大减弱,这意味着更难形成新的神经连接。

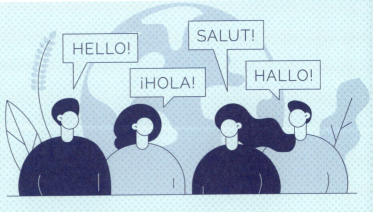

而到了10岁,学习第二种语言想要说出完全流畅的语句则变得明显更难了。环境因素也可能阻碍我们使用双语,比如生活方式的改变或是被看起来很傻的恐惧所支配。但是现在还不算太晚!即使你是一个老顽固,也没有理由不变得非常精通。事实上,每天使用两种或更多的语言对你的大脑是有益的,甚至可能延缓老年痴呆症等与年龄相关的认知问题。

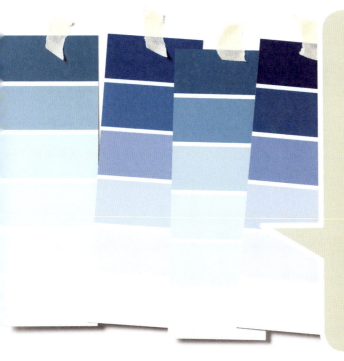

我的解释对吗?

语言对人类而言是如此重要的一部分,以至于许多研究人员认为,你所说的语言实际上会极大地影响你对世界的感知。这一理论被称为萨丕尔-沃尔夫假说(Sapir-Whorf hypothesis)[39]。例如,一些语言,如蒙古语,对"浅蓝色"和"深蓝色"有不同的说法,而其他语言,如汉语普通话,只是把它都称为"蓝色"。虽然视力正常的人通常都有相同的机制来观察可见光谱,这意味着我们的感知不能完全受语言的影响,但有一些证据表明,色调之间的语言差异可以增强一个人对这些颜色的感知。例如,在一项比较蒙古语和汉语普通话的研究中,蒙古语参与者在寻找深蓝色背景上的浅蓝色物体时比普通话使用者的速度更快,这表明他们能更容易地区分这两种色调。

悦耳动听

音乐塑造了你的生活。也许摇篮曲在你还是一个婴儿时就能安抚你入睡，或者你觉得你的音乐品味彰显了你的个性。毋庸置疑，你曾经一定听过一首让你不寒而栗或者热泪盈眶的歌曲。音乐是一种奇怪的东西，它不是我们生活的必需品，但对音乐的热爱是普遍的。每种文化都重视音乐并从中获得乐趣，为什么呢？

我的荣幸！

这听起来可能是循环的，但我们喜欢音乐是因为它感觉良好。人类本能地寻求快乐；这就是为什么我们倾向于沉迷于糖、性和毒品。当人们沉迷于追逐这些强烈的快乐体验而损害了他们的健康时，我们称之为成瘾。虽然尚未有关于"音乐成瘾"的正式诊断，但性、毒品和摇滚乐都会唤起大脑的相同部分。

直奔穹顶

音乐是极其复杂的。在任何给定的歌曲中，有旋律、和声、节奏、速度、动感、音色，通常还有歌词。歌曲还可以唤起某些情感或思想。为了记录这一切，你最终大量调用了大脑，特别是边缘系统，这并不奇怪。你可能还记得第一章的内容，这是一组负责情感、动机和记忆的大脑结构。在这个系统中住着大脑的奖赏通路，从科学的角度讲，它连接着腹侧被盖区和伏隔核以及眶额皮质。当我们听到一首歌时，音乐激活了这条通路，使腹侧被盖区释放出大量的多巴胺。这种多巴胺给我们带来兴奋的感觉，如果体验特别强烈，甚至可能引起鸡皮疙瘩。当然，音乐不仅能激活大脑边缘系统，还能激活大脑更多的区域，所以音乐能让我们感到有活力也就不足为奇了！

你说你想要一个进化过程

虽然我们了解音乐影响大脑的各种方式，但我们仍然不完全清楚为什么音乐一开始就会令人愉悦。有人说，音乐可能是一种吸引配偶的方法，也有人说古代人走路时保持节奏一致，以隐藏他们的人数，还有人推测它是用来吓跑捕食者的。但我们最喜欢的理论（这并没有说它的准确性）是，音乐通过将社区聚集在一起形成了更强大的社会纽带。在几乎整个人类历史上，音乐总是被用于庆祝、跳舞、讲故事和分享情感体验。

音乐安抚野蛮的野兽

关于动物是否创造音乐这一点，业内一直各执一词，争执不下。在这方面，哪种说法都经不起推敲。然而，我们对它们是否欣赏人类的音乐有了一定程度的了解。有些人喜欢在离开宠物去上班的时候打开收音机。毕竟，试问如果人类喜欢贝多芬，为什么你的猫不喜欢？不过，事实证明，由于它们在静息心率和音域上的差异，人类的音乐并不能很好地被其他动物所适应。但是，科学家们花了很多时间和资源来创造猫咪的专属音乐（以及猴子等其他动物的音乐），并发现它们喜欢这种音乐！

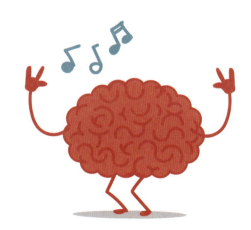

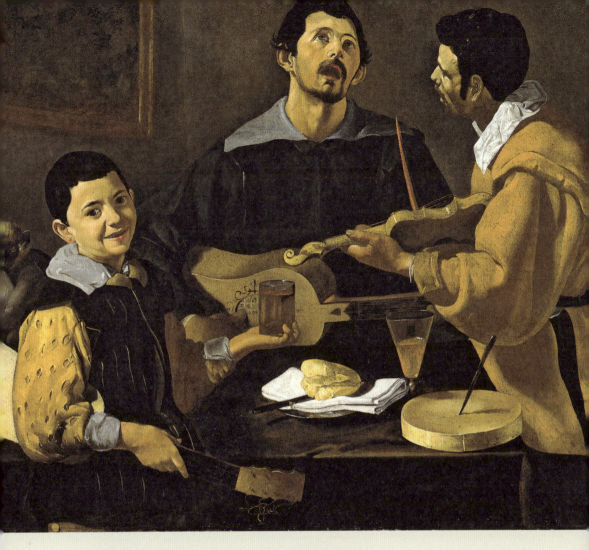

音乐能成为良药吗?

有时治疗需要的不仅仅是语言。有时候你需要的是表达出来——用歌曲！提示：音乐膨胀。音乐疗法最早开始于第一次世界大战期间，用于治疗那些患有"炮弹休克症"和其他心理健康问题的士兵。当音乐家们被请来为受伤的退伍军人演奏时，医生意识到参与音乐治疗的士兵恢复得更快。这是在治愈他们！你或许会为自己"指定"一些音乐来放松或让自己感觉更好——这可能有效。今天，音乐疗法是一种由训练有素的专业人士进行的循证治疗，通过演奏或听音乐来安抚糟糕的情绪，参与自我表达或应对压力源。它在治疗焦虑、抑郁、创伤后应激障碍、注意力缺陷多动障碍、精神分裂症和自闭症等方面卓有成效。最重要的是，音乐疗法似乎能加快患有神经紊乱和创伤性脑损伤的个体的康复。

听起来很不对劲

你听到我所听到的吗？

由于这样或那样的原因，不是每个人都能听到。耳聋是一种听觉方面的疾病，可以是先天性的（与生俱来），也可以是后天由于疾病、受伤或衰老而导致完全或几乎完全丧失听力。其他的人可能有不同程度的听力障碍。

先天性耳聋可能是由环境因素造成的（例如，如果婴儿在怀孕期间接触到某些种类的感染或疾病），但也可能是遗传的。有时，这些基因变异会影响其他感觉系统或行为。例如，导致耳聋、失明和平衡障碍的乌谢尔综合征（Usher syndrome）[40]。但通常情况下，遗传性耳聋是非综合征——患者没有其他症状。

有时，耳聋或听力障碍是由将振动转化为信号的物理机械的问题引起的。例如，频繁的耳部感染会导致听力损失，因为积聚的液体使耳膜和耳骨难以振动。把耳机声音开得太大，或者暴露在环境中的巨大噪音中，也会导致听力损失，因为它损坏了你的毛细胞，它们倒下了以至于不能再在耳蜗液中移动，从而不能释放神经递质。

不同种类的药物和其他化学品接触也会导致听力困难，因此这些物质被认为具有耳毒性。明显的耳毒性的化合物是像铅或某些种类的溶剂，但也有证据表明，布洛芬和对乙酰氨基酚（acetaminophen）[41]等看似无害的药物在长期使用时可能会导致听力损失。

失去听觉能力对一些人来说很难处理。噪声诱发的听力损失可伴随有其他令人不悦的症状，如耳鸣，而且与年龄有关的听力损失会增加老年人的孤独感，因为会使他们难以与他人交往。但这并不意味着耳聋是一件坏事。

耳聋朋克

你可能见过单词耳聋deaf既写成小写的d，

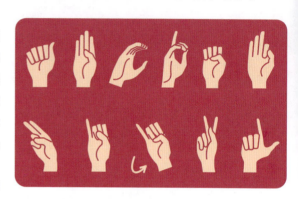

又写成大写的D——这是怎么回事？在现代用法中，小写的deafness指的是听力状况：完全或几乎完全没有听力。然而，大写的Deafness的含义远不止于此，它指的是一个以手语为主要语言的文化群体。通常，与使用口语的人相比，这些人更依赖视觉信息和提示（包括手势）进行交流。

聋人社区通常致力于促进在听力世界中更好地了解耳聋，他们还强调，听觉障碍不一定是一种损伤或损失。他们希望有听力的人明白，只要有可利用的资源，听力障碍或失聪并不是一种残疾——它只是生活在这个世界上的另一种方式，看起来（和听起来！）是另一种有点别具一格的生活方式。

你以为你知道
精神分裂症

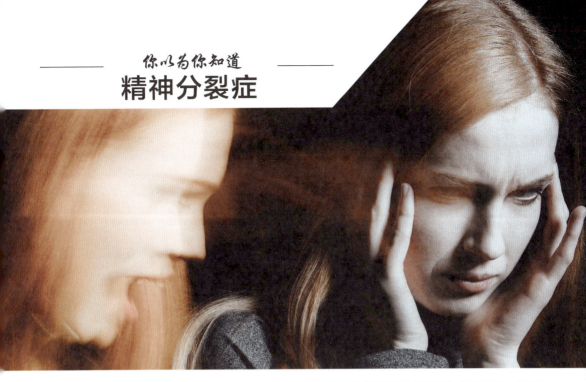

电影《天才也疯狂》(*What About Bob*)中有一个糟糕的笑话："玫瑰是红色的,紫罗兰是蓝色的,我是一个精神分裂症患者,我也是。"关于精神分裂症的一个常见误解是,它涉及拥有多重人格。在现实中,精神分裂症是一种严重的心理障碍,其特点是精神错乱,经常会听到声音,这使得人们无法辨别什么是真实的和不真实的。

虽然精神分裂症的病因仍不甚明了,但听觉幻觉本身似乎与颞上回的灰质体积减小有关,而颞上回是听觉皮质的所在地。听到声音可能是一种超级可怕的经历。有可能是一种声音或多种声音,一次或同时,熟人或陌生人的声音,还有命令或辱骂的声音。但有趣的是,这些幻觉的严重程度会因你所处的环境而改变。一般来说,英国人和美国人认为这些声音是暴力和仇恨的,是他们"病态"的证据。与此同时,印度和非洲的人们更有可能对这些声音有积极的体验,似乎并不为它们所困扰。这完美地验证了心理健康的污名化和社区对心理健康的不认可,是如何影响我们的临床观点,从而造成弊大于利。

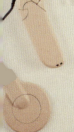

植入大脑的听力!

你可能看过YouTube上那些可爱的小婴儿"第一次听到声音"的视频,上面叠加着情感音乐,绝对是为了赚你的眼泪。他们展示的是一个人的人工耳蜗第一次被打开的时刻。这些小型的电子设备需要通过手术来安置,包括由一个外部麦克风、一个语音处理器和一个用于接收和发送声音的发射器,以及一个皮下接收器组成。接收器将信号发送到人体耳蜗内的电极阵列,然后由电极阵列将信息传递给听觉神经和大脑。但这些设备并不能完美地再现自然的声音,在聋人社区内也颇具争议。对许多没有听觉却感到满足和舒适的人来说,用耳蜗植入"治愈"耳聋是一种冒犯,因为这意味着耳聋是一个亟待解决的问题。

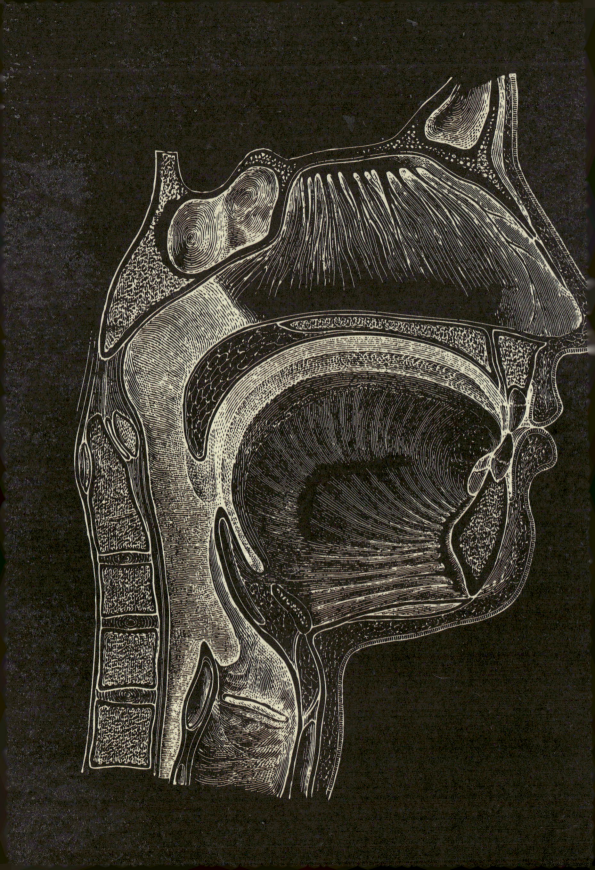

第十章
你的大脑的无可挑剔的味道
（和气味）

为什么我们要把味觉和嗅觉混为一谈？基本上，因为尽管你有独立的感官系统来检测气味和味道，但它们都在检测同样的东西：化学物质。而当你吃东西的时候，这些气味和味道的信息都汇聚在一起，赋予食物独特的味道。所以，我们凭什么与你的大脑一争上下呢？

可以说，味觉和嗅觉是自然界中最古老的感官系统。它们都依赖于化学感觉——对我们环境中的化学物质的检测。当食物接触到你的舌头时，你就会尝到它们的味道；当空气中被称为气味的微小分子与你鼻子中的感受器结合时，你就会闻到它们的味道。在这两种情况下，许多受体检测到各种独特的分子，并通过大脑的不同区域触发另一种级联反应，这样我们就可以闻到和尝到我们周围的世界。

探测分子的能力并不独特——即使是细菌也能做到这一点，而且很可能从地球上第一次出现生命时就已经开始这样做了。探测环境中的化学信号对早期生命的生存至关重要，它帮助微小的单细胞生物找到食物和避开致命的栖息地。在我们能够进化出视觉、听觉，甚至触觉等感官之前，我们必须发展出化学感觉。

但对人类来说，化学感觉的发展已经远远超过了生存本能。不同的味道，以及提供这些味道的食物，给我们带来快乐或痛苦，这些都与重要的文化和历史事件有着千丝万缕的联系。嗅觉与记忆紧密相连，即使我们无法描述一种气味；我无法轻易回忆起我曾祖母的声音，但我确实记得她的公寓是什么味道的。那么这一切是如何运作的，为什么这些感官如此重要？

舔舐和嗅闻

味道的感知被称为"味觉"

如今,我们大多用巧克力和烧烤之类的美食来刺激这种感觉,偶尔也会通过暴食热辣奇多(Flamin' Hot Cheetos)[42]来轰炸我们的味蕾。但在人类有机会去杂货店并在300种含糖谷物中做出选择之前,我们的祖先利用味觉来区分美味的食物和致命的毒素。精致的品位对保持生命力很重要。现在,它对在派对上保持受欢迎亦是至关重要的存在。

嗅球: 在鼻内的顶部,一些小的嗅觉受体细胞伸入鼻腔,每个细胞表达一种单一的嗅觉受体。当一种气味形成时,它会发出一连串的信号,刺激大脑中位于眼睛后面的一个叫作嗅球的部位。在那里,许多表达相同嗅觉受体的细胞聚集在一起,与二尖瓣细胞连接,并将信号传递到初级嗅觉皮层。

味觉皮层: 与大多数感觉信息一样,味觉信号经过丘脑后,最终到达位于岛叶和额叶之间皮层内侧褶皱的味觉皮层。这个大脑区域的神经元可以对不同的味道——甜、咸、苦、酸和鲜味(咸鲜味),以及味道的强烈程度作出反应。

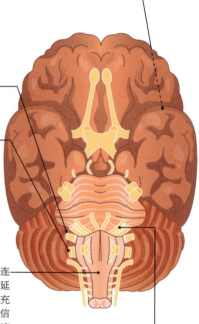

舌咽神经: 舌头的最后1/3是由舌咽神经支配的,它也有助于控制吞咽。

迷走神经: 迷走神经是你的数十条颅神经之一,迷走神经从脑干下行,经过颈动脉到达你的内脏,一直下行到结肠。它负责你获得的关于内脏的大部分感觉信息—— 但它也有一个分支,称为喉上神经,接收来自你口腔后部和食道味蕾的信号。

孤束核: 所有来自舌头的神经都连接到孤束核,孤束核是位于脑干延髓的一簇神经元。这种大脑结构充当来自口腔、耳朵和内脏的感觉信息的中继站,并控制诸如呕吐和咳嗽等关键反射行为。

面神经: 大约2/3的舌头是受面神经(另一条颅神经)支配的。它还有助于控制面部表情和唾液及眼泪的产生。开始哭鼻子了!

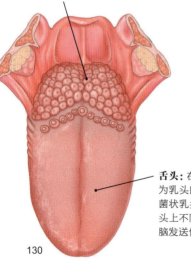

味蕾: 每个味蕾包含50~100个味觉细胞。每个味蕾都有微小的、摇摆不定的小突起,称为微绒毛,它们伸向味蕾孔里,在那里它们可以接触到那些美味的食物。

舌头: 在舌头上,可以发现味蕾存在于三种称为乳头的黏糊糊的结构中;在舌头的前面,有菌状乳头,靠近后面的有叶状和轮廓乳头。舌头上不同区域的味蕾与不同的神经相连,向大脑发送信号。

你以为你知道的东西
味蕾

当我还是一个初出茅庐的神经科学家时，我记得当时学习了新发现的味觉感受器，这让我们能够探测到鲜味，也就是咸鲜味。在那之前，我们一直被告知，我们只有四种口味，而不是五种——而且这些口味是围绕我们的舌头精心安排的，所以我们可以品尝到前面是甜的，后面是苦的，两边是酸的和咸的。

解。当时一位研究员大卫·P.海格（David P. Hänig）正在研究在舌头的不同区域将味道识别为味感之前需要多大程度的味觉刺激。例如，舌尖需要多少盐才能识别盐的味道？结果表明，舌头在记录味道方面的阈值略有不同——但他并没有表明舌头的特定区域负责检测特定的味道。

真实的故事

在舌头的不同区域品尝东西并不真实。我们确实只有一套有限的味觉感受器，但它们分布在整个舌头上的所有不同的味蕾中。而且无论它们位于何处，我们知道有五种基本的味道——咸味、甜味、酸味、苦味和鲜味，而不是

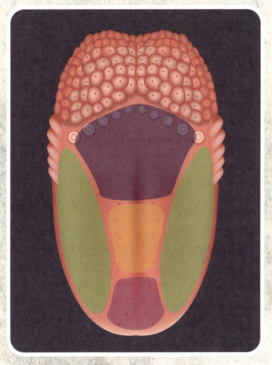

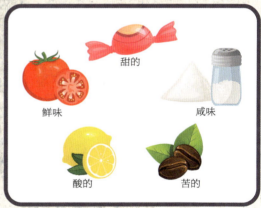

四种。每种味道都是由不同种类的化学物质产生的：咸味是由钠或钾离子引起的，酸味是由酸引起的，甜味来自糖，鲜味是由谷氨酸盐引起的，苦味……嗯，苦味来自很多方面。它是一种关键的味道，因为，正如你愤怒的前男友五年后还在给你发短信所证明的那样，苦涩的东西往往对你百害而无一利！

误解

孩子们通常从很小的时候开始就被教导舌头的"味觉地图"，但事实证明，味蕾并不是这样工作的。

我们为什么会这样想

这一切都是基于对1901年发表的一篇德国研究论文（或者懂德语的人会这么说）的一点误

第十章 你的大脑的无可挑剔的味道（和气味） 131

嗅觉功能

你知道，比尔·莎士比亚（Bill Shakespeare）曾说过："纵使玫瑰以其他名字代之，依旧芳香如故。"玫瑰的芬芳馥郁与它的名字无关，而是与它所释放的化学物质和你的大脑对它们的感知方式有关。而且，玫瑰的气味也不是那么简单。你的鼻子有数百个嗅觉或气味受体，可以检测到多达万亿种独特的气味！但我们没有那么特别。看看我们的鼻子和其他的鼻子相比有什么不同！

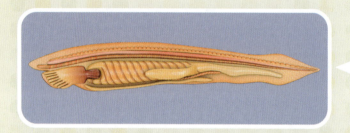

一些嗅觉感受器可以追溯到数百万年前——我们与**文昌鱼**共享一些气味感受器，文昌鱼是一种小鱼状的小动物，其进化谱系在7亿多年前与我们的进化谱系分道扬镳了。不过，文昌鱼没有鼻子，相反，它们用皮肤来闻。

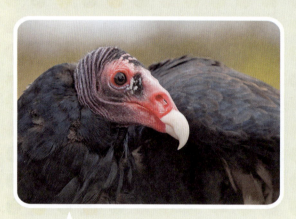

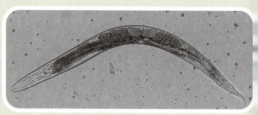

微小的线虫，**秀丽隐杆线虫**（Caenorhabditis elegans），很受嗅觉科学家的欢迎——因为尽管线虫只有302个神经元，但其中32个神经元是专门用于化学检测的。它们的整个基因组中有7%的基因专门用于生产化学感受器！

土耳其秃鹰的嗅觉非常敏锐，事实上，这些秃鹰被称为聚集在泄漏的天然气管道的周围。这并不是因为它们是天然气的忠实粉丝——天然气是天然无味的，而是因为添加剂乙硫醇，一种臭味熏天的化合物，让我们知道管道是否有泄漏，而且恰好闻起来像腐烂的肉。

每年，**大马哈鱼**从海洋迁徙回它们出生的溪流，在那里产卵并繁衍新的大马哈鱼宝宝。但是，它们如何确定哪条溪流是它们的家，那个甜蜜的家的呢？他们跟着自己的鼻子走。作为小马哈鱼，它们在溪流的气味上留下印记。

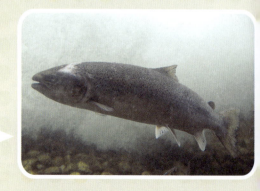

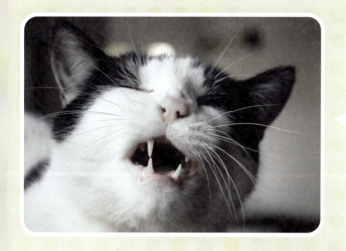

你有没有注意到，有时**猫咪**张着嘴盯着你，看起来很呆萌很震惊？事实证明，它们并没有因为你的出现而感到惊讶，它们是对你的气味更感到惊讶。通常情况下，猫咪做出这种特殊的表情，即所谓的"裂唇嗅反应（flehmen response）"，是在将嗅觉信息引导到它们的犁鼻器（Vomeronasal organ）——一个单独的气味探测器，人类虽有但没有使用。它经常被用来检测信息素，并与直接引导攻击和性行为的大脑区域有联系。

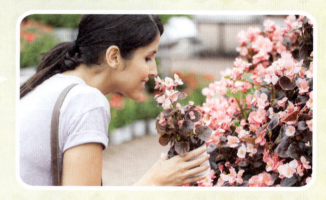

我们经常认为**人类**的嗅觉相对较弱，而像狗这样的其他动物则是"超级嗅探者"——但事实证明，人类实际上非常擅长嗅觉。这是大家最喜欢的种族主义脑外科医生保罗·布罗卡（Paul Broca）的另一个谬论，他声称嗅觉是"动物性的"，并认为人类只能闻到10000种气味。实际上，考虑到气味受体的所有可能组合，科学家认为我们可以检测到多达一万亿种独特的气味。

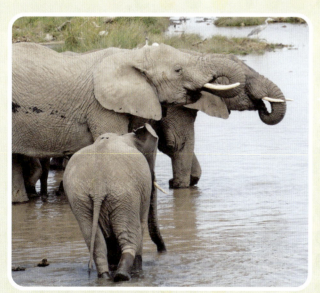

谁的嗅觉最灵敏？你可能以为会在这份名单的最后找到的是狗，甚至是猪，但事实证明，最长的鼻子最懂门道：非洲**象**是动物界最能闻的生物，或者说，至少相对而言，它们拥有最多专门用于产生嗅觉感受器的基因——共有2000个这样的基因，这是狗的两倍，是人类的五倍！大象可能利用它们惊人的嗅觉来做很多事情，如寻找食物和识别交配对象。尽管它们可能比人类能闻到更多的东西，这并不意味着它们能像人类一样闻到所有相同的东西。进化分析发现，虽然大象获得了很多新的嗅觉受体基因，但它们也失去了一些人类拥有的基因。因此，它们可以闻到交配对象的气味，但它们可能闻不到玫瑰的气味。

第十章　你的大脑的无可挑剔的味道（和气味）　133

啊，是的，这个屁让我回味无穷

你的嗅觉可以充当一台时间机器。

闻一闻烤箱里的巧克力饼干，突然间，你仿佛回到了童年的家。呼吸一下新割的青草芳香，就会回想起你在夏天推割草机的工作。在酒店大堂里闻到氯气的味道，发现自己又回到了在游泳池边度过的炎炎夏日。令人着迷的是，气味可以唤醒情感，有时是被遗忘已久的记忆。这很奇妙，这是怎么回事？嗯，当你闻到一种气味时，你真正检测到的是微小的化学颗粒，这些气味剂漂进你的鼻子里，与位于你脸部后面的嗅觉受体细胞结合。然后它会向嗅球发送一个信号，在嗅球中，信号被处理并发送到两个非常重要的大脑区域:海马体和杏仁核。海马体主要负责处理长期记忆，而杏仁核负责处理情感记忆。我们的其他感官都没有同样直接通往大脑记忆中心的路径，所以气味可以瞬间将我们带回生活中那些重要的时刻也就不足为奇了。

事实上，很可能你在回忆实际记忆之前，就已经经历了气味的情绪，因为大部分信息在被发送到海马体之前，都是由杏仁核处理的。在临床环境中，治疗师利用这一记忆通路在治疗中使用芳香疗法，这种做法已经实践有几个世纪了，尽管你可能会把它与压榨性的精油版的多层次直销金字塔计划联系起来。虽然精油不能治愈癌症或自闭症，但有充分的证据表明，芳香疗法可以缓解焦虑和抑郁症状，帮助人们与失眠作斗争，并改善慢性疼痛患者的生活质量。似乎对某些气味的强烈情感回忆可能会对情绪和警觉性产生影响，给客户提供了一个真正简单的工具，让他们感觉到对自己的心理健康更有控制力。所以，下次你感到压力大的时候，不妨试试跟着你的鼻子走吧！

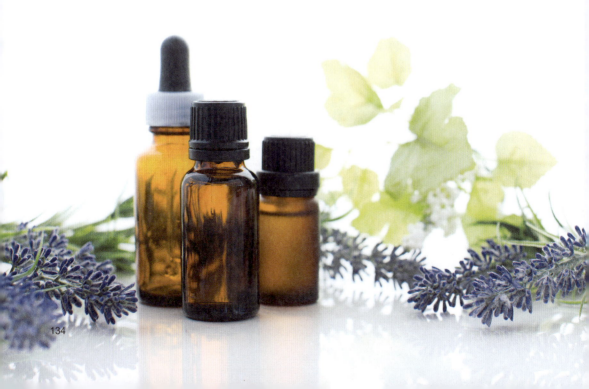

在垃圾堆里,甚至闻不到它的味道

COVID-19的大流行使世界陷入混乱:人们纷纷感染,企业被迫关闭,每个人都足不出户,而我们对这种病毒几乎一无所知。这种冠状病毒最典型的症状之一就是味觉和嗅觉的丧失。一些人经历了这些感官的暂时性迟钝,而其他人则成为永久性嗅觉功能障碍的受害者。此外,研究显示,嗅觉的下降是COVID-19患者抑郁症的最强有力的预测因素。虽然令人难过,但这并不令人惊讶。众所周知,嗅觉障碍会严重影响一个人的生活质量——你的食物不再美味,你失去了食欲,你无法将气味与快乐的回忆联系起来,而且你甚至可能遇到情感关系问题,难怪患者会感到压抑沮丧。但奇怪的是,也有证据支持抑郁症可能抑制你的嗅觉。是的,事实证明,在抑郁症和嗅觉方面都涉及共通的大脑区域,包括杏仁核、海马体、脑岛、前扣带皮层和眶额皮层。那么,究竟是怎样一个先来后到的顺序呢?嗯,有时候归根到底还是先有鸡还是先有蛋的问题。

不太敏感

你有没有注意到有些人似乎并没有注意到某些气味?例如,一个养了一打猫的人可能没有意识到他们的房子闻起来像……嗯,一股猫咪的尿骚味儿,或者一个吸烟者不知道他们的地方散发一股烟味。这是因为嗅觉适应的存在,或者说是嗅觉疲劳——一种完全正常的现象,长时间暴露在一种气味中会磨损你的鼻子,使你更难察觉到它。这是因为你的嗅觉感受器神经元已经筋疲力尽了。一旦你闻到一种气味,它就会启动一个反馈回路,抑制离子通道的激活,使你的嗅觉感受器更难作出反应。因此,这并不是说他们忽略了气味,而是它们真的闻不到。

诱人的味觉事实

它是遗传的，不是通用的

尽管我们都能品尝到相同的基本类别的味道（苦、甜、咸、酸、鲜），但我们是如何感知到这些味道的方式并不总是相同的，因为我们并不总是拥有完全相同的味觉受体。研究表明，苦味受体的不同基因变体会影响我们对苦味的感知力。例如，根据你的基因，化合物PTC的味道可能什么都没有，或者它可能尝起来超级苦涩。你的基因也解释了为什么你可能认为香菜尝起来像肥皂——研究已经确定了几种特定的基因变异与品尝肥皂味有关。

她是一个超级（挑剔）的品尝者

艾莉曾经和一个家伙约会过，他的汉堡做得很好，而且完全是原味的，没有番茄酱或任何东西。她认为他很无聊，但他可能只是一个味觉超常的人。味觉超常的人约占人口的25%，他们的舌头上有比普通人更多的菌状乳头，因此有更多的味蕾！味觉超常者对苦味尤其敏感，但他们似乎对咸、甜和鲜味的反应也更强烈。所以，如果你讨厌西兰花，可能是因为你不挑食——你只是太吹毛求疵了。

这真是一个奇迹

所谓的奇迹果实际上是指Synsepalum dulcificum，一种山榄科神秘果属植物的浆果，它们含有一种叫作神秘果蛋白（miraculin）[43]的化合物。当你吃这些浆果时，其中的神秘果蛋白与你舌头上的甜味受体结合，并且使它们对酸味产生反应。这意味着，如果你吃了一个神秘果，然后吮吸柠檬，它的味道就会像一个甜美的柑橘类糖果。科学家们正试图利用这种化合物来生产糖分较低的甜味食品。

疾病的气味

你可能听说过关于动物能"闻"出疾病和死亡的故事，如狗能闻出癌症或COVID-19。这是一个真实的现象，但它是如何工作的呢？虽然我们人类的嗅觉并不差，但我们用它们来做与大多数其他动物截然不同的事情。例如，我们（通常）不会在东西上撒尿来给这个物种的其他成员留言。（除了人们试图把自己的名字写在雪地上的时候，当然这些都是我们猜测的。）因此，狗的嗅觉似乎对某些气味更敏感，这就是为什么它们擅长追踪人，并能从某人的呼吸中发现低血糖。我们也花了几千年的时间来训练狗为我们服务，所以我们已经很擅长要求狗来分辨各种气味。所有这些结合起来意味着狗对身体成分和代谢的微小变化相当敏感，并且可以训练它们为之作出反应，让它们的铲屎官们知道有事要发生了。

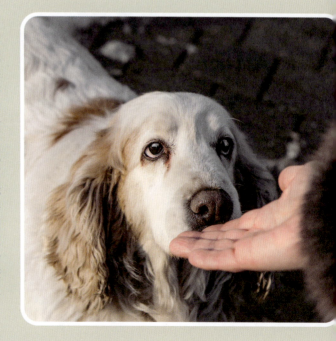

我的气味如何？不，我是认真的。

每个人多多少少都有那么一点臭。这也没什么！我们的身体产生各种各样的分泌物，使我们产生某种程度的体味。大多数人甚至没有意识到自己的气味。但另一方面，有些人真的认为他们的体味超级难闻。

在某些方面与强迫症和身体畸形症相似，有一种罕见的精神疾病被称为嗅觉参照综合征（Olfactory reference syndrome, ORS），患这种疾病的人们非常确信他们奇臭无比，他们每天花几个小时细闻自己，洗澡，更换和清洗他们的衣服。目前还不清楚有多少人有这种症状，因为幻觉和强迫症带来的影响可能都非常强烈，以至于嗅觉参照综合征患者经常在社交上孤立自己。造成这种情况的原因尚不清楚，但用认知行为疗法，以及有时用抗抑郁和抗精神病等的药物治疗会有所帮助。

每个人都（不）喜欢这样！

吃饭可能是危险的。我们吃饭是为了生存，但许多食物含有细菌、寄生虫或化学物质，可能会严重伤害我们。幸运的是，腐烂的肉闻起来很恶心，有毒的植物味道很苦。但事实恰恰相反：我们像一个饥饿的卡通人物一样飘向高脂高糖的零食香味线。进化生物学家认为，我们的味觉和嗅觉已经进化到不喜欢可能对自己有害的东西（如大便）以及喜欢高热量的食物（如熏肉）。然而，人类的味觉有很大的差异性。每个人的大脑对味道和气味的感知是不同的。你的经历、年龄、文化、社会经济地位、荷尔蒙，甚至你朋友的意见，都会操纵你的感官体验。因此，仅仅因为你讨厌鱼露的气味或香菜的味道，并不一定意味着它对你有害。但是，同样地，仅仅因为你喜欢Malört[44]的味道，并不意味着你会让我们喝下它！这是万万不可能的！

你的气味很迷人

你所吸引的人的气味可能是令人陶醉的。这些强大的气味和它们所产生的冲动可能会让你怀疑是否是信息素（pheromone）把你变成一个性欲旺盛的野兽的原因。但是这些动物的本能可能更多是与普通的气味有关，而不是与信息素有关。

动物的本能

信息素基本上是分泌的激素，可以被一个物种的其他成员检测到，而且它们不像大多数气味那样经过处理。哺乳动物的犁鼻器能检测到信息素，并将信息传递给附属嗅球，附属嗅球通常位于大脑中常规嗅球的后面。在许多物种中，雄性和雌性激素提供了有关性地位和交配接受度的重要信息。

60%的时间，每次都能成功

虽然人类似乎确实有一个犁鼻器，但它看起来几乎没有插头。我们的犁鼻器似乎与其他任何东西都没有联系，虽然有证据表明胎儿中有一个附属嗅球，但到成年时，它基本上消失了。此外，大多数与检测哺乳动物信息素相关的基因在人类中不起作用。因此，目前还没有太多证据表明信息素在人类交配中起作用。

但这并不意味着人类绝对没有信息素！我们有可能用普通的嗅觉系统检测到它们。有一些证据表明，体味和激素水平的差异会影响别人对你的吸引力。例如，一项研究中发现，异性恋女性闻异性恋男性的脏T恤时，更偏爱那些基因与女性自身基因相结合，最有可能生出免疫系统强大的婴儿的男性的汗窝。

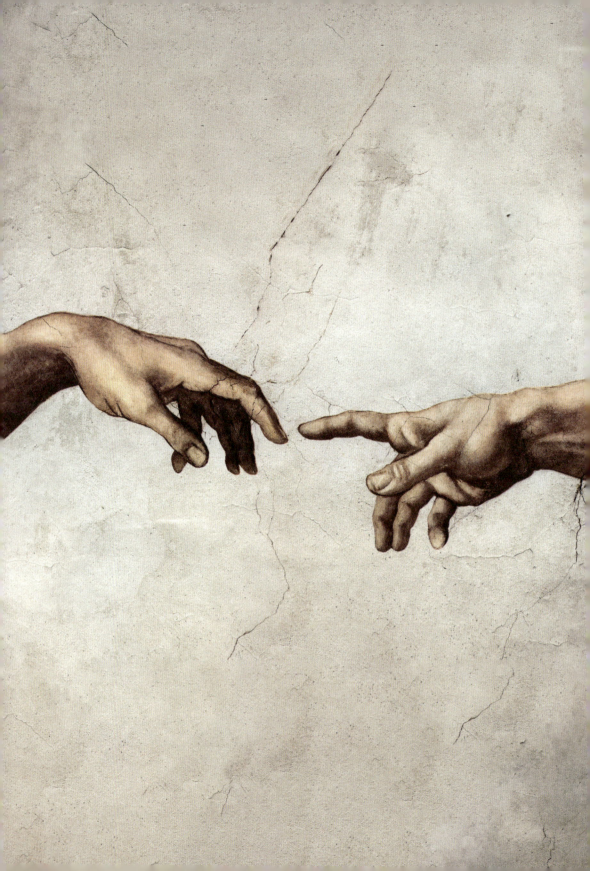

第十一章
一些感人的事实

体感是让我们感受周围世界的感官方式,告诉我们表面的质地、我们身体的运动、表面的温度等。所以,穿上你的伞裤,因为我们已经谈过的所有其他感官无法触及这个。

躯体感觉可能是我们身体最大的感觉系统,具有最丰富的感觉。它基本上包括任何告诉你的大脑关于身体与环境互动的方式的感觉,也包括内部感觉。这可能是为什么许多人认为我们触觉实际上应该被分成一堆不同的感官,因为体感告诉我们关于许多不同属性的信息:质地、振动、重量、温度、疼痛……这样的例子不胜枚举。

这个庞大而复杂的感觉系统的工作原理如下:你的皮肤、肌肉、关节和脏腑(即你的内脏)中的感受器会因某种刺激而被激活,如用手抚摸柔软的猫的腹部。不同种类的信息由各种受体编码,通过这些感受器(即外周神经元)发送,与脊髓中的新神经元连接。

就脊髓神经元而言,它们越过大脑的另一侧,通过丘脑中继站连接,然后进入初级体感皮层——该皮层实际上包含了你的身体地图,以检测和处理所有传入的数据。继续往下读,了解我们巨大而美丽的大脑如何分解所有这些信息,以便我们能够更好地理解它。

伸出手来触摸我

躯体感觉实际上涉及很多不同种类的感觉，对从振动、质地到压力和温度等一切事物作出反应。身体如何知道什么是什么？这一切都归结于感受器。

机械感受器可能是最典型的一种"触觉"受体；它们对我们皮肤上的压力和扭曲作出反应，表皮不同层的不同种类的受体有不同的反应。

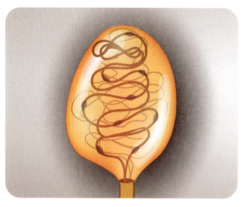

麦斯纳氏体， 或者称触觉小体，对轻触和振动有反应。小体本身实际上并不是神经元的一部分——相反，神经元包裹着感受器，准备接收信号。这些是非常敏感的感受器，用于精细的触觉辨别，就像羽毛刷一样。

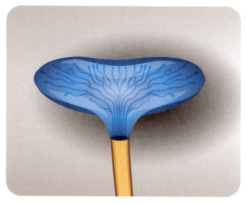

鲁菲尼氏小体， 或者称球状小体，是长的、纺锤形的神经末梢，位于你的皮肤和身体结缔组织的更深处，它们对皮肤的拉伸和关节的角度变化有作出反应。

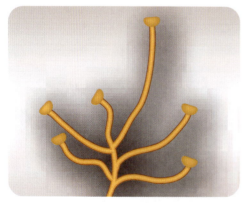

梅克尔神经末梢， 或者称梅克尔氏小盘，有点像麦斯纳的细胞——其本身实际上是包裹在轴突末梢中的皮肤细胞。当受到压力时，梅克尔细胞会释放血清素，从而激活周围的神经元。这些细胞帮助我们检测持续的压力，就像一只握着你的手。

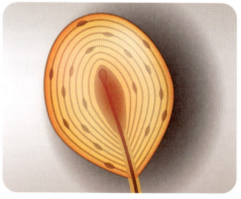

环层小体， 或者称潘申尼小体，是形状有点像感觉轴突顶端的分层洋葱的感受器。它们对振动高度敏感，如猫的呼噜声，但会过滤掉低频刺激，如持续的压力。

温度感受器检测冷和热——有趣的是，它们也是薄荷尝起来"凉"和墨西哥辣椒（jalapeños）[45] 尝起来"热"的原因！温度感应的确切机制仍然有点神秘，但一种称为瞬时受体电位（Transient Receptor Potential, TRP）[46]通道的感受器家族是其关键部分。这些特殊的离子通道可以被温度变化激活，也可以被某些化学物质激活。

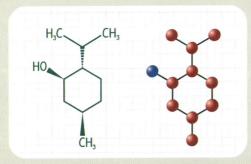

TRPM8似乎是哺乳动物感知低温的主要感受器，在温度低于20°C（约68°F）时激活。它们对薄荷醇也有反应，薄荷中的化学物质也是一种天然的镇痛剂——解释了为什么薄荷会产生一种"冷却"感觉。

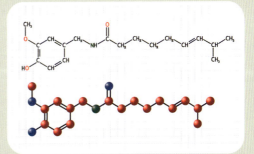

TRPV1让你知道什么时候事情变得不舒服，对超过43°C（109°F）的温度作出反应而激活。它们还会对辣椒素（产生jalapeños辣味的化学物质）和异硫氰酸烯丙酯（使芥末变辣）产生反应。这些刺激都导致了痛苦、灼烧的感觉，我们把这种感觉与高温和非常辣的食物联系起来。

本体感受器让我们知道我们的身体处在空间的位置，以帮助我们与周围的世界互动。本体感觉是一种第六感，这就是为什么大多数人即使闭着眼睛，通常也不会有碰到鼻子的麻烦。除了内耳和前庭系统提供关于我们身体方向和平衡的信息外，我们还有专门的感受器让我们知道我们的身体发生了什么。

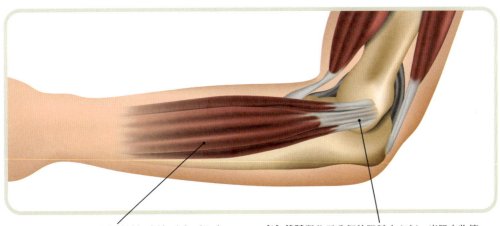

肌梭是嵌入整个肌肉的特殊神经末梢，它们对肌肉长度的变化和肌肉长度变化的速度作出反应，为你的大脑提供关于肢体位置和运动的信息。

高尔基腱器位于我们的肌腱中（咄）。当肌肉收缩时，肌腱会被拉长，而高尔基肌腱器官在肌肉最活跃时作出反应。这些家伙传达了有关肌肉紧张的细节，这就转化为你的劳累感。

不能触摸这个

▶ 小矮人

躯体感应性

一旦我们的身体将所有这些信号发送到大脑，让我们知道世界上发生了什么，这些信息就会进入躯体感觉皮层——位于我们大脑顶部的一个厚带，大多数机械感觉如触摸、疼痛和振动等都在这里得到处理。为了弄清楚什么信息来自身体的哪个部位，我们的大脑进化出了一张遍布体感皮层的身体实景图。但当然，我们身体的一些部位对机械感比其他部位更敏感。例如，我们的手非常敏感，能够极其精细地辨别触觉，而我们的脚就没那么敏感了。因此，大脑将更多珍贵的皱纹空间用于需要精细触觉的身体部位，而较少用于其他部位。

一个侏儒，接下来呢？

因此，当科学家试图说明这个"地图"时，事情看起来有点扭曲。感觉"小矮人图"（homunculus）是由怀尔德·彭菲尔德（Wilder Penfield）、埃德温·博尔德雷（Edwin Boldrey）和西奥多·拉斯穆森（Theodore Rasmussen）开发的视觉辅助工具。基于对真实的人类癫痫患者的研究，医生们能够刺激部分感觉皮层，大致找出哪些区域分别对应于哪些身体部位，并利用这些信息模拟出一个小矮人（拉丁语中"侏儒"的意思）。这些二维图看起来有点奇怪，但也没那么太奇怪——它们表明，较大的皮质区域是用于手指、嘴唇和嘴巴，而较小的区域是用于躯干、腿和脚。

然而，3-D小矮人图看起来有点令人毛骨悚然了……就像艺术家莎朗·普莱斯-詹姆斯（Sharon Price-James）设计的这个模型。虽然它很好地传达了有关身体神经支配的信息，但我们肯定不想在幽巷里遇到这个家伙。

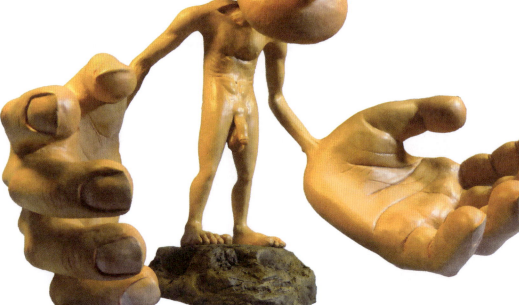

为什么脚是性感的?

在所有各种恋物癖中,最常见的也许是恋足癖。许多人,包括猫王(Elvis)、泰德·邦迪(Ted undy)和昆汀·塔伦蒂诺(Quentin Tarantino),都发现脚能激起性欲。这可能看起来很奇怪——脚是我们最粗俗、保养最差的身体部位之一。有一些可疑的理论来解释这种现象。弗洛伊德认为人们对脚进行性爱是因为它们类似于阴茎(当然)。有些人认为这是因为脚通常是幼儿玩耍的第一个身体部位。还有人说这是因为光脚与性吸引人的场合有关。然而,对恋足癖最可能的理论是指向了一种神经系统的联系。

脚和生殖器占据了大脑体感皮层的邻近区域。科学家们认为,这些区域之间的交叉联结导致了足部的兴奋!事实上,一些经历过幻肢综合征的截肢者报告说,他们在缺失的脚上感受到了性快感,甚至是高潮。下一次你做足底按摩时,它可能意味着更多。

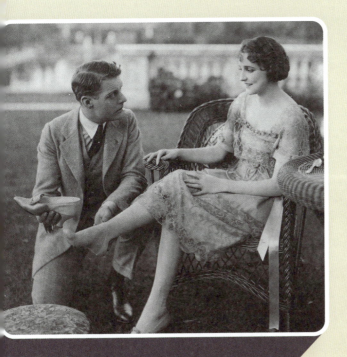

嘿,这很痒!

你有没有停下来想过,挠痒痒还挺奇怪的?例如,究竟为什么我们的身体会进化到每当有人轻轻碰触我们的脖子时就会让我们不由自主地放声大笑?

实际上有两种挠痒痒的方式——轻触(knismesis)和使劲挠(gargalesis/Gesundheit)[47]。

Knismesis是非常轻的那种挠痒,就像你感觉有人用羽毛碰你一样。它并不真的让你发笑,而是让你觉得心里痒痒的。这种感觉就像一只虫子在你身上爬来爬去,促使你把它拂走。事实上,科学家认为这可能是这种感觉的演变过程。

Gargalesis是那种让你发笑的挠痒痒,就像你的朋友一边不停地用手指戳你的腋窝时一边尖叫着"咯吱咯吱咯吱~"。研究人员在观察以这种方式被挠痒的志愿者的大脑活动时发现,下丘脑和罗兰迪克岛盖(Rolandic operculum)[48]的活动增强。下丘脑是一个大脑区域,在我们的战斗或逃跑反应等反射反应中发挥作用;此外,控制面部运动和情绪反应的罗兰迪克岛盖也起到了作用。我们很可能不能给自己挠痒痒,因为我们的大脑已经知道会发生什么,所以它可以抑制这种反射。

其他动物也可以被挠痒,包括黑猩猩,甚至老鼠。科学家们认为这可能是作为一种顺从的反应而进化出来的,或者甚至可能是一种帮助青少年学习如何在不造成疼痛的情况下击退攻击者的方法。

一个痛苦的世界

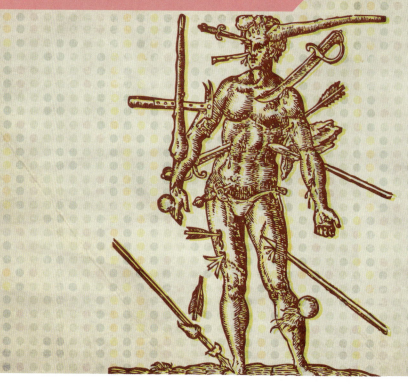

臀部的疼痛是一种真正的痛苦。类似的还有颈部的疼以及背部的痛。当然，这在进化上是至关重要的，否则你怎么会知道不要去碰那个热炉子呢。但有时系统会出现问题，你最终会因为像睡觉有点怪异这样的小事而痛苦数周。相信我们，我们已经过了三十而立的年龄了。我们知道我们在说什么。

宝贝，不要伤害我

疼痛，就像我们的其他感觉一样，依赖于特殊的感受器，让我们知道什么时候一种感觉是不舒服的，什么时候可能对我们有危险。在你的皮肤、关节和一些内部器官中发现的称为痛觉感受器的细胞，利用温度、压力和化学刺激来确定某件事情是否疼痛。真正感觉到疼痛刺激的部分本质上是嵌入你的组织中的神经末梢，就像植物的根一样。比方说，假设你刚刚被纸划伤了。有三种疼痛感与这一事件相关。

哎哟

首先，你不假思索地立即把手指抽开。这是反射弧的结果，感觉神经元记录疼痛刺激并将其传递到你的脊髓。在反射反应中，信息不是由大脑处理的，相反，它通过控制运动神经元从你的脊髓中返回，导致你的手抽搐。

膜上的疼痛

你会第一次感觉到疼痛的"强烈"感觉，这是一种名为Aδ（A-delta）纤维的快速信号神经作出反应，将信号传递给脊髓中的神经元突触。这个信号被传递到体感皮层，使你能够有意识地确定疼痛的位置。"啊！我的手指！"

这些纤维只对机械和温度刺激作出反应，而不是化学刺激，这可能解释了为什么你并不总是能马上感觉到柠檬汁在切口处的灼热。小小的祝福送给你。

缓慢而稳定地赢得了疼痛竞赛

其他神经纤维，称为C型纤维，反应更慢，传递更深层的"疼痛"。这些神经元也投射到脊髓，不过它们与一组稍有不同的脊髓神经元突触。这些神经元投射到脑干和丘脑，然后再向上传递到感觉皮层。这些细胞将对那美好的柠檬汁刺痛作出反应，并让它之后持续灼烧很长一段时间。

错综复杂的链接

其中一些痛觉感受器可以在我们的身体内部，在我们的内脏和其他内脏中找到，但是我们的大脑并不总是善于准确地挑选出疼痛信息的来源。我们并不完全确定这是为什么，但科学家认为这可能与感觉信息汇聚到我们的脊髓和丘脑的神经元的方式有关，来自我们内部器官的一些信息可能被解释为其他身体部位的疼痛感觉。这可能就是为什么心脏病发作的症状之一是左臂疼痛，尤其是女性的下颌或背部疼痛。

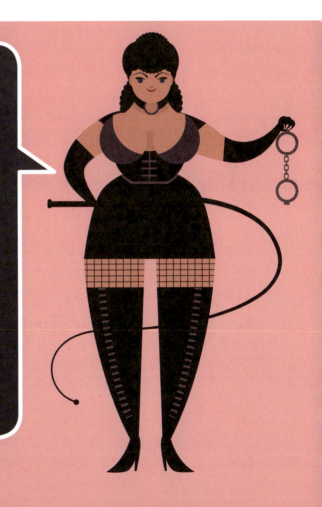

宝贝，再打我的一次吧！

有时一点点痛苦可能是一件好事。但对某些人来说，猛烈的痛苦可以是一件非常好的事情。几代人以来，从痛苦中获得快乐被认为是精神疾病的标志，但如今，它被认为是司空见惯的，我的意思是，只要看看有多少人因为《五十度灰》（*50 Shades of Grey*）[49]而热血沸腾就知道了。

现实是，痛苦和快乐往往是相伴而行的。你喜欢吃辛辣的食物吗？或者你在剧烈运动后得到的那种令人愉快的酸痛感？对小鼠和人类的研究发现，我们的大脑会对愉悦和痛苦的体验产生多巴胺和内啡肽，使这两种体验都以各自的方式得到回报。对于一些人来说，这已经超出了墨西哥辣椒的范围，并延伸到打屁股。

从心理学的角度来看，知情同意也起着巨大的作用。个体喜欢在安全、明确的环境中给予和接受痛苦，许多人报告说，BDSM[50]的体验给他们一个"屈服"的机会，沉浸式体验他们的性欲，不受社会规范和价值观的限制和约束。

这种痛苦是精神层面的

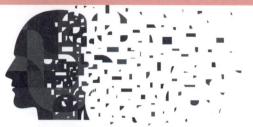

有时疼痛并不是来自鼻窦炎或将手放在燃烧的炉子上。有时痛苦源自内心。当一个人经历由心理原因或没有特定身体原因导致的身体症状时,我们称之为心身失调(psychosomatic)。

每个人都会在一定程度上经历心身症状,如当你紧张如坐针毡的时候,或者当你感到尴尬脸颊泛红的时候。从本质上讲,情绪或精神痛苦的经历被转化为非常真实的身体影响——这一过程称为躯体化。

但是对于一些人来说,心理困扰的身体症状导致了持续的不适。当疼痛不消失时,不管它是如何表现的,我们称之为心身疾病(或有些人称之为功能性躯体综合征)。这个总括性的术语包含了诸如慢性疲劳综合征、纤维肌痛、肠易激综合征和慢性紧张性头痛,仅举几例。

这意味着什么

由于这些症状经常重叠,包括胃肠道问题、疼痛、疲劳、认知影响和睡眠困难,人们认为它们有一些共同之处,因此将这些症状归类在一起。但我们对它们的理解是模糊的。尽管功能性躯体综合征相当常见,但它们仍然是医学上的一个谜。由于这些症状没有明显的器质性原因,心身疾病通常是在排除所有其他解释后诊断出来的。到目前为止,我们还没有完全弄清楚这些疾病的机制,但我们已经有了关于心身疼痛的原因的理论。

恶性循环

在心理方面,有报告研究表明,患有心身疾病的人遭受虐待、忽视、创伤和童年虐待的比例明显较高。这些经历中有许多威胁到个人的身体,使其承受极大的压力。人们相信,在这种高度焦虑的事件之后,个体会对自己身体的感觉变得高度警惕,以避免未来的身体威胁。所以你可以看到它是如何工作的——如果你对任何身体症状高度敏感,那个症状就会引发应激反应,然后产生更多的身体症状、更多的压力,最后产生更多的症状——这是一个无休止的反馈循环,它会变得非常痛苦!

邪恶的轴心

在生物学方面,据推测,在经历了创伤或极端压力之后,下丘脑-垂体-肾上腺(Hypothalamic-Pituitary-Adrenal)轴会发生紊乱。HPA轴控制你如何应对压力,并调节多个身体过程,如消化、情绪和能量水平。据信,在经历频繁或强烈心理困扰的人身上,HPA轴可能会变得功能失调,在体内产生不规则或较低水平的皮质醇。皮质醇的这种变化会导致我们看到的症状:肠道问题、疲劳、焦虑、情绪变化等等。更糟糕的是,对于患有纤维肌痛和其他慢性疼痛的人来说,研究人员认为,反复的神经刺激可以导致大脑的疼痛感受器对疼痛产生"记忆",使人对疼痛信号更加敏感和反应迟钝。这可真没意思!

当你的大脑沉迷于……
阿片类药物（OPIOIDS）

它是什么： 剧痛缓解剂。

药物类型： 这类药物包括天然药物和合成药物，如鸦片、咖啡、海洛因、芬太尼、奥施康定、维柯丁和可待因。

它的作用： 阿片类药物可以放松身体并缓解中度至重度疼痛。它们还可以治疗咳嗽和腹泻。然而，由于它们给人以轻松愉悦的"快感"，因此经常被滥用或用于放纵享乐。

它是如何做到的： 阿片类药物激活位于大脑、脊髓和全身细胞上的阿片受体（是的，我们有以这种物质命名的受体）。这些受体阻断细胞向大脑发送疼痛信号的能力，而是告诉它们释放大量多巴胺。

它的风险是什么： 阿片类药物含量高时，会抑制控制呼吸和监测血液中二氧化碳含量的大脑活动。阿片类药物还具有镇静作用，使您昏昏欲睡，减缓呼吸，导致致命的连锁反应，使你的大脑和器官缺氧。在美国，每天有128人死于过量服用阿片类药物，而对处方阿片类药物上瘾的美国人是海洛因的三倍。但仅仅因为你服用鸦片制剂并不意味着你会成为瘾君子。就像任何其他上瘾药物一样，你需要适度使用、遵循医疗建议并了解你的个人风险。

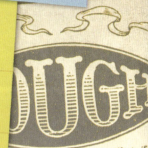

但疼痛是真的吗？

　　一种常见的误解是，心身状况是虚构的或"全都只存在于你的脑海中"。虽然心身症状可能有精神或情感根源，但疼痛是非常真实的，就像任何其他疾病一样需要治疗。它会使人衰弱，对人的生活产生负面影响，严重影响他们的日常生活。不幸的是，很多病人的家人或朋友都告诉他们这是瞎编的。一些医生可能不太了解这些疾病，可能也不知道如何处理它们，甚至可能不相信患者，这增加了治疗的障碍。幸运的是，这些症状可以通过咨询、物理治疗、饮食改变、抗抑郁药、止痛药和其他药物来控制。全球有数百万人患有功能性躯体综合征，但他们没有找借口。这只是一种人们知之甚少的隐形障碍。

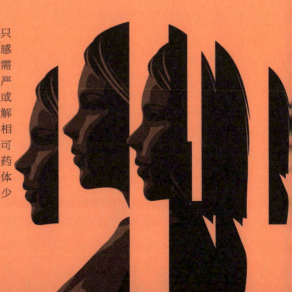

你的第六感

▶ **本体感觉**

我们都有第六感,这里可不是指电影《灵异第六感》中那样可以看到死人(当然也不排除你可以看到的可能性,或许你该去检查确认一下)它实际上说的是我们的本体感觉,或者称运动感觉,即我们对空间中机体的感知和意识。

我们在第十一章的"伸出手来触摸我"中已经介绍了参与这种感觉的一些受体:肌梭和高尔基腱器。这些专门的感受器嵌入到我们的肌肉和肌腱中,对肌肉长度和张力的变化作出反应,从而我们感知到四肢在空间中的位置、它们移动的速度以及我们对它们施加了多少力。除了这些特殊的受体外,我们还有神奇的内耳,特别是我们的前庭系统,它在我们的平衡感和空间定位方面起着关键作用。

这一切都发生在内耳

位于耳蜗旁边的半规管含有属于自己的一套毛细胞——但这些毛细胞并不传递声音信息,而是传递运动信息,当我们的头部上下移动(如点头)、前后来回移动(如摇头)和左右移动(如当你的耳朵碰到肩膀)时,这会向大脑发送有关我们旋转运动的信息,帮助我们在空间中确定方向,尤其是当我们移动头部或身体时。

保持平衡

我们的内耳也有特殊的碳酸钙结构,称为耳石,帮助我们感知加速度,特别是重力。大脑将来自这些内耳器官的输入与来自眼睛的视觉数据结合起来,以提供更多的信息,如我们是否在转头,或者整个房间是否真的在旋转,因此我们知道我们的身体发生了什么。

来自前庭系统的信息流向很多地方,包括脊髓和丘脑,但其中一个大目标是小脑——大脑背面的那一部分,看起来像一盘意大利面条。小脑在运动控制方面发挥着巨大的作用,特别是在精确度、平衡和协调方面。像大脑的大多数部分一样,小脑是相当重要的,可是奇怪的是,有一些完全没有小脑的人也能很好地四处走动,但比正常情况会更不稳定些。大脑的可塑性在这方面下了不少功夫!

我们到底有多少种感觉?

自古以来,幼儿园的孩子们就开始学习标准的五种感官,这要感谢亚里士多德(Aristotle)。但为什么我们只谈论五种感官呢?毕竟,我刚刚明确告诉了你们至少另一种额外的感官,本体感觉。实际上,我们如何划分我们的感官,归根结底是要弄清楚我们如何对它们进行分类。我们的感官大多跨属不同的模式——我们的视觉系统以光(光子)的形式检测能量,我们的听觉和体感系统检测机械刺激(如空气中的振动和皮肤上的触觉),而我们的味觉和嗅觉则依赖于化学感觉(检测化学物质)。如果我们愿意,则可以把体感分成多种感官,如触摸、温度和疼痛的感觉,或者将内部感觉算作自己的一种感觉,如饥饿感。而我们拥有的一些受体可以检测到多种刺激,如瞬时受体电位通道蛋白(TRP受体),它对温度和某些化学物质有反应。因此,也许我们有几十种感觉,但大多数人都会同意我们至少有六种感官,即视觉、听觉、味觉、嗅觉、触觉和本体感觉。

你能感受到今晚的爱吗?

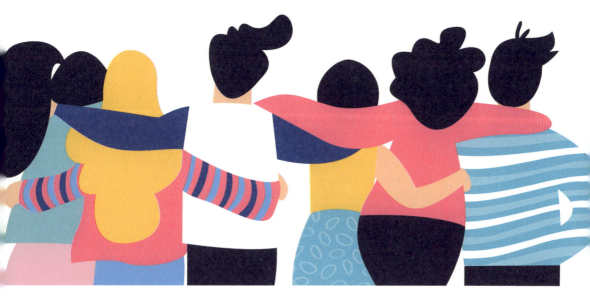

触摸是一种强有力的交流方式。这是我们在婴儿时期学习的第一种"语言",也是我们在子宫内发展的第一种感觉。如果母亲在孩子入睡时爱抚他们,我们可以说它激活了周围神经纤维这样类似的话。但通过这种爱抚确实传递了更多信息。

初次触碰

事实上,鉴别性触摸(感觉到你正在被触摸)和情感性触摸(引起情感反应的触摸)之间是有区别的,事实证明,人类特别善于识别额外的信息。在一项研究中,参与者被物理屏障隔开,除了一个足以容纳一只手臂的洞,研究人员要求一个人只用前臂触摸一秒钟就向另一个人传达一种情绪。像同情、感激、愤怒、爱和恐惧这样的情绪在大多数时候都被正确地解释了,这表明我们对触摸的情绪是多么的敏感。

不许碰我

触摸也可以产生心理影响。人类天生渴望被触碰,但有时这种需求得不到满足。当我们经历触觉饥饿(也被称为皮肤饥饿或触摸剥夺)时,它可以产生严重而持久的影响,包括孤独、抑郁、焦虑、睡眠困难和关系满意度低等。情意绵绵的触摸还可以抑制疼痛——在被刮伤的肘部补上一个愈合的吻,会使一切都好起来。当然,不是每个人都喜欢被抚摸。有些人觉得一个温暖的拥抱非常不舒服,甚至有点过犹不及。对于像自闭症患者这样的神经多样性的人来说,理想的"触摸场景"对感觉稳定至关重要。有些人可能会与情感性触摸作斗争,导致典型的应激症状。但是,如果你们双方都对此默许同意,用一个温暖的怀抱表达彼此的爱。这对你们都大有裨益。

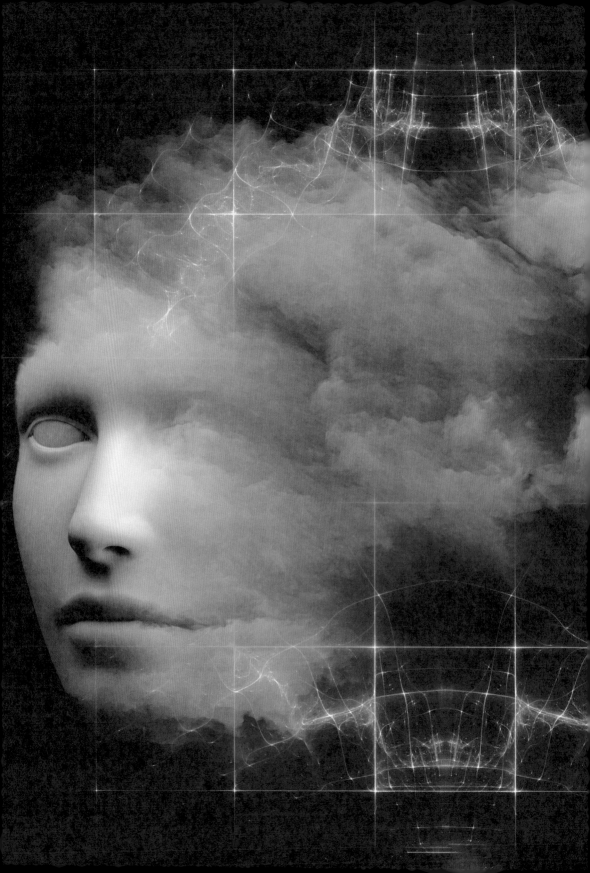

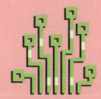

第十二章
这提醒了我……

啊！那些曾经美好的时光，仍历历在目，或许这些美好，只是因为我赋予它们了这样的意义？记忆是塑造我们的一个重要组成部分，但如果当你得知这些记忆并不完全真实可信，你会不会也感到些许惶恐不安？

我们从生到死游荡于人世间，存留着逝去的回忆和经验，并利用它们来塑造我们的思维和行为方式。记忆让这些信息得以储存，以便在今后再次检索它们。虽然大部分时候我们认为记忆是件理所当然的事情，但实际上它是一个极其复杂的过程，涉及错综复杂的脑区和一些晦涩难懂的生物学机理。在神经科学和心理学中，我们谈论到的记忆通常分两种：一种是短期记忆，它表明我们只保留了几分钟的信息；另一种是长期记忆，这里信息的存储和检索周期通常是几天、几个月，甚至贯穿于我们整个一生。

科学家又将长期记忆分为两大类：陈述性（或显性）记忆和非陈述性（或隐性）记忆。陈述性记忆指的是我们记忆事实和事件的方式，而非陈述性记忆负责习惯的形成以及技能的发展等其他方面。

这不仅仅是从类型上对记忆进行划分的一种方式——它们实际上从生物学角度也是不同的。海马体对于保留显性记忆是必要的，而对于隐性记忆则反之。记忆似乎根据其类别被储存在不同的脑区。例如，我们的条件性情绪反应需要杏仁核，我们对身体的熟悉程度来自小脑，而对事实和事件的认知记忆则依靠内侧颞叶、丘脑和下丘脑。

言归正传，千万不要以为我们真的对记忆的运作方式了如指掌。请继续往下看，你将会对记忆重塑一些新的概念，从而发觉记忆这个玩意儿，到底是有多缥缈虚无和光怪陆离。

我们记忆中的错误

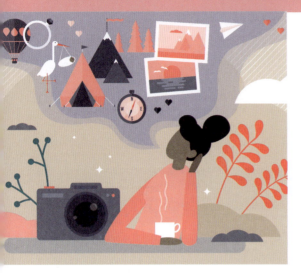

呃,我忘了

对于我们为什么会忘记事情,有很多解释。有时是检索信息的问题——你试图记住某部电影中的一个演员,但它突然从你的头脑中凭空消失了。这可能是由于衰减理论:本质上,"不使用它就会失去它"。如果你不在一段时间内检索和排练记忆,它就会褪色和消失。然而,这个理论并不能解释为什么一些较久远的长期记忆(如所有让自己难堪的时刻)在几乎没有回忆的情况下仍然保持着难以置信的稳定。一些科学家认为你的记忆可能会相互竞争和干扰,这意味着要么新的记忆难以储存,要么它们甚至可能覆盖一些旧的记忆。

当然,我们不会把所有东西都储存在长期记忆中。许多细节(如你本该在商店里买什么)都会被过滤掉,因为你的大脑要么认为它们无关紧要,要么是因为编码到长期记忆中的过程被打断了。有时我们的大脑故意忘记一些事情,特别是创伤性或令人惶恐不安的经历,以减轻这些记忆所带来的痛苦。所以,让你的大脑放松点!它已经尽力了。

我们的记忆有时似乎完全准确。这就好像我们脑子里有一个摄像头,记录着我们周围发生的一切,即使它们在慢慢褪色,我们能够完美地回放和回忆我们保存的记忆,但这大错特错。事实上,我们的大脑在记住事情方面真的非常非常糟糕,或者说,至少在记忆某件事上比另一件事强。你可能会丢掉数年的微积分和三角学知识,但不知为何却记得美国宪法的序言。这是怎么发生的呢?

似曾相识

现在,让我们研究一下"似曾相识"(déjà vu)[51]的现象:我们有时会有一种奇怪的感觉,即眼前的场景我们以前好像经历过。嘿,等一下,我刚才不是说了吗?关于为什么会发生似曾相识的现象,有很多理论,但这可能不是前世的记忆,也不是《黑客帝国》中的故障。但这可能是你大脑中的一个小故障!当研究人员有目的地试图诱发似曾相识的感觉时,他们发现内侧颞叶会亮起来。大脑的这一部分有助于检索长期记忆,特别是对事实和事件的检索。一些科学家认为,颞叶的短暂电故障会激活你的记忆中心,并在一瞬间使你想到:"嗯,我记得这件事"。事实上,经历过颞叶癫痫发作的癫痫患者经常报告在发作前有似曾相识的感觉。

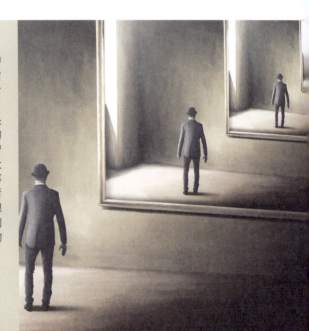

我发誓它是不同的

2010年，一位名叫菲奥娜·布鲁姆（Fiona Broome）的超自然现象顾问认为，南非反种族隔离领导人纳尔逊·曼德拉（NelsonMandela）已于20世纪80年代死于狱中。她记得新闻报道过，甚至曼德拉的遗孀发表过关于他死亡的讲话。但事实是，他（当时）仍然活着，并担任过他们国家的总统。这种谬以千里的记忆是一个天真的错误，没什么大不了的……真的是这样吗？但奇怪的是，菲奥娜注意到，她的许多朋友都有同样的回忆。事实上，她发现还有成千上万的人坚信他们目睹了纳尔逊·曼德拉的葬礼，尽管它从未发生过。

似乎所有这些人都有同样的幻想！这怎么可能呢？这种现象称为曼德拉效应（Mandela effect），表明我们是多么容易受到集体错误记忆的影响。人们认为，这种相互误解的形成要么是因为我们接触到被误解和虚构的媒体，要么是因为我们的大脑试图用一个看上去像是符合接下来的逻辑步骤的信息去"填补空白"。在一个更广阔的世界里，这确实彰显了错误信息的威力！为了说明我们的意思，这里有几个我们最喜欢的曼德拉效应的例子。

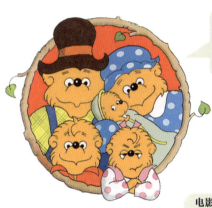

他们声誉上的污点
我真的很不想告诉你，但可爱的贝伦斯坦熊（Berenstein Bears）的正确拼写实际上是 Berenstain Bears。

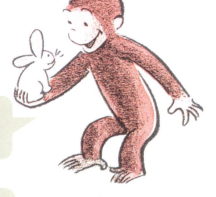

好奇猴乔治[52]的尾巴
你会惊讶地发现……他从来没有过尾巴吗？也是真够奇怪的。

电影魔术
很多人都记得喜剧演员辛巴达（Sinbad）在一部名为《Shazaam》的电影中饰演一个精灵。但是实际上并没有这样的电影。

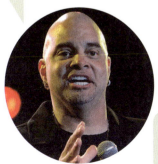

消失的果篮
鲜果布衣（The Fruit of the Loom）[53]的标志只有水果。它的背后从来就没有丰饶角饰！

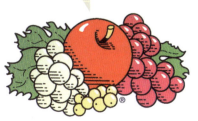

这不是真的……这是不可能的！
在《帝国反击战》（Empire Strikes Back）[54]的高潮部分，达斯·维德（Darth Vader）[55]说："卢克（Luke）[56]，我是你爸爸。"其实他压根就没有说"卢克"。

作伪证

我看到了这一切，警官

当你目睹犯罪或事故时，当局可能会向你了解一些发生的细节，而这些证词往往是保险索赔、诉讼，甚至判决中的决定性因素。刑事司法系统依靠包括证人证词在内的证据来判定被告是有罪。但事实证明，当有诸多因素影响着一个人的记忆时，目击者的证词确实是不可靠的。

呃，我领悟到要点了

严重的事件通常是伴随巨大压力的。压力能极大地帮助我们保持警觉和专注，但当这种压力过大时，它实际上会更让你记不住细节。如前所述，我们的记忆并不像录像机那样工作。当我们回忆记忆时，我们不会回放我们看到的所有记录。如果你的大脑试图一丝不苟地记录着生活中每一刻不断涌入的信息，你的大脑迟早会爆炸的。因此，取而代之的是你的大脑忽视了大多数事情，只是试图记住最相关的东西。

每个故事都有三面性[57]

这就是问题的源头。当你后来被要求复述这起抢劫案时，你会记得一些重要的细节，然后你的大脑会尽其所能地用对你最有意义的信息填充剩下的画面。而每次让你回忆那段记忆时，它都会有轻微的变化。这几乎就像与你的大脑玩电话游戏。有时，旁观者甚至不能记住关于所发生事件的基本事实。在有人持枪的犯罪中，目击者往往会过于关注武器，以至于他们忘记了其他重要的细节，如持有武器的人是什么样子。因此，如果你发现自己身处一个只有一个目击者证词的陪审团中，此时应寻求更好的证据。

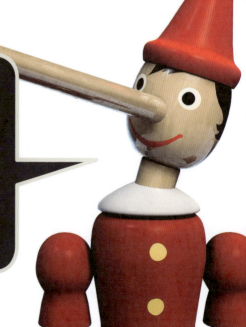

骗子，骗子，你说谎！

有些人模糊了真假之间的界限，以至于几乎无法分辨什么是真实的，什么是虚假的。

这些病态的骗子倾向于讲述对自己有利的故事，要么以英雄的身份出现，要么以受害者的身份出现，但没有明确的说谎动机。病态的骗子甚至可能说服自己相信他们自己的欺骗行为。听起来像你认识的政客吗？为了避免伤害而防御性地说谎是正常的，但不谋私利而编造故事则是荒谬的。确切的原因尚不明晰，但这可能与成长过程中混乱的家庭环境因素有关。病态谎言不是一个独立的诊断，而是人格障碍的一个症状，如反社会、表演型和自恋型人格障碍。

完美的记忆

照相记忆似乎是一种超能力。想象一下，你会在每次考试中取得好成绩，记住每个电话号码，而且永远不会迷路。虽然"遗觉记忆"一词有时与"照相记忆"交替使用，但它们并不完全相同：遗觉记忆是回忆特定记忆的清晰快照的能力，而照相记忆通常指的是记住几页文字或一串数字。但这种超能力是真实存在的，还是只是幻想？

真实的生活

看上去遗觉记忆确实是一种真实的现象，至少在某种程度上是这样的，尽管它确实只存在于非常小的孩子身上。有遗觉记忆的孩子有时被称为"遗觉者"——能够详细而清晰地回忆起一段视觉记忆，好像他们还在看着它一样。在许多情况下，这些记忆不仅仅是体现在视觉上的，还包括其他感官方式，如记住场景的声音和感觉。

但是，正如我们刚才所说的——这种现象只在很小的孩子身上发生，即使如此，这些记忆也不是完美的。它们和其他类型的记忆一样，它们也会出现同样的扭曲和记忆错误，只是它们看起来更生动。

你会记得我吗

那个更著名的瞬间记住几页文字或一串数字的能力，是的，可能不是真的。20世纪70年代，围绕这一想法的大量炒作来自一位名叫查尔斯·斯特罗迈尔的研究人员，以及他当时的学生和后来的妻子伊丽莎白，据说他们可以记住随后结合随机的点状图案来形成精神上的三维图像（就像魔眼一样，但只存在你的大脑中）。众所周知，伊丽莎白拒绝与其他研究人员重复这个实验，在寻找其他具有类似技能的人时，只发现了一两个非常擅长记住非常具体的信息的学者。

进入我的记忆宫殿

这并不意味着记忆的超能力完全不存在。通过使用助记符和认知策略来帮助回忆的话，人类的记忆力实际上是可以变得相当强大的。这些工具为你试图记住任何其他信息添加了额外的编码层，以助于你的大脑保持所有点的连接，使信息更容易回忆起来。这就是为什么你可能还能听到"我受过高等教育的母亲刚刚给我们吃了9个比萨"（My Very Educated Mother Just Served Us Nine Pizzas）[58]的声音并准确地记得它代表什么，或者它曾经代表什么。

记忆储存在哪里？

虽然我们知道某些大脑区域对保留不同种类的记忆非常重要，但不太清楚这些记忆到底是如何被储存的。迄今为止得到最多支持的理论是突触理论，该理论认为，当我们学习某样东西时，我们在一遍又一遍地重复激活同一组突触，从而加强了神经元之间的联系。这意味着记忆基本上是作为连接的神经元网络储存在大脑中的，而且相关佐证愈来愈多！在麻省理工学院2016年的一项研究中发现，科学家们能够"标记"小鼠在学习新环境时激活的海马体神经元。后来，当科学家们激活这些相同的神经元时，他们能够触发相同的行为——即使小鼠处在不同的环境中。

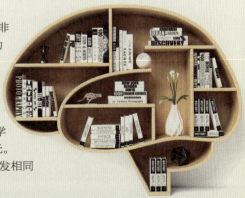

这些组成了甜蜜的梦境

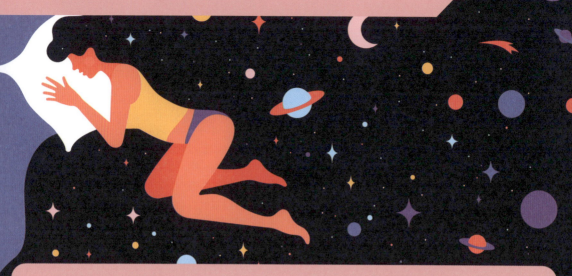

任何曾经有过老师告诉他们要确保在大考前好好休息的人,可能都熟悉这样的观点,即睡眠对于帮助我们巩固记忆很重要。但是生物学家直到大约一百年前才意识到睡眠对帮助储存记忆至关重要,而睡眠是如何起作用的还不太清楚。

晚安

一开始,我们就知道,睡眠不足会让你很难集中注意力,并不能真正专注于一节课或一项任务,这会让你从一开始就无法吸收信息。即使是一个糟糕的夜晚,也会有对你的工作记忆产生可衡量的影响——工作记忆是一种帮助引导注意力和决策的短期记忆。

睡个好觉吧

根据20世纪20年代开始的研究,我们知道睡眠对记忆巩固很重要。一组研究人员教给受试者一串他们在现实世界中永远不会遇到的无意义的单词,以确保参与者都在学习新信息。在接受学习任务和参加测试的人群中发现,经过一夜好眠的人比那些没有睡觉的人更能记住任务内容。

这项科研工作引发了一波研究浪潮,这些研究发现睡眠和某些类型的记忆(尤其是陈述性记忆的保持)之间有很强的联系。(这就是事实和事件——但你还记得,对吧?)所以,那些告诉你在考试前睡个好觉的老师是对的——这对记住事实和数字真的很重要。

别让噩梦侵袭

科学家们还发现,为了巩固这些陈述性记忆,你需要一种特殊的睡眠类型,称为非快速眼动睡眠(non-rapid eye movement sleep, non-REM sleep)。尽管你可能会在梦中重温你的课程(甚至赤裸着身体),但实际上当你不做梦的时候,你的大脑正在努力巩固这些记忆。在这种所谓的慢波睡眠中,大脑活动的震荡模式被认为有助于加强神经元之间的连接,让这些记忆真正扎根于你的脑海。

我自己的小世界

你现在知道,我们的记忆并不完美,我们很容易对各种事情产生轻微的误记,而且更荒谬的是我们也会植入虚假记忆。那么,这到底是怎么回事?为什么我们的大脑不能像强大的计算机那样对所有这些东西进行编码?

内存清除

嗯,世界是一个巨大的、复杂的、嘈杂的地方——我们周围每时每刻都在发生着各种各样的事情。我们的大脑还不够大,也不够快,无法一下子处理所有的事情。因此,我们的大脑一定要有选择性。我们必须专注于其中一些特定的信息,以便真正吸收它。并不是我们大脑处理的所有信息都被编码为长期记忆;有些信息甚至在你合上书本或离开谈话时就被过滤掉了。因此,每当你回忆起一段过往时,可能没有清晰地回忆起它的细节,你只是记住了完成你正在做的任何事情所需的关键信息。

生活在环境中

如果我告诉你:你所知道的一切是真的呢?

只是……或许是真的。你的大脑从环境中获取信息的同时会对其进行过滤,并将其与你曾经经历过的过往进行比较,以帮助你准确地理解当下正在发生的事情。每一次新的经历都要通过你的个人记忆和现在的意识来审视一番,然而这种意识本身是有偏见的,事实上,我们的大脑会为保护我们的自我概念对我们的感觉和行为进行辩护,而这反过来会影响我们对互动和事件的记忆。例如,如果我认为自己是一个动物爱好者,可能不记得曾经杀过一只老鼠。

从本质上讲,不存在所谓的客观经验,因为你的每一个感觉、思想或情绪都是通过你自己独特的现实过滤的。哎呀,我们甚至经历了输入延迟!尽管我们的神经元启动得非常快,但它们不是即时的。尽管我们的神经元发射得非常快,但它们不是瞬时的,所以,你所看到的、听到的一切都已经发生了,我们每个人都生活在80毫秒以前的过去!这就是我们的生活。听到这些,你几乎可以说,我们每个人都生活在由我们自己大脑构建的个人虚拟现实中。[基努(Keanu)的声音]哇哦[59]。

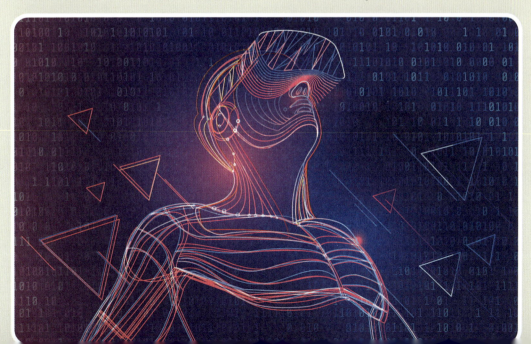

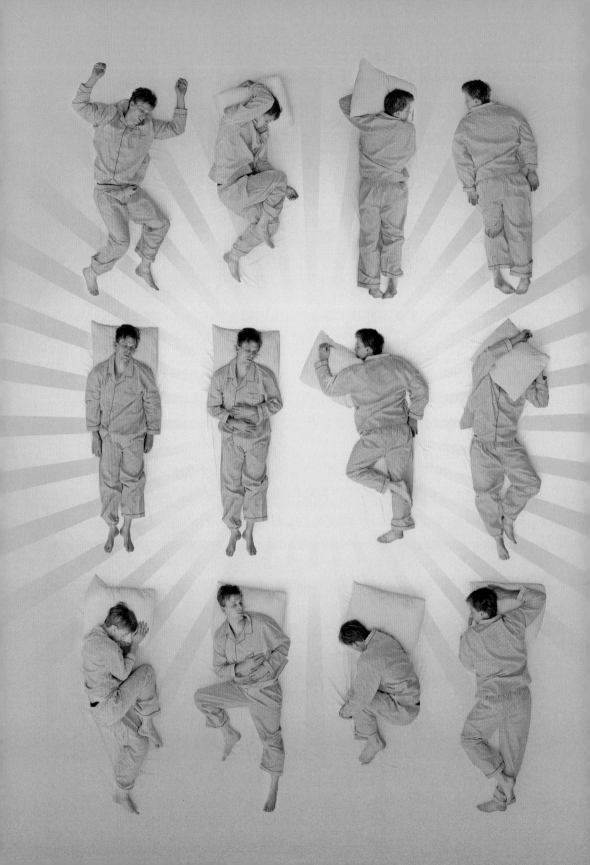

第十三章
甜美的梦！

睡眠占据了你每天大约八个小时的时间。这意味着你的一生中有1/3的时间是处于平躺、闭目养神且完全无视周围的世界的状态。那么，这是什么原因呢？为什么进化论给我们设定了这么个奇怪的要求？

可能我们六岁的时候还不敢苟同，即便相当奇怪，但睡眠这种现象确实是令人震惊的。所有人类都会这样做，大多数其他动物也是如此。睡眠作为一种独特的状态存在，与清醒时不同，在这种状态下，我们对外部刺激大多没有反应，包括做梦这种奇特的现象。

睡眠时，大脑在两个独特的子状态之间交替进行：快速眼动（REM）和非REM睡眠。这些亚态每90分钟循环一次，在夜间反复进行，每一种次级状态以不同类型的大脑活动为特征。在非快速眼动睡眠期间，大脑会随着神经元活动而波动起伏。虽然可能有动作发生，但做梦却很少。另外，快速眼动睡眠是动作发生的阶段，虽然你在这一阶段花的时间较少，但这也是你做梦的睡眠阶段。

但是睡眠的意义可不仅仅只是做个梦。它对长期记忆的正确编码至关重要，还能增强我们的免疫系统，而且（我们认为）它能让我们的大脑进入"洗碗机模式"，清除我们脑细胞之间的垃圾，确保第二天的一切都很干净。所以，说真的，抓紧时间休息吧。这真的很重要！现在，如果你不介意的话，我们要去打个盹了。

睡觉是为鸟类服务的
（以及长颈鹿，还有海豚……）

人类并不是唯一一会睡觉的动物。实际上大多数动物似乎都以这样或那样的形式睡觉。但是其他动物的睡眠可能不是我们所能识别的。

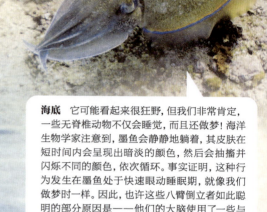

海底 它可能看起来很狂野，但我们非常肯定，一些无脊椎动物不仅会睡觉，而且还做梦！海洋生物学家注意到，墨鱼会静静地躺着，其皮肤在短时间内会呈现出暗淡的颜色，然后会抽搐并闪烁不同的颜色，依次循环。事实证明，这种行为发生在墨鱼处于快速眼动睡眠期，就像我们做梦时一样。因此，也许这些八臂倒立者如此聪明的部分原因是——他们的大脑使用了一些与我们相同的技巧来编码和存储记忆！

一半一半 宽吻海豚需要呼吸空气，但又生活在水中，所以它们不能在打盹的时候完全昏迷。它们是怎么解决的呢？——每次只有一半的大脑在睡觉。他们能够关闭一半的大脑，而另一半保持一定的防范意识以警惕危险，让海豚浮出水面呼吸。

飞翔中的睡眠 如果我们都能像军舰鸟那样就好了。它们可以昼夜不停地飞行数周。研究人员在其中一些鸟的头部安装了传感器，并监测它们的大脑活动，这证明它们在飞行时确实会睡觉。

短小精悍 长颈鹿睡得很少。成年长颈鹿每天的睡眠时间不到5个小时，它们会在躺下时快速抓紧时间进入深度睡眠，并把头靠在自己的臀部上休息。真的太可爱了！

绵羊会梦见流血的人类吗？

如果你有一只宠物猫或狗，你可能见过它们在睡梦中抽搐、呜呜叫，甚至（正如YouTube上一个特别搞笑的视频所展示的）在睡梦中撞墙。动物真的会做梦吗？据我们所知，答案是肯定的！我们知道，许多物种都经历过快速眼动睡眠，这是人类做梦的阶段。

而对睡眠中的老鼠的大脑活动的研究表明，至少在某些时候，它们正在重新激活它们用来完成迷宫任务的相同神经元。研究人员认为这意味着他们正在巩固这些记忆，因此，他们可能会在梦中穿过迷宫！

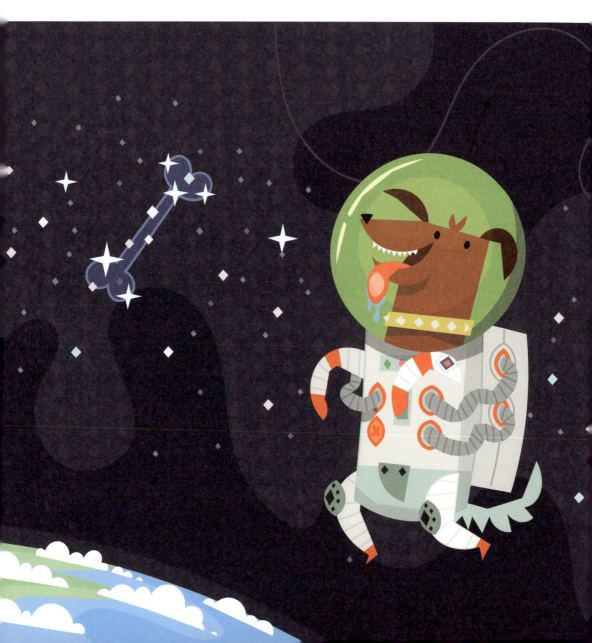

感受节律

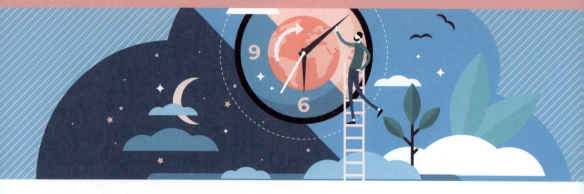

无论你是早起的鸟儿还是夜猫子,可能都在经历着有规律的睡眠和觉醒周期,通常这意味着在天黑时睡觉,在天亮时醒来。这些周期往往遵循与地球24小时自转一致的规律模式,并由内在的昼夜节律指导其过程。

夜的节律

有关这些节律存在的理论依据是,它们本质上是让我们预测并利用我们所处的自然环境自然周期——试图让身体在一天24小时工作的过程中优化其功能属性。许多身体功能都受到昼夜节律的影响,包括睡眠/觉醒周期、消化、激素释放和体温。但我们并不是唯一遵循这类模式的人。几乎所有的动物都有昼夜节律,甚至在细菌中也发现了昼夜节律!

一个运转良好的机器

在人类中,这个生物钟是由位于下丘脑视交叉上核(suprachiasmatic nucleus, SCN)的一个起搏器控制的,SCN是位于下丘脑中的一个很微小的大脑区域。在多数情况下,SCN的作用就像一个管弦乐队的指挥。它从环境中获取线索——特别是日光和黑暗,这要归功于眼睛的直接输入——告诉我们的身体"时间"是什么:什么时候该吃饭了,什么时候该睡觉了等等。它通过在24小时的周期内循环不同蛋白质的产生和降解来做到这一点,在日常循环中创造反馈回路来调节身体功能。

蓝光蓝调

你知道你不应该在睡前看推特——不仅仅是因为"阴暗刷屏"(doomscrolling)[60]对你的心理健康不利。由于你的大脑使用环境中的光线提示,盯着屏幕到深夜会扰乱你正常的昼夜节律,这对您的睡眠有害。通常情况下,当天开始变黑时,大脑会产生褪黑激素,这是一种使我们感到困倦的激素(它甚至是一种常见的非处方助眠药)。但晚上暴露在蓝光下,而蓝光在自然界中主要由太阳产生,会抑制褪黑激素的产生,所以我们在该睡觉的时候不会犯困,也不会像该睡觉的时候那么容易睡着。

破坏我们重要的昼夜节律会影响很多其他身体功能,如引起饥饿和消化问题,这可能导致其他的一些健康问题。所以,如果你在深夜不睡。例如,你想要读完一本关于大脑的书时,考虑使用相关的应用程序将屏幕设成暖屏的护眼模式,或者在晚上戴上防蓝光护目镜。

抛开时差

当你的昼夜节律被严重干扰时（例如，你穿越了几个时区），你可能最终倒不过来时差，在凌晨3点痛苦地躺在欧洲的旅社里，甚至在当地人还没有开始吃晚饭时就昏睡了过去。即使外面阳光已经改变了，但你的身体无法立即适应新的时刻表，因为这种昼夜节律是相当根深蒂固的了。

所以，相较于本应存在的时间，你的身体仍然会在习惯的时间发出起床和就寝的信号。如果想避免这种情况，可以提前开始调整你的睡眠时间表，强迫自己在到达新地点时至少熬到晚上10点。这样，你就可以把晚上的时间花在享受假期上，而不是在床上打鼾。

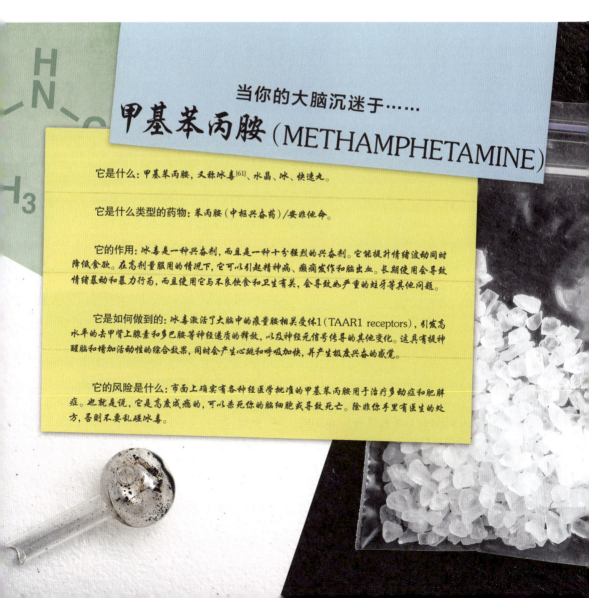

当你的大脑沉迷于……
甲基苯丙胺（METHAMPHETAMINE）

它是什么：甲基苯丙胺，又称冰毒[61]、水晶、冰、快速丸。

它是什么类型的药物：苯丙胺（中枢兴奋药）/安非他命。

它的作用：冰毒是一种兴奋剂，而且是一种十分强烈的兴奋剂。它能提升情绪波动同时降低食欲。在高剂量服用的情况下，它可以引起精神病、癫痫发作和脑出血。长期使用会导致情绪暴动和暴力行为，而且使用它与不良饮食和卫生有关，会导致严重的蛀牙等其他问题。

它是如何做到的：冰毒激活了大脑中的痕量胺相关受体1（TAAR1 receptors），引发高水平的去甲肾上腺素和多巴胺等神经递质的释放，以及神经元信号传导的其他变化。这具有提神醒脑和增加活动性的综合效果，同时会产生心跳和呼吸加快，并产生极度兴奋的感觉。

它的风险是什么：市面上确实有各种经医学批准的甲基苯丙胺用于治疗多动症和肥胖症。也就是说，它是高度成瘾的，可以杀死你的脑细胞或导致死亡。除非你手里有医生的处方，否则不要乱碰冰毒。

你的梦是什么意思?

梦总是千奇百怪。当你闭上眼睛时,它溜入你的潜意识,看着故事在你的脑海中上演。其中有些是很正常的,如梦见工作中无聊的一天。也有一些是极其荒诞离奇的,如梦见一只穿着西装的狗狗和你一起在熔岩河上泛舟,这样你就可以为舞会之王投票了。因此,难怪很多人从睡梦中醒来后会想,"我怎么会梦到这个?"

梦是瓶中的精灵

心理学一直都涉足梦境世界,这要从老好人西格蒙德•弗洛伊德开始。(你知道他又要出现了,对吧?)弗洛伊德认为,梦揭示了无意识,研究梦可以帮助了解一个人的思想。事实上,他认为梦只是为人们提供了一个发泄压抑欲望的渠道。弗洛伊德称其为"愿望的实现"(wish fulfillment),这个词实际上是他自己创造的。当然,这一理论被推翻了,甚至在弗洛伊德生前也是如此,因为他的理论显然不能解释那些反复做噩梦的创伤后应激障碍患者。

一个象征性的姿态

弗洛伊德的继任者卡尔•荣格(Carl Jung)认为,梦是来自潜意识的重要信息,因此需要非常密切地关注。通过对梦的研究,荣格确定了反复出现的原型(archetypes),他把这些原型描述为人类集体无意识的一部分,是与生俱来的、普遍的思想符号。这一理论导致了荣格的梦境分析,即研究一个梦境,识别原型,确定其含义,并将该含义应用于一个人的生活。梦的分析变得非常流行,有很多网站可以解析梦的符号学。尽管如此,现代理论已经背离了荣格的信念,即每个梦都有重要的意义。

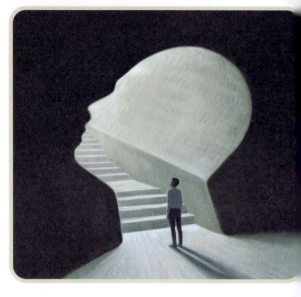

那么,它们的真正含义是什么

虽然弗洛伊德的理论被驳斥,荣格的方法也逐渐失宠,但这并不意味着梦是无足轻重的。相反,你所梦见的东西可能反映了你的大脑认为重要的东西。如果你对考试感到焦虑,可能会梦到考试(而且你忘了学习,也不知道在哪个房间举行,当然你也没穿裤子)或其他让你焦虑的事情。如果你整天都在看《指环王》(Lord of the Rings)[62],可能会梦到甘道夫(Gandalf)[63]的壮丽胡须。而有些梦可能会让你对自己的情绪状态产生有意义的洞察力。

但大多数的梦都是对你一天中的经历的简单重复,就像一个DJ对你的生活进行采样,然后说:"混音!"释梦真的很有趣,有时还能起到治疗作用,但要小心——它很容易就会变成星座级别的胡言乱语。

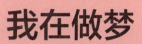

我在做梦

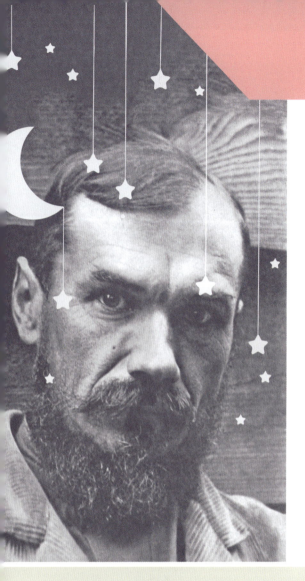

1898年，一个名叫弗雷德里克·范·伊登（Frederik van Eeden）的人记录下了他最近的梦。他已经记录了数百个梦，但这个梦是不同的，在梦中，他变得足够清醒，意识到自己在做梦，并且可以"自主行动"。他称之为"清醒的梦"。清醒的梦境最常发生在我们处于快速眼动睡眠和清醒之间的时候。

据信，某些大脑区域（如负责工作记忆的背外侧前额叶皮层，以及负责我们大量感官信息的顶叶）可能会变得活跃，让你在睡眠时进行有意识的控制。如果你能驾驭它，清醒的梦可以提高解决问题的能力，提高自信心，甚至帮助对抗噩梦。如果你想自己做清醒的梦，在入睡前花一些时间思考你想做的梦，并注意细枝末节，这样你就能在梦境中更好地发掘与现实的突破。你一旦进入梦境，就会有无限的可能性——你可以飞向太空，变出一个100个冰激凌球的蛋筒，或者像《盗梦空间》（Inception）[64]中那样把世界拆成两半。

我们记忆中的错误（再次）

现在，让我们来研究一下似曾相识的现象：我们有时会有一种奇怪的感觉，即我们以前经历过什么。（嘿，等一下，我是不是……刚刚做了一个关于这个的梦？）梦和记忆有一种诡谲的关系。经常回忆自己梦境的人声称有过更多似曾相识的经历，这可能是因为梦境促进了虚假记忆的产生。这听起来很荒谬，但这千真万确——做梦帮助我们巩固和简化记忆，这可能会导致根据我们最熟悉的内容再添加不正确的信息。这可以使未来的经历感到奇怪的可识别性。事实上，有些人声称他们经历了"似曾相识"的感觉，即在现实生活中发生之前，你已经梦到了什么。真是令人毛骨悚然。当然这个故事告诉我们：梦境是不可信的。

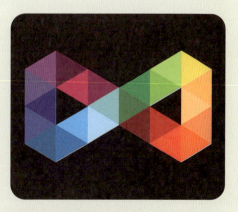

第十三章 甜美的梦！

不太甜蜜的梦

我们中的许多人经常发现自己希望能得到更多的睡眠;对许多人来说,由于工作、家庭和日常活动占据了大量时间,感觉能睡足八小时都是奢望。但是我们确实需要获得睡眠——大多数成年人每天需要7~9个小时的睡眠,而睡眠不足与各种长期的健康问题有关,如肥胖、高血压,甚至痴呆症。由于这样或那样的原因,并非每个人都能每晚得到充分的休息。下面是一些比较常见的睡眠障碍的例子,以及一些最罕见的睡眠障碍!

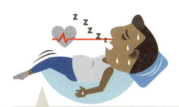

不宁腿综合征: 顾名思义,患有不宁腿综合征或威利斯-艾克博姆病的人很难入睡,因为他们在坐着或躺着时感到腿部不适。他们感到有移动腿部以减轻疼痛的冲动,反过来又无法获得足够的睡眠。通常情况下,由于踢腿行为,他们的伴侣也无法入睡!

睡眠呼吸暂停: 阻塞性睡眠呼吸暂停是一种比较常见的疾病,由气道阻塞引起,导致一个人整夜反复醒来,大口喘气。它可以由大舌头、过大的扁桃体或肥胖等生理特征引起。
中枢性睡眠呼吸暂停是类似的,但它不是由身体引起的,而是由大脑引起的。基本上,大脑停止告诉呼吸肌肉继续做它们的事情,通常会导致一个人窒息。

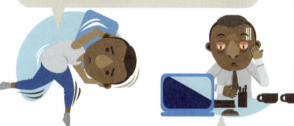

嗜睡症: 又称为过度睡眠障碍,意思是尽管有充足的睡眠时间,但仍然过度嗜睡,嗜睡症的特点是在不适当的时间有不可抗拒的睡眠欲望。它与产生下丘脑分泌素的神经元的缺乏有关,下丘脑分泌素对于告诉大脑"醒来"和保持清醒至关重要。

轮班工作睡眠障碍(和其他睡眠-觉醒障碍): 这些通常被认为是昼夜节律睡眠障碍,因为它们通常是由身体的生物钟和环境的光/暗周期之间的脱节引起。上夜班的人最终往往会把自己的昼夜节律训练成在晚上清醒,在白天睡觉,基本上让他们在白天必须外出时都会感到时差。

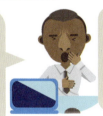

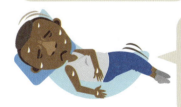

异态睡眠(快速眼动睡眠行为障碍,爆炸头综合征):
影响睡眠和觉醒之间以及不同睡眠阶段之间的过渡阶段的睡眠障碍称为异态睡眠。这些可能会引起一些相对常见的怪异现象,如梦游和夜惊,但也可能包括一些极其奇怪的情况。一个例子是快速眼动睡眠行为障碍,在这种情况下,个人会通过肢体和声音来诠释他们的梦(有时会误伤自己或他们的伴侣)。另一个更离奇的例子是爆炸头综合征,人们从睡梦中醒来时,会"听到"巨大的爆炸声。

失眠: 即使在需要休息的时候也无法入睡或保持睡眠状态,这可能是由咖啡因等刺激物或慢性疼痛、抑郁症或焦虑等健康状况引起。极其罕见的遗传病——致命的家族性失眠症——首次在一个意大利家庭中发现,这是一种杀死丘脑中调节睡眠的脑细胞的疾病。受害者在中年时出现轻度失眠,几个月后病情急剧恶化。失眠导致幻觉、混乱,以及出现记忆、视觉、语言和运动方面的障碍。这种疾病最终往往是致命的。当我们说你需要睡眠时,我们并不是在开玩笑。

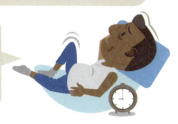

当你的大脑服用了……
γ－羟基丁酸（GHB）

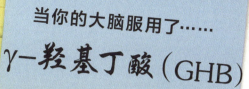

它是什么： γ-羟基丁酸，又名GHB，液体摇头丸，G，或者最可怕的称呼是"约会强奸药"。

它是什么类型的药物： 镇静剂。

它的作用： 由于其强大的镇静作用，GHB用于治疗睡眠障碍，如发作性睡病（通常与低剂量日间兴奋剂相反，以帮助恢复正常的睡眠习惯）。它还能诱发欣快感和去抑制感，这使得它在一些娱乐用户中很受欢迎。

GHB这种药物实际上是其他神经递质的前提，包括GABA[65]，这是大脑中的一种抑制性递质。GHB本身可以与GHB和GABA受体结合，引发级联信号，从而导致镇静和欣快效果。

它的风险是什么： GHB对中枢神经系统有抑制作用，类似于酒精，高剂量会致命。一些运动员使用GHB，因为它被宣传为"合成代谢剂"，但没有证据表明它能提高成绩。当然，你可能已经在毒品意识或个人安全课程中学到，由于几起备受瞩目的刑事案件，它被称为"约会强奸药"。

睡眠使大脑更洁净

越来越多的证据表明，不良的睡眠习惯在痴呆症的发展中起着重要作用，痴呆症患者经常经历严重的睡眠中断。虽然我们并不完全确定原因，但最近对小鼠的研究给我们提供了一些线索。在睡眠期间，称为星形细胞的脑细胞收缩，将所有脑细胞之间的空间扩大了近60%。

这使得更多的脑脊液（cerebro spinal fluid, CSF）能够通过大脑的沟或裂流动。每当这种情况发生时，CSF就像一种清洁液，将白天收集的所有碎片排出去。清除这些有毒废物，如淀粉样β蛋白，对于预防阿尔茨海默病等疾病可能很重要。

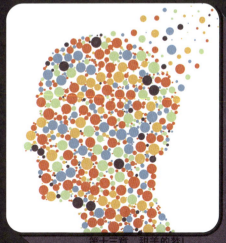

第十三章 甜美的梦！

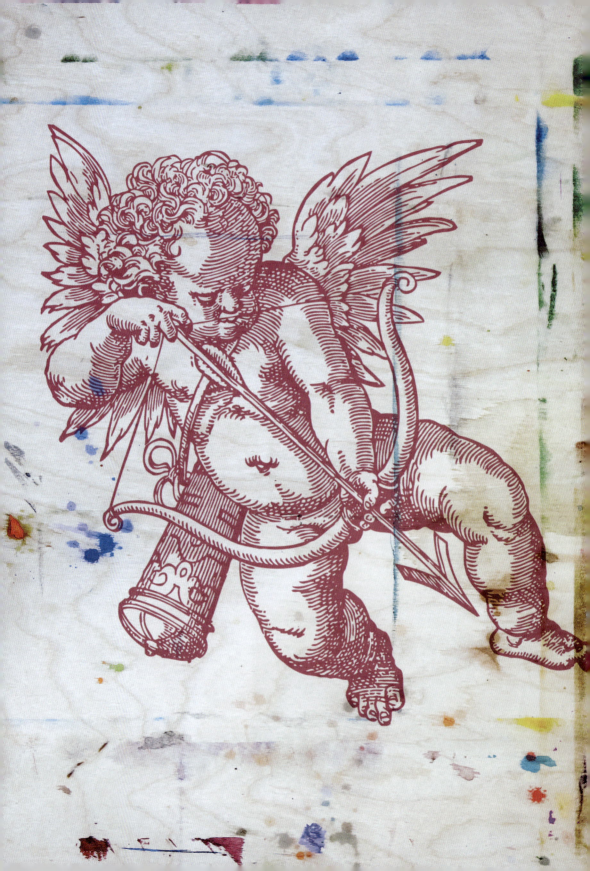

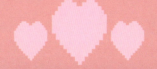

第十四章
爱是什么?
宝贝,请别伤害我

如果你把电影里那套话当真,爱就如同氧气一般存在。爱情是多么美好——它托举我们登上属于我们的极乐之巅……你所需要的就是爱……或者只是你的大脑试图确保你得到它后再生一些孩子?

人类为爱痴狂。我们写关于爱的书籍、歌曲和电影,我们需要从父母那里得到爱,我们希望从朋友那里得到爱,对许多人来说,找到真正的浪漫爱情亦是人生的主要目标之一。但是,爱并不是像食物或水甚至睡眠那样是看似有形的需求;它是一个抽象的概念,反映了我们与周围人的关系。那么,究竟什么是爱?为什么我们对它如此渴望?

人类是高度社会化的生物。我们的大而美丽的大脑是我们早期祖先愿意形成合作社区的直接结果,在那里,多个成年人可以帮助照顾和保护弱小无助的婴儿,为共享食物而努力,并在狩猎中相互协调。彼此之间能够形成强大牢固的纽带,使我们的早期祖先得以生存,这也是我们今天没有谋杀我们的兄弟姐妹的原因。

爱情可能最常让人想到的是红玫瑰、香槟和——嗯哼,我想你是知道的。人类也是动物,我们必须传宗接代,让生命得以延续与传递。浪漫的爱情可能是为了确保提供DNA的父母都能长时间陪伴在孩子身边,直到见证他们的后代能靠自己自力更生。

但爱也有其他形式。父母对孩子的爱能确保即使是在凌晨3点的尖叫声中,父母也能让孩子活着,你对朋友的爱可以帮助你度过艰难的考试和工作日。而所有这些卿卿我我、你侬我侬的感觉都来自——你猜对了——就是那愚蠢的软绵绵的大脑!

这是你的爱情之脑

坠入爱河令人晕头转向，惶恐不安的同时又心潮腾涌——无论是从情感上还是生理上，都将会产生深远影响。你有没有感觉到忐忑不安、方寸大乱？或者当你暗恋的人拂过你的心头时，你的头脑是否会闪过一丝冲动？情至深处，在你的大脑中正有许多事情在悄然发生着。

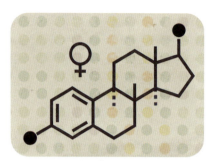

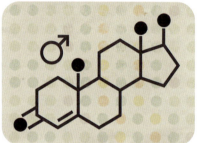

性荷尔蒙：传统的性激素，如雌性激素和睾酮，是驱动那种不可抗拒的欲望感觉的部分原因。有趣的是，在这个充满激情的阶段，男性的睾酮会下降，而女性的睾酮会上升。

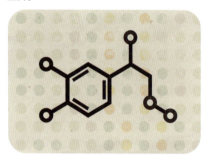

去甲肾上腺素：去甲肾上腺素也称为肾上腺素，它是一种神经递质，可以让你兴奋不已，同时它也是当你坠入爱河、迷恋一个人到昏厥或欣喜若狂的部分原因。

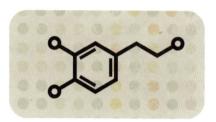

多巴胺：多巴胺促成了恋爱的欣快感，它激活了大脑中的许多奖励回路。当作家声称"爱情就像毒品"时，他们真正的意思是，坠入爱河会激活许多与使用兴奋剂药物相同的途径，如苯丙胺和可卡因。

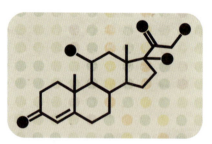

皮质醇；在一段新的浪漫关系开始之际，皮质醇水平——一种压力荷尔蒙会迅速上升，这有可能促使你七上八下、心神不定。

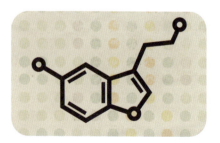

血清素：与多巴胺和去甲肾上腺素不同，当我们陷入情网时，血清素的水平反而会下降。血清素低实际上是强迫症的一个标志，研究人员认为这可能就是为什么你的暗恋对象一直在你脑海中挥之不去的原因！

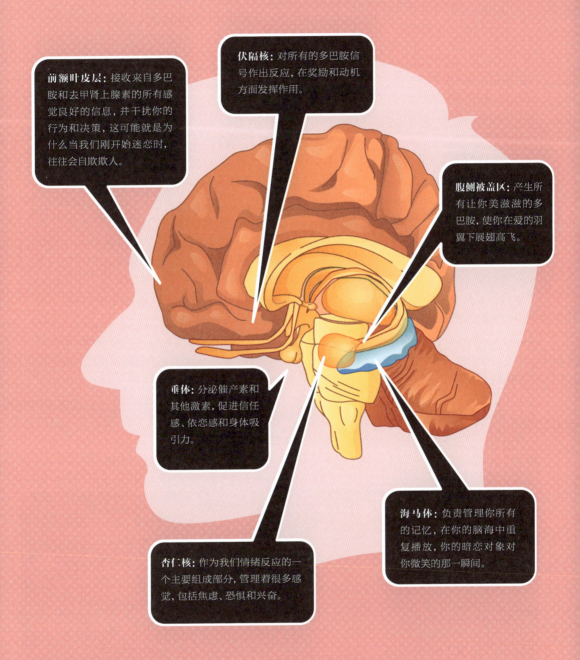

从各个角度理解爱

在希腊语中有六个单词来描述各种类型的爱：agápe、philía、storgē、philautia、xenia和éros。其中只有一个词，éros，描述性爱。其余的则留给了对上帝的爱、对朋友的爱、对家庭的爱，甚至对房客的爱。这一切都很棒，但心理学可能有一个更有用的方法来理解爱情，尤其是非浪漫的爱。

三角恋

一种称为三角理论（Triangular Theory）的模型表明，任何一种爱都包含三个要素：亲密、激情和承诺。就像食谱一样，这三种成分的不同组合会导致不同的爱情口味。如果你把激情和亲密关系结合起来，那就是浪漫的爱情。将亲密关系和承诺结合起来，你就有慈悲的爱，就如同父母对孩子的爱。如果只是亲密关系本身？这就是友谊。看！有这么多的组合！

血浓于水

非浪漫的爱是我们从出生起就具有的最基本和最根本的需求之一。我们强烈渴望与他人形成密切的情感纽带，称为依恋（详见第四章鲍尔比），这对发展至关重要，但也可能对进化同样重要。如果当你发现自己处于《垂直极限》（*Vertical Limit*）[66]的情形下，当你只能救你的妹妹或你的攀岩伙伴时，你（更可能）会救你的妹妹。这称为亲属选择，它从本质上解释了你是如何优待你所爱的、感觉最亲近的人的（换句话说，家人），这将直接导致一些基因通过他们的后代延续下去。但如果这是真的，那么有趣的是，大多数人并没有更进一步——去与自己的兄弟姐妹生孩子，对吧？

像姐妹一样爱你

国际知名人士，官方"肮脏男孩"——西格蒙德·弗洛伊德（Sigmund Freud）认为，家庭成员之间自然会产生性吸引，因此有必要制定乱伦禁忌。但是没有什么证据可以支持弗洛伊德的这一说法。从另一个角度来看，韦斯特马克效应（Westermarck effect）假设表明，那些从小就在一起长大的孩子并没有表现出对彼此的实质性的性吸引。在一项研究以色列的集体社区的报告中显示，从出生到六岁，一直在同一同龄人群体中长大的儿童并没有表现出对彼此的性吸引，也从未与来自同一同龄人群体的孩子结婚（尽管群体间的婚姻相当普遍）。

为什么你爱MR.毛茸茸？

我们的祖先在大约1万年前便开始驯服狗和其他动物。它们作为"生活工具"发挥了重要作用——狼帮助狩猎，鸡生蛋，马提供运输等等。但从那时起，宠物已经占据了我们的家。狗、猫……刺猬。它们很可爱，但饲养它们也需要大量的时间和金钱。为什么我们要把这些小家伙留在身边？嗯，说实在的，我们也不太清楚。有些人认为，饲养宠物是一种社会建构，就像时尚一样，你看到其他人这样做，就会想，"嘿，我也应该这样做！"还有人认为，养宠物曾是财富的象征，或者是源于你养育孩子的天性，因此也是生育价值的象征。但最有可能的是，人类真的很社会化，我们渴望与他人（人类或其他）建立密切的联系和依恋。就像孩子一样，拥有一只完全依赖我们的宠物会激发我们的保护和养育本能，并验证了我们自己的存在。

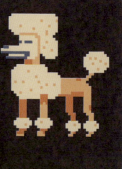

柏拉图式的大脑

正如我们之前探讨的那样,与坠入爱河相关的性激情就像在你的大脑中投下一颗污秽的炸弹一样,充满了乱七八糟的神经递质和激素。但在柏拉图式的、非浪漫的爱情中,如同你对朋友、孩子、父母或猫的爱,大脑在筛选激素时更有选择性。

爱的触碰

如果你曾经从朋友那里获得过一个绝佳的拥抱,或者花几分钟安静地慢慢抚摸你猫咪的毛发,或者有意无意地盯着别人的眼睛,没错,你可能已经感受到了催产素的作用。催产素有时被称为信任激素。它通常在触摸时释放,尤其是在皮肤接触时。催产素使我们感到平静、安全和舒适——它从本质上帮助我们感觉与他人更亲近。同时在人体内,催产素还能在怀孕和分娩期间触发宫缩和泌乳,这对维系母婴关系至关重要。

为你着迷

另一方面,一种叫作血管升压素的有趣激素使我们不断地关心我们的朋友、家人和爱人。血管升压素主要以其维持血压和心血管功能的作用而闻名,有时被称为依恋激素,因为它的释放与情感有关。血管升压素似乎也参与了爱的更"活跃"的一面,使我们感受到占有欲、保护性,并适应我们所关心的人的需求。这种激素与催产素一起释放,它们协同作用,帮助我们感受到与他人之间温暖、亲密、专属的联系。

妈妈的小帮手:催产素

当你的孩子在三个小时内第四次崩溃,在撒满麦片的地板上尖叫时,你可能在反思,人类是如何设法让他们无理取闹、胡搅蛮缠的孩子存活了这么多代的。答案揭晓——是激素,特别是催产素。除了在支持生孩子的生理层面上(催产素刺激收缩、哺乳和性唤起),它对启动父母关系也同样重要,确保你会不惜一切代价爱护和保护你那可怕的蹒跚学步的幼儿。研究表明,阻断雌性大鼠的催产素会导致它们忽视自己的后代;反之,给未繁殖的绵羊或大鼠注射催产素,会使它们作出相应反应,并照顾不属于它们的幼崽。

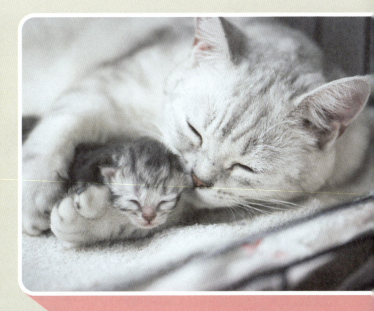

让我们谈谈性吧，宝贝

让人类感到热血沸腾绝非难事。性唤起、刺激和高潮这些都是机械化程序的一部分，以确保我们可以源源不断地产生更多人类幼崽，从而使我们的物种得以繁衍生息。当你被性唤起时，即便你脑子还长在你的身体上，但你会发觉你已经开始魂不守舍了，苦苦地在性欲中斡旋挣扎，你的爱情表上的刻度盘在疯狂转动着，整个人心花怒放。

点燃你的引擎

性唤起往往起源于心理，这就是为什么在你试图进入状态时，阅读一本淫秽的情欲小说或观看一部色情电影可以让你欲火焚身。但是，性兴奋也可以来自脊椎下部神经的神经元支配的性敏感区的物理刺激，导致我们联想到被唤醒的感觉。

这里越来越热了

性兴奋对身体有很多影响——呼吸变得更加急促，心跳加速。更值得注意的是，在性交的预期中，各种部位开始因预期而充血膨胀。这些身体功能是由副交感神经控制的，副交感神经系统是自主神经系统的一个组成部分。副交感神经系统通过起源于脑干和脊髓下部的神经来监督"哺育和繁衍"活动，如消化和性行为。在性唤起的情况下，那些较低的脊髓神经从生殖器接收和发送信息，导致血流量增加以产生勃起和润滑。

做羞羞的事

在性活动中，所有这些情欲的感觉都在积累，在某些情况下，会导致高潮。尽管在媒体（尤其是色情小说）中被描绘成某种改变心智、扭转星系的体验，但实际上高潮只是人类感觉谱系中愉悦地到达某一阶段的另一种体验。当性感觉达到一定的阈值时，来自脊髓的信号会触发肌肉紧张和血流的释放，对于有阴茎的男人来说，这通常也包括射精。

在颅内性高潮中，有一大堆东西在此期间被释放。研究人员通过使用fMRI，已经看到杏仁核（与恐惧和焦虑感相关）和眶额皮质（与冲动控制相关）的活动减少。相比之下，与我们的触觉、情绪控制、记忆和决策相关的区域的神经元活动增加。

总而言之，性生活对你的大脑大有裨益。甚至有证据表明，性刺激和性高潮可以降低疼痛的敏感性，改善焦虑和抑郁的症状、自尊心、睡眠质量和伴侣的亲密程度。

TINDER如何改变约会格局

向左滑动，不，向右滑动！当下软件技术从根本上改变了约会的格局，让结识新朋友变得前所未有的容易。

但这些约会应用程序也改变了你的大脑。每次与你所在地区的性感的新单身人士相匹配时，你的大脑在受到多巴胺的冲击下就会感觉良好。当然，你不会与每个人都匹配，正如伏隔核一样，这种奖励的不可预测性会导致你的快乐出现更大的峰值。

有人说，由于这种即时满足，这些应用程序与寻找长久爱情的"预期"效果背道而驰，因为只有大约0.2%的匹配会最终得到电话号码，而这些虚拟互动转化为实际的约会就更少了。它仿佛只是成了一个约会视频游戏。所以忘掉第一次仓皇失措的约会吧；匹配也同样令人兴奋！

为爱沉沦

性和色是生活中习以为常的部分，古往今来贯穿时代。（其中包括一些非常棒的洞穴壁画的色情作品）但尽管有关性的话题无处不在，它同时也引起了相当大的争议，尤其在性成瘾方面。在和朋友闲聊八卦或者在电影里讨论时，你可能耳熟能详的是，人有性瘾或色情成瘾的想法。随着互联网的普及，由于约会应用和色情网站的存在，这些成瘾似乎比以往来得更猛烈。这是每个人的性感时刻！

欲求不满

但是，仅仅享受色情或频繁的性生活并不能使你对这两件事上瘾。那么，你什么时候会出问题呢？在实践中，这些问题可能包括有强迫性的性想法，花大量的时间寻找性或看色情片，或者与多个伴侣进行强迫性的接触。重要的是，这甚至接近于一种"障碍"，患者很可能难以控制自己的行为，为自己的性行为感到内疚，并用撒谎来掩盖自己的行为。

他们很可能会沉迷于性或色情片，以至于干扰了他们的日常生活，甚至导致他们现实生活中对职业生涯或个人产生负面影响。啊呀，听起来很严重！

强迫性，而不是成瘾性

尽管"色情成瘾"和"性瘾"是常见的口语术语，但这两种情况都没有作为正式的疾病进入DSM或ICD。取而代之的是，还有一些明显不性感的诊断名称，如"非物质或已知生理条件引起的其他性功能障碍"。有一段时间，专家们考虑了一个新的标签，即超性障碍，它将涵盖性上瘾和色情成瘾。他们最终决定放弃这一诊断，因为证据非常有限，特别是因为性和色情不会引起与毒品或赌博相同的生理变化，从而促使任何人将其归类为上瘾。目前，它被认为仅仅是一种强迫，一种没有理性动机的重复行为，除了减少焦虑的意图之外，没有其他理性的动机。

我们对性的认知有哪些误区

性——常常被神秘氛围所笼罩，但切记不要过于迷信那些你茶余饭后道听途说的小道消息，有些可能只是无稽之谈。

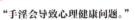

"色情会扼杀你的感情满足感。"
如果一个人认为看色情片很糟糕，尽管这可能是一个大问题，但大多数恋爱中的人看了色情片后报告自己被伴侣所吸引，并且总体上会有更高的关系满意度。

"手淫会导致心理健康问题。"
胡说！如果你从小就听到手淫是变态的或不好的，那么它可能会引起内疚感。但除此之外，这是正常和健康的，不会导致心理健康问题。

"男人不可能被强奸。"
他们当然会有这个可能性。大约3%的美国男性曾遭受过来自男性和女性的性侵犯。事实上，所有强奸受害者中的10%是男性。

"性爱会降低你的运动性能。"
又错了。直觉告诉我们，像性这样要求高的活动会让你感觉更虚弱，但实际上没有证据支持这个老掉牙的说法。

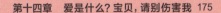

性别和它有什么关系

似乎过不了几年，某个不谙世事的学者就会胡侃这样的鬼话："因为女性的大脑的构造差异，她们注定不擅长理科——咄"，或者"男性更理性——这就是为什么他们在商业上如此出色！"这些说法坦率地说是一种侮辱，但它们从何而来？男性和女性的大脑之间是否存在任何实质性的差异？

男人来自火星

值得注意的是，在观察男性和女性大脑结构和连接性的fMRI研究中发现了惊人的差异，即男性的灰质是女性的6.5倍，这说明他们在逻辑决策和情绪控制方面表现卓越。相比之下，女性的白质是男性的10倍，这当然意味着她们的大脑之间的联系更加紧密，更善于整合信息和多任务并行处理。这些神经影像学研究似乎很容易与现有的关于男性和女性的刻板印象相一致！当然，事情从来没有那么简单。

女人来自金星

正如许多科学家所指出的那样，一旦你考虑到大脑大小的差异（平均而言，男性的大脑比女性的大脑略大），几乎所有这些"明显的"结构差异都消失了。当你看性别之间的平均值时，男性和女性的大脑之间有一些"真正的"差异。例如，一些研究发现，男性左侧大脑的灰质更多，而女性则在右侧大脑有更多。女性往往有更高的雌性激素水平，而这对认知能力有一定影响。平均而言，男性在空间任务（如解决迷宫）方面表现更好，而女性在言语记忆任务（如记住单词）方面表现更好。但这些只是平均水平，真相是，同性成员之间的变异范围远远高于两性之间的差异范围。此外，这些信息对一个人的情感或认知能力评估没有任何意义。

那我们其他人呢

所有这些甚至不涉及那些不认同二元性别的人，而且大多数关于大脑性别的研究不包括变性人。一些研究发现，变性女性的杏仁核和下丘脑等大脑结构与顺性别（cisgender）[67]男性相比有轻微的差异，但这并不一定意味着一个人的能力或行为有什么问题。

变性人的大脑

尽管有些人希望能够轻松地将性别归类为阴茎=男性，阴道=女性，但生物学上从未如此简单。就像我们上面说的，男性和女性的大脑之间实际上并没有那么多差异，而且性别内部的差异通常远高于性别之间的差异。最近对大脑活动模式的研究发现，跨性别者的活动模式往往看起来更像他们认同的性别的活动模式，而不是他们出生时设定的性别。我们不确定为什么有些人是跨性别者，但研究表明了一些潜在的生物学影响，如可能与产前接触性激素有关。这些并不涉及双性人、非二元和性别不一致的人！

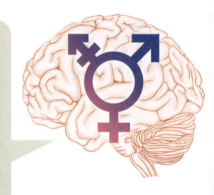

你爱谁？

如果你认为大脑中的性别变得复杂，等我们开始谈论性时再说吧。你爱你所爱的人，但为什么？

它存在于基因库中

虽然没有单一的"同性恋基因"，但最近一项关于人类基因组及其与人类性行为关系的大规模研究发现了许多与同性恋行为关联较弱的遗传标记。其中一些标记被发现接近或与控制诸如睾酮水平和嗅觉的基因有关，这些基因在过去曾与性吸引有关。但总的来说，这些遗传标记可能只占非异性恋行为的15%，其余的可能是环境因素。

你可以为此感谢你的母亲

有很多的研究都在寻找环境中潜在影响性取向的方式，主要是关于某些怀孕期间的暴露可能会影响到顺性别男性的性行为。一些研究表明子宫内性激素水平的变化（如睾酮和雌激素）会对性取向产生影响。奇怪的是，如果你是男性，在家族中的出生顺序以及你哥哥的数量也会影响你被认定为同性恋的概率。它称为"兄弟出生顺序效应"，基本上可以归结为：你的哥哥越多，你就越有可能成为同性恋。这被认为是女性的免疫系统对男性胎儿产生的与Y染色体相关的蛋白质作出反应的结果，这反过来会影响未来男婴的神经发育。另外，奇怪的是，这种效应在同性恋女性身上或者左撇子男性身上都没有出现。

大脑中的性行为

有趣的是，一些神经影像学研究发现，在下丘脑的一个特定区域（即视前区的性二型核）存在性二型（男女之间的不同）差异。人们认为这一大脑区域有助于处理性刺激，异性恋和同性恋男性在大小和细胞数量上存在差异，同时异性恋和同性恋的男性和女性在激活模式上也存在差异。

嘿，我们也在这里

就像我们之前说的，很多关于这个话题的研究都集中在顺性别男性（父权制，我说的对吗？）的性取向上，所以我们对其他种类的性取向了解不多，如双性恋和泛性行为，以及无性或浪漫取向[68]。事实上，有些圈子仍然认为其中一些性取向是一种虚构的概念，甚至是一种病症。但随着社会对这些取向的现实认识的不断提高，一些科学家正试图更好地了解认同这些取向的人身上发生了什么生理变化。例如，一项研究发现，无性恋男性更有可能是一个弟弟，而无性恋女性更有可能是一个姐姐。

性别歧视与单一大脑

不同性别的大脑之间有可能存在真实的、有意义的差异吗？当然存在。大部分关于这一主题的研究是否有可能是基于性别歧视的悠久历史，以及对可能由社会化和文化期望而不是生物学引起的问题"寻找答案"的渴望？答案同样也是肯定的！这项研究的主要目的是发现差异，而提出问题的方式可能会对研究结果产生偏见——如果你去寻找男性和女性大脑差异的证据，并且这些差异则意味着男性更聪明、女性更情绪化，那么你很可能会找到支持你假设的结果。

那个改变了我们对性的看法的男人

人类之所以在性行为的神经生物学方面知之甚少，部分原因是在西方白人社会的历史长河中，除了异性恋顺性别者之外，其他的任何身份都是完全禁忌的。普遍的态度是，其他任何性别类型都会使你成为性变态者，这听上去不仅非常危险，并且很可能会因此受到伤害。但即使在这些压制性的边界范围内，一些人也在推倒重来。这个领域最知名的人之一是阿尔弗雷德·金赛（Alfred Kinsey），一个双性恋者，他把更好地理解人类的性行为作为自己一生的使命。

一个文艺复兴的人

金赛最初接受的是昆虫学家的培训，在年轻时，他花时间研究黄蜂。随着时间的推移，他对它们交配习惯的变化产生了兴趣，并开始与他的同事讨论性行为和做法，最终在他任教的大学中主讲了一门关于婚姻和性的课程。他甚至开发了一个测量性取向的量表，称为金赛量表（稍后会有更多相关内容的详细介绍）。

的确是一个性爱专家

金赛被许多人看作是美国性学——人类行为研究的第一个重要人物。他是性自由的狂热支持者，大声谴责压制性的法律和社会规范。他认为，大多数所谓的"性变态"实际上都属于人类性行为的正常范围，而不是真正意义上的性变态。针对他对性行为的兴趣，在妻子克拉拉·麦克米伦（Clara McMillen）的帮助下，他进行了数千次采访，收集人们的性史信息，并出版了这些书。这些书为手淫和同性恋等行为的盛行提供了新的见解，并表明，尽管社会规范有不同的说法，但我们所有不同性别的人都喜欢各式各样的性行为和性关系。

....和一个不完美的英雄

像许多人一样，金赛在帮助美国社会解放人类性行为方面做了很多贡献，但他也做了一些非常不道德的事情。例如，主动与他的一些研究对象，甚至是他的同事发生性行为（他后来辩称这是有助于获得上述对象的信任）。同时在金塞的研究中，他还捏造了很多包括自己在内的信息的细节，一些人认为他的受访者并不能很好地代表普通大众——妓女太多，家庭主妇不够，诸如此类。由于这些批评，我们应该对他的结论持保留态度，但这并不能改变这样一个事实，即他的研究极大地推动了人们更广泛地接受各种性行为。

荷尔蒙神话的破译！

男性性激素睾酮与各种"男性"行为联系在一起，如支配性、侵略性和暴力。从生物学角度讲，睾酮对男性性成熟很重要，如使声音更低沉以及促进面部毛发生长。它也是影响肌肉大小和力量以及性欲的一个因素。但是，女性也有睾酮。在女性中，睾酮在卵巢功能、骨骼强度和性欲方面发挥作用。就像许多东西一样，睾丸激素往往最好适度；虽然男性中较高的睾酮水平与较高的交配成功率和增加的感知吸引力有关，但过多的睾酮会导致大量问题，如精子数量低、体重增加、情绪变化，以及心脏损伤和肝脏疾病的风险增加。

你的性取向定位在哪里？ ▶ 金赛量表

阿尔弗雷德•金赛留给我们的最难忘的东西之一就是金赛量表，也被称为异性恋-同性恋评分量表。这个量表用于研究（有时在社交场合，尤其当人们小酌几杯时）一个人的性取向。在量表上，0表示"完全是异性恋"，而6表示"完全是同性恋"。金赛还用X表示"没有性接触"——这是一种表示"无性恋"的老式方式。这样的规模有助于打破性别属于严格的二元分类的固有观念，并提供了一种更灵活的思考方式。作为一名女性，如果你说自己在金赛量表上是1分，就像是在说："嗯，我主要喜欢男人，但我也喜欢穿白色燕尾服的吉莉安•安德森（Gillian Anderson）。"

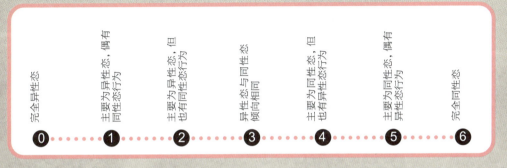

0	1	2	3	4	5	6
完全异性恋	主要为异性恋，偶有同性恋行为	主要为异性恋，但也有同性恋行为	异性恋与同性恋倾向相同	主要为同性恋，但也有异性恋行为	主要为同性恋，偶有异性恋行为	完全同性恋

仅仅只是荷尔蒙

你知道那种刻板印象吗？当人们来月经的时候，突然她们不能忍受她们的伴侣了？这很可能是一个听上去有点离谱的事情，就像让荷尔蒙分泌旺盛的女人变成怪物一样，但有一些证据表明，你的荷尔蒙状况会影响你对谁的吸引力。

大姨妈有话要说

有一些研究表明，你觉得谁有吸引力取决于你在月经周期中的位置。理论上讲，当你接近排卵期时，你会对那些在基因上最适合帮助你生产最健康的婴儿的人有好感；而在其他时间点，你可能对一个可以为抚养孩子提供稳定的生存条件和支持的伴侣更感兴趣。虽然一些研究发现，接近排卵期的人对婚外性行为更感兴趣，但这并不一定意味着与进化适应性有任何关系，实际上可能与一个人的情绪以及她们如何与伴侣互动关系更相关。所以，伙计们，即使你的伴侣不在月经期，也可以考虑给她们带些巧克力。

药片、镇静剂和兴奋剂

还有一个问题，究竟是什么让一个人性感，以及这是否会根据一个人的荷尔蒙状态而改变。一些针对顺性别者的研究表明，在开始恋爱时，使用激素避孕的女性更有可能与相对女性化的男性配对，而在恋爱开始时，没有使用激素避孕的女性则倾向于和更具男子气概的人在一起。然而，最近的研究没有发现相同的结果，也没有任何证据表明你的生育状况会影响你喜欢男人男性化的程度。

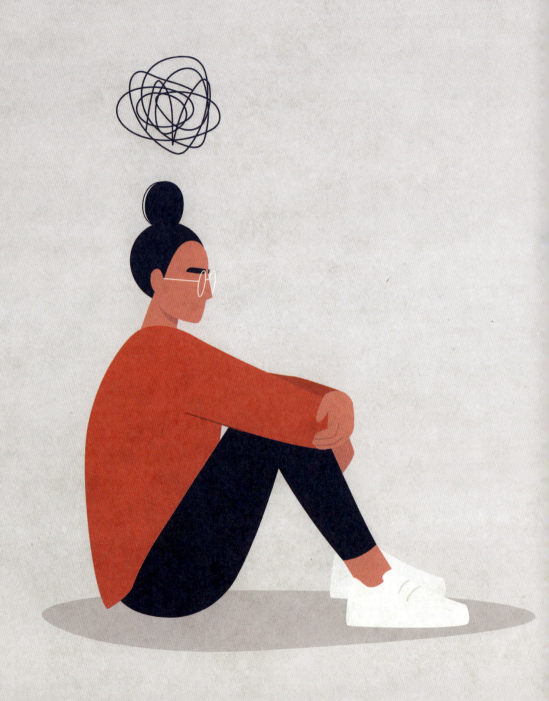

第十五章
悲伤、恐惧和自我治疗

我们都有心情起伏不定的时候，但是，当我们的大脑在微观层面上失控时，这真的会扰乱我们的情绪，这对我们的精神健康会产生巨大影响。但别担心，孩子，人们也找到了应对这种情况的方法。

在面对压力事件时，你可能曾经感到过焦虑。当糟糕的事情发生时，你的情绪肯定会随之改变。然而，对一些人来说，这些感觉变得如此严重和难以承受，以至于干扰工作职责、人际关系，甚至日常生活。抑郁症、焦虑症和其他情绪障碍在世界上最常见的精神障碍中占据首位，影响着数百万人。

人们普遍认为抑郁症根本不是一种真正的疾病。人们错误地认为抑郁和悲伤是一回事，认为经历抑郁的人只是懒惰或精神虚弱，但是，抑郁并不仅仅是生活艰难的结果。相反，它是一种严重的医学疾病，其症状包括对活动失去兴趣或乐趣，情绪低落，睡眠和饮食习惯的改变，失去精力，难以集中注意力或思考，以及产生自杀的想法。

误解也同样困扰着焦虑。但患有焦虑症的人并不只是杞人忧天或神经质。不，焦虑症不同于正常的压力感，患有这些疾病的人所经历的恐惧和焦虑程度与实际情况不相称，甚至会影响他们的正常功能。尽管症状各不相同，但可能包括恐慌发作、社交退缩、回避触发因素、难以放松、思绪紊乱、易怒等。

最后，关于其他情绪障碍存在大量不正确的刻板印象。虽然我们经常想到这些疾病作为截然不同的问题，但事实是它们有时是一枚硬币的两面。抑郁和焦虑往往相伴而生，互相挑衅，造成一方滋养另一方的恶性循环。这些病症通常也与其他情绪障碍有关，如双相情感障碍和创伤后应激障碍。就像我们大脑的线路是相互连接的一样，它的功能障碍亦是如此。

脑中之郁

你的大脑负责产生各种情绪，其中包括消极情绪。情绪很复杂且很难找到问题所在，但有一些大脑区域似乎在抑郁、焦虑和恐惧等方面发挥着特别大的作用。特别是边缘系统，它对情绪调节发挥着重要作用。因此，当边缘系统不快乐时，也就没有人会快乐。

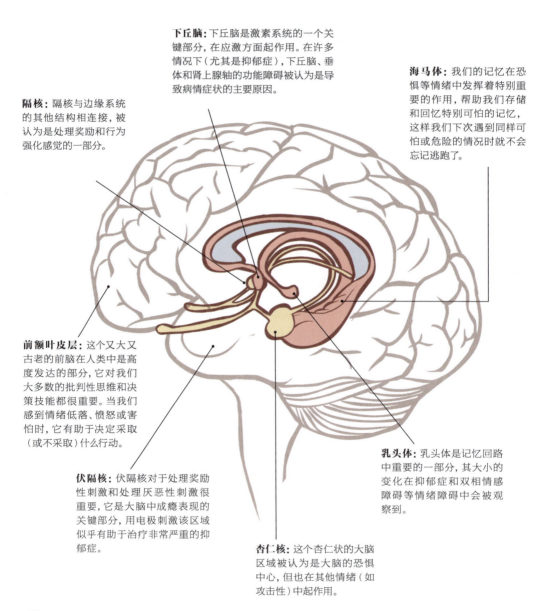

下丘脑： 下丘脑是激素系统的一个关键部分，在应激方面起作用。在许多情况下（尤其是抑郁症），下丘脑、垂体和肾上腺轴的功能障碍被认为是导致病情症状的主要原因。

海马体： 我们的记忆在恐惧等情绪中发挥着特别重要的作用，帮助我们存储和回忆特别可怕的记忆，这样我们下次遇到同样可怕或危险的情况时就不会忘记逃跑了。

隔核： 隔核与边缘系统的其他结构相连接，被认为是处理奖励和行为强化感觉的一部分。

前额叶皮层： 这个又大又古老的前脑在人类中是高度发达的部分，它对我们大多数的批判性思维和决策技能都很重要。当我们感到情绪低落、愤怒或害怕时，它有助于决定采取（或不采取）什么行动。

伏隔核： 伏隔核对于处理奖励性刺激和处理厌恶性刺激很重要，它是大脑中成瘾表现的关键部分，用电极刺激该区域似乎有助于治疗非常严重的抑郁症。

乳头体： 乳头体是记忆回路中重要的一部分，其大小的变化在抑郁症和双相情感障碍等情绪障碍中会被观察到。

杏仁核： 这个杏仁状的大脑区域被认为是大脑的恐惧中心，但也在其他情绪（如攻击性）中起作用。

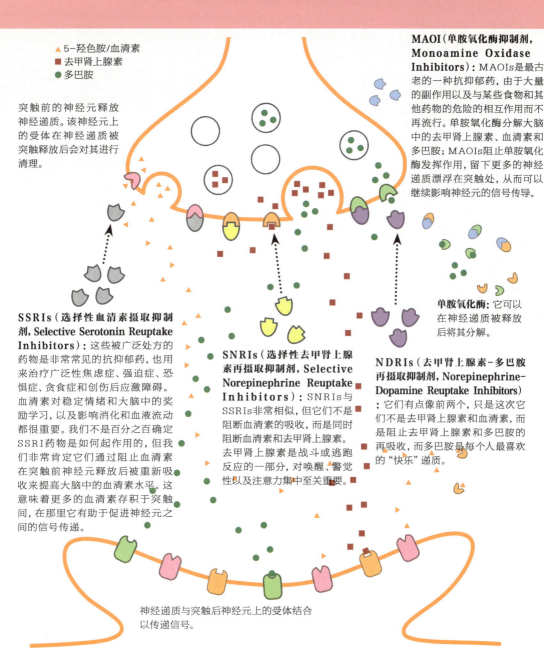

关于抑郁症的令人沮丧的细节

每个人都有情绪低落的时候,但有时你感受到的悲伤不仅仅是忧郁。当你感到悲伤、空虚、绝望、疲劳、易怒或者饮食和睡眠模式发生改变,甚至有自杀的想法时,一旦这些情绪干扰你的生活两周或更长时间。你就可能会被诊断为重度抑郁症。如果你有这种感觉,你不孤单——据美国国家心理健康研究所估计,近10%的人在任何一年中可能至少经历过一次抑郁症发作。当时正逢世界上发生诸多剧变的时候,比如说,一场全球性的流行病,这个数字可能会上升。

也许这都是你的想象,但它仍然是真实的,因为抑郁症可能看起来像正常的悲伤,它并不总是需要有一个明确的原因,有时人们很难相信它是真实的。这可能就是为什么有些人认为,只要你足够努力,你就可以打破这个循环——你可以控制自己的情绪,所以你可以选择感觉更好!但任何遭受过抑郁症折磨的人都知道,这绝对不是真的,而且科学证实了这一点:抑郁症是一种疾病,不是一种选择。抑郁症肯定有遗传因素。如果你的父母或兄弟姐妹有这种情况,你也更有可能最终患上这种疾病。但它也可能与环境因素有关,如虐待、忽视和严重的生活压力,再如经济不稳定或家人去世,所有这些都增加了一个人患上抑郁症的可能性。

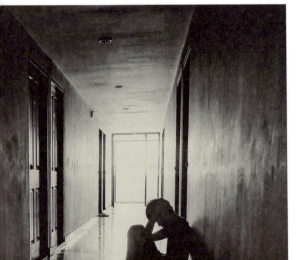

低于正常水平的血清素信号是悲伤的症状

直到最近,科学家们都非常确定,抑郁症是由大脑中的某些化学物质的不平衡引起的。这一理论被称为抑郁症的单胺假说,该理论认为,缺乏像血清素和多巴胺这样的神经递质(这两种与快乐和奖励的感觉有关的化学物质)会导致抑郁症。这就是为什么像选择性5-羟色胺再摄取抑制剂(SSRIs)这样的抗抑郁药物被认为是治疗抑郁症的一线疗法。这些药物的功能是改变突触处血清素的释放,调整整个大脑的血清素信号传递来发挥作用。

但是等等——还有更多

科学家们不再肯定抑郁症是一种简单的化学失衡的直接结果;一些研究和治疗方法与这种想法不一致,而且这种情况是真的很复杂。因此,研究人员也在探索很多其他可能的解释。

最近的证据表明,大脑结构和功能有一些

潜在的变化。抑郁症患者的几个大脑区域的灰质普遍较少，如扣带皮层、海马体和杏仁核，这便衍生了这样的假设：抑郁症使大脑中某些部分缩小，而这些部分正是控制着我们的情绪、做出照顾自己的这样选择的关键组成部分，从而致使患者难以从悲伤的感觉中恢复。

研究还发现，抑郁症患者体内的细胞因子水平异常高。细胞因子是一种小蛋白质，在身体对损伤作出应激反应时引发的炎症过程中发挥了重要作用。细胞因子参与生病的行为——你知道，当你生病时，你通常不是很饿，注意力难以集中，而且真的只想睡一大觉？嘿⋯⋯这些症状听起来非常像抑郁症，不是吗？该理论认为，由压力引起的高细胞因子水平会影响正常的神经递质信号传递，导致抑郁症的症状。这就是为什么一些医生可能鼓励他们的病人在服用抗抑郁药的同时服用布洛芬等抗炎药物。

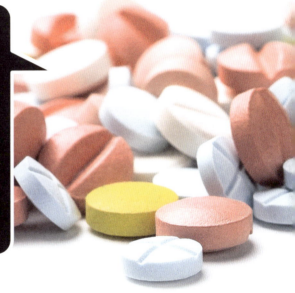

精神药物是否有效？

你可能听说过抗抑郁药物，特别是SSRIs，其实并不那么有效。的确，在临床试验中，如果你认为你得到的是抗抑郁药，很多病人最终会觉得他们的症状得到了改善，即使他们服用的是安慰剂（基本上是一种没有真正医疗效果的糖丸）。那么，这是否意味着你根本就不应该服用它们？如今的共识是，抗抑郁药在某些情况下可能有帮助，而在其他情况下则不然；具体情况因人而异。我们的大脑基本上是一锅化学汤料，很难预测一种对某人有效的药物是否对其他人也有效——此外，安慰剂效应可能强得离谱！归根结底，这取决于个人和他们的医疗团队来决定什么是对他们最好的治疗。

无计可施时

虽然许多人在生活中的不同时期都经历过抑郁症，并通过时间、治疗或药物而康复，但有时抑郁症就是不会消失。这就是所谓的耐药性抑郁症，而且绝对难以治疗。一些选择包括尝试非传统的药物治疗，如情绪稳定剂或抗精神病药物，看看它们是否有效果。你也可以做一下基因测试，看看你是否有一个特定的基因变异，使你的身体难以处理某些药物。当所有其他方法都无果时，医生可能会考虑像电休克疗法（Electroconvulsive Therapy, ECT）——本质上是在你睡觉时诱导你的大脑产生小的癫痫发作。我们不确定它为什么有效，但反复的ECT治疗似乎确实大大缓解了很多人的抑郁症状。其他正在测试的治疗方法包括氯胺酮，一种著名的派对药物，稍后详细介绍。

迪斯科舞厅的狂躁

▶ 双相情感障碍

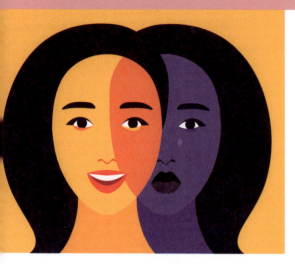

虽然双相情感障碍经常与抑郁症混为一谈（事实上，这种特殊的诊断曾经被称为躁郁症），但现在我们知道，它确实是一种非常不同的情况。它的严重程度和时间过程上可能都会有所不同，但在其最经典的形式中，一个人将在情绪天平的两个相反的极端反复发作。一端是狂躁症发作，患者极度精力充沛，可能感到愉悦、不安、心烦意乱，并做出糟糕的决定；有时狂躁症病情非常严重，以至于该患者会出现精神病，这种情况需要立即接受治疗。另一端是抑郁发作，类似于抑郁症。

我的思想在哪里

与抑郁症一样，目前仍不完全清楚是什么原因导致了双相情感障碍，但它似乎确实与遗传有关——如果你有一个患有躁郁症的双胞胎，大约有60%~80%的概率你也会这样，而且有一些已知的遗传标记与患这种疾病的较高风险相关。还有一些环境风险因素，如药物滥用和遭受过严重创伤。

结构上的变化

有关双相情感障碍的理论之一是，它与参与认知任务和情绪处理的大脑区域的结构差异有关。有证据表明，双相情感障碍患者大脑皮层的某些区域，如前扣带皮层和腹侧前额叶皮层比正常情况要小，而其他区域，如苍白球和杏仁核则更大。此外，双相情感障碍患者的白质也可能发生变化（白质参与大脑不同区域之间的信号传递）。

情绪回路的改变

当研究人员观察各种情况下的大脑活动模式时，他们发现双相情感障碍患者的腹侧前额叶皮层活动较少，而腹侧前额叶皮层在情绪调节方面起着很大的作用；这可能意味着如果没有充分的腹侧前额叶皮层信号，杏仁核等大脑区域会变得过度活跃，从而导致该病的发作。有趣的是，躁狂症发作与右腹前额叶皮层的活动减少有关，而抑郁症发作则与左腹前额叶皮层的活动减少有关。

掺入多巴胺

双相情感障碍患者的大脑化学平衡也有差异。当一个人处于狂躁状态时，多巴胺信号会增加，而人为地增强多巴胺信号会导致类似狂躁的状态。有些人认为，多巴胺信号传导的周期性变化可能是躁郁症产生如此巨大的情绪极端的部分原因——狂躁期间信号的增加引发了大脑对多巴胺的敏感性的降低，而这种敏感性在一方的过度倾斜，会使人陷入抑郁。

神经传递-电影沙龙
抑郁症

谈到当前围绕精神疾病的文化信仰,包括我们对抑郁症的理解时,好莱坞影片具有不可估量的影响力。下面是几部好莱坞最伟大的作品在其准确性方面的表现。

《奇妙生活》
(It's a Wonderful Life)(1946)

乔治·贝利(George Bailey)被各种问题压得喘不过气来,以至于他想在平安夜自杀。但他的守护天使克拉伦斯(Clarence)救了他,让他看到了自己真正的价值。

抑郁症的描述: ★★★★☆

乔治在经历了高压力后陷入抑郁症,这似乎很准确。即使是坚强的人也会屈服于心理健康问题。

剧情: ★★★★☆

这部电影在影院票房惨淡,但由于日间电视的重播,已经成为圣诞节的主打影片。这是宿命,令人满意。

《阳光小美女》
(Little Miss Sunshine)(2006)

为了支持年轻的奥利弗(Olive)赢得选美比赛的愿望,一个乱成一锅粥的家庭在去加州的公路旅行中勉强维持着表面的团结。

抑郁症的描述: ★★★★★

史蒂夫·卡瑞尔(Steve Carrell)饰演的弗兰克(Frank)对严重的抑郁症的刻画极为令人信服。他最近用缠着绷带的手臂向我们展示了抑郁症的症状是起伏不定的,尽管弗兰克看上去显然不太好。

剧情: ★★★★★

这是一个温暖而清新的有关于家庭的故事,情感饱满不老套。而这种悲喜之间的平衡在效果上都卡到满点!

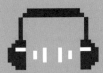

《情归新泽西》
(Garden State)(2004)

在回家参加他母亲的葬礼后,禁欲主义者安德鲁·拉格曼(Andrew Largeman)决定停止服用他的精神病药物,并遇到一个狂躁的精灵梦女孩,她让他走出了蛰伏自己的壳。

抑郁症的描述: ★★★☆☆

它描绘了抑郁症的麻木和原谅自己的重要性,但却把处方抗抑郁药妖魔化为可耻和有害的东西。

剧情: ★★☆☆☆

这部电影不落俗套的风格在它刚上映之时确实风靡一时,但最后它并没有得到很好的发展。《情归新泽西》很可能会归档到经典怀旧但有缺陷的电影库中。

《乌云背后的幸福线》
(Silver Linings Playbook)(2012)

帕特·索拉塔诺(Pat Solatano)从精神病院获释后,试图重建自己的生活。当他努力与疏远的配偶重聚时,他遇到了抑郁的蒂芙尼(Tiffany),他们学会了互相帮助,同舟共济。

抑郁症的描述: ★★☆☆☆

任何人在失去配偶后都会感到抑郁,但蒂芙尼的情况似乎更像是情绪失调症,而不是严重的抑郁症。

剧情: ★★★☆☆

这部电影感觉像是《情归新泽西》的升级版,我不知道它是否会以同样的方式褪去。在我预判看来,它终将会被遗忘。

第十五章 悲伤、恐惧和自我治疗

你在说什么？

▶ **大脑中的攻击性**

侵略和恐惧是相当原始的感觉，对于大多数物种来说，战斗或逃跑是生存的关键。那么，这些进化而来的古老情感从何而来？为什么有时候你会想一拳打在你弟弟愚蠢的脸上？

拦住我，兄弟

侵略这个词有几种不同的含义，所以这里我们具体讨论的是在社会互动中，有伤害他人的意图——无论是情感上的或是身体上的。当我们想到侵略时，我们通常会想到像在酒吧外试图挑起战斗的大兄弟，但它也包括像黑猩猩为争夺统治地位的位置，捍卫自己的领土或雄性麋鹿为争夺雌性麋鹿的感情而出击。另外，恐惧是对感知到的危险的一种情绪反应，会导致相当迅速的行为变化，如尖叫、奔跑或冻结。

你的大脑对愤怒的反应

像许多情绪一样，侵略性主要是由那个可爱的边缘系统控制。下丘脑在这里起着特别大的作用，中脑导水管周围灰质也是如此；其他相关的大脑区域是杏仁核和前额叶皮层。前额叶皮层对冲动控制非常重要，它可以阻止你真正挥出那一拳。不同的神经递质也影响攻击性的感觉，包括低血清素和儿茶酚胺系统的改变。此外，至少在其他物种中，睾酮与攻击性的增加有关，在人类中的联系不太清楚。

不要害怕

恐惧同样是由边缘系统控制的，但杏仁核才是真正的关键所在。对摘除杏仁核的动物进行的研究发现，它们基本上是无所畏惧的，甚至毫不眨眼地径直走向捕食者。如果事情看起来真的很可怕，你的杏仁核会发出信号，释放一堆激素，让你的身体为"要么战斗要么逃跑"的反应做好准备，从而让你感到战栗和紧张。

人们为什么要网络钓鱼？

网络钓鱼（Troll）指的是故意在网上激怒别人，并煽动毫无戒心的人的下意识情绪反应的行为。人们为什么要这样做？一些研究人员发现，自认为是网络喷子的人在黑暗三合一特征上得分更高：马基雅维利主义（Machiavellianism）[69]、精神变态和虐待狂。在另一个称为"在线去抑制效应"的理论中，约翰·苏勒（John Suler）提出了六种导致网络攻击的因素：
1. 匿名性："你永远不会知道我到底是谁。"
2. 隐身性："我没必要当面说这些。"
3. 异步性："我可以随时参与或拍拍屁股走人。"
4. 投射性："我根据这句话能想象出你是什么样的人。"
5. 虚拟性："我只是在逗你玩。游戏而已。"
6. 去权威："我不会因此惹上麻烦，所以谁在乎呢？"

在这些因素的作用下，难怪网络暴力会如此猖狂。如果你遇到这种情况，只要记住这个教训：切记不要回复那些钓鱼贴！不与傻瓜论短长！

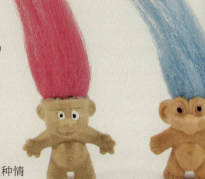

攻击性进化论的心理

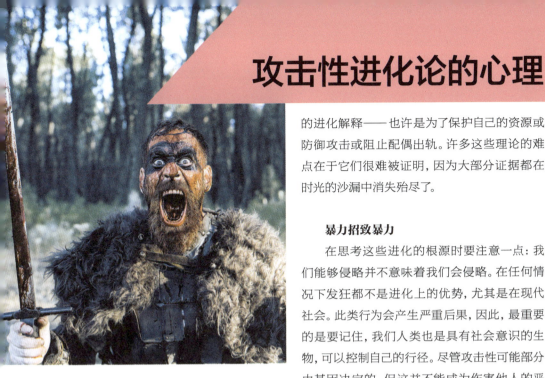

每个人都有生气的时候，侵略性似乎只是人性的一部分。不管你喜欢与否，我们都是一群暴力分子。人类和黑猩猩是已知仅有的两种以杀戮为目的而协调袭击邻近部落的物种。但是，如果攻击性是人类固有的品质，这让你不禁要问：为什么我们会进化到如此具有攻击性？

怒火中烧下的生存之道

进化心理学家已经提出了几种理论来解释为什么人类会从事诸如战争、种族灭绝和开始酒馆争吵等可怕的行为。很简单，这一切都归结为适应——如果它是我们DNA的一部分，那么侵略性必定促进我们基因的生存。例如，一些研究人员认为，男性的攻击性，特别是用来支配其他男性，以保护配偶，也许也是为了支配那个配偶。（哎呀！）另一方面，女性的攻击性，通常被描述为隐蔽和间接的。可能已经发展成为一种对他人宣示权力以确立自己地位的方式。

当然，我们可以对侵略提出许多其他合理的进化解释——也许是为了保护自己的资源或防御攻击或阻止配偶出轨。许多这些理论的难点在于它们很难被证明，因为大部分证据都在时光的沙漏中消失殆尽了。

暴力招致暴力

在思考这些进化的根源时要注意一点：我们能够侵略并不意味着我们会侵略。在任何情况下发狂都不是进化上的优势，尤其是在现代社会。此类行为会产生严重后果，因此，最重要的是要记住，我们人类也是具有社会意识的生物，可以控制自己的行径。尽管攻击性可能部分由基因决定的，但这并不能成为伤害他人的恶意行为的借口。

来吧，兄弟！

男性实施暴力行为的频率大约是女性的十倍。但这是为什么呢？证据指向了社会文化基础。2018年，美国心理学会（American Psychological Association, APA）发布了《男孩和男人的心理学实践指南》（Guidelines for Psychological Practice with Boys and Men），研究人员在其中指出："以坚忍、竞争、支配和侵略为标志的传统男性气概——总体来说是有害的。"现在，APA并不是在妖魔化男性或男性属性，而是指出许多男性在思考或行动上都承受着在文化礼俗中男性规范下的压力，这使某些情绪（如恐惧和悲伤）的表达受到污名化，并提升了其他"可接受的"情绪（如愤怒）。这种限制导致男性通过旨在支配他人的攻击性行为来表达他们的愤怒，这可能会导致身体或言语暴力。事实上，在暴力犯罪中90%的施暴者和78%的受害者都是男性。看到了吗？男性性别角色在刻板的社会文化的灌输下，对包括男性在内的所有人都是不利的。

第十五章　悲伤、恐惧和自我治疗

恐慌症的发作

▶ 焦虑和攻击性

并非所有的压力都是坏事。压力是一种重要的生理反应,它能够使我们保持敏锐,短期压力可以提高我们的警觉性和记忆力,使我们每天都保持源源不断的动力。但当压力从一个激励因素变成完全压制性的打击并使你难以正常生活的时候,这就不正常了——这是一种焦虑症。

感到焦虑吗?加入焦虑俱乐部

焦虑症涵盖了很多方面,包括从社交焦虑障碍(Social Anxiety Disorder, SAD)和广泛性焦虑症(Generalized Anxiety Disorder, GAD),对日常事务的持有接连不断的以及不现实的担忧,如创伤后应激障碍(Post-Traumatic Stress Disorder, PTSD)和恐慌症。这些都是非常普遍的——据美国国家精神卫生研究所估计,美国每五个成年人中就有一个受到影响。见鬼,你们的作者艾莉自己就是其中之一。

边缘之爱

焦虑症,像许多其他情绪障碍一样,被认为是大脑信号变化的结果。具体来说,患有焦虑症的人往往在他们的边缘系统中呈现出比正常人更多的活动——边缘系统是大脑深处的一组复杂结构,包括海马体、杏仁核、下丘脑和丘脑。这些病人的杏仁核很容易过度活跃,而这种现象的背后,这也许能解释很多问题。

个性化的怪癖

虽然焦虑症通常被归为一类,但它们往往有自己独特的特点,这可能与神经元信号受焦虑症影响的方式不同有关。在恐慌症中,杏仁核的过度活跃可能是由大脑某些区域的主要抑制性神经递质GABA较少引起的。这可能导致情绪回路中的抑制性信号减少,使恐慌的感觉更难控制。

广泛性焦虑症患者似乎有较大的杏仁核,因此他们的大脑有更多的机制来处理恐惧信息,然后对负面情绪刺激作出更强烈的反应。另一方面,PTSD可能是海马体和杏仁核中过度兴奋信号的结果,导致对触发性刺激的强烈情绪

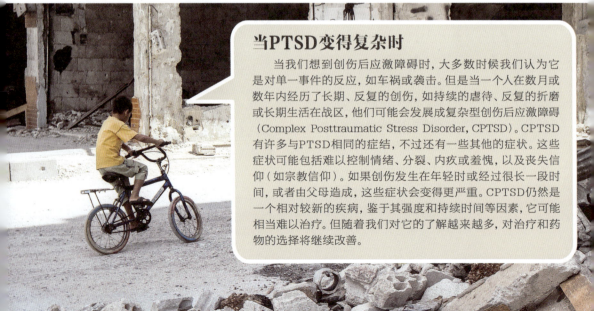

当PTSD变得复杂时

当我们想到创伤后应激障碍时,大多数时候我们认为它是对单一事件的反应,如车祸或袭击。但是当一个人在数月或数年内经历了长期、反复的创伤,如持续的虐待、反复的折磨或长期生活在战区,他们可能会发展成复杂型创伤后应激障碍(Complex Posttraumatic Stress Disorder, CPTSD)。CPTSD有许多与PTSD相同的症结,不过还有一些其他的症状。这些症状可能包括难以控制情绪、分裂、内疚或羞愧,以及丧失信仰(如宗教信仰)。如果创伤发生在年轻时或经过很长一段时间,或者由父母造成,这些症状会变得更严重。CPTSD仍然是一个相对较新的疾病,鉴于其强度和持续时间等因素,它可能相当难以治疗。但随着我们对它的了解越来越多,对治疗和药物的选择将继续改善。

反应。PTSD也可能部分是由于我们逻辑脑区被用来处理情感信息，使我们的大脑更难控制这些想法。

在社交焦虑障碍中，接触人脸图像会导致杏仁核的额外活动——会通过一层恐惧来处理社交信息，从而使这些环境对他们产生压力。如同PTSD一样，这可能是边缘系统中过度兴奋信号的结果。

创伤后应激障碍：不仅仅是士兵

当士兵们带着"弹震症"（shell shock）[70]从第一次和第二次世界大战回家时，对PTSD的认识才真正有所提高，表现出极端的战斗或逃跑反应和惊恐。虽然参战士兵的发病率仍然很高，但PTSD几乎可以发生在任何人身上，近10%的人会在他们生命中的某个阶段会经历这种情况。它在基于攻击的创伤后极为常见，如性攻击或虐待儿童，但也可能在严重事故或自然灾害后发生。事实上，在我们最终控制住COVID-19之后（或者老天爷保佑，面对新的大流行病），许多医疗领域的人都在担心会出现第二次"大流行"——大流行最糟糕的时候，那些努力挽救生命的医务人员可能会出现高比例的创伤后应激障碍。

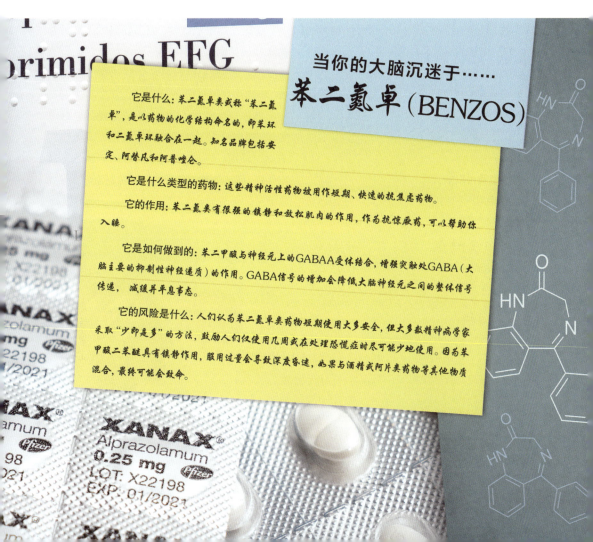

当你的大脑沉迷于……
苯二氮卓（BENZOS）

它是什么： 苯二氮卓类或称"苯二氮卓"，是以药物的化学结构命名的，即苯环和二氮卓环融合在一起。知名品牌包括安定、阿替凡和阿普唑仑。

它是什么类型的药物： 这些精神活性药物被用作短期、快速的抗焦虑药物。

它的作用： 苯二氮卓类有很强的镇静和放松肌肉的作用，作为抗惊厥药，可以帮助你入睡。

它是如何做到的： 苯二甲胺与神经元上的GABAA受体结合，增强突触处GABA（大脑主要的抑制性神经递质）的作用。GABA信号的增加会降低大脑神经元之间的整体信号传递，减缓并平息事态。

它的风险是什么： 人们认为苯二氮卓类药物短期使用大多安全，但大多数精神病学家采取"少即是多"的方法，鼓励人们仅使用几周或在处理恐慌症时尽可能少地使用。因为苯二甲胺二苯醚具有镇静作用，服用过量会导致深度昏迷，如果与酒精或阿片类药物等其他物质混合，最终可能会致命。

大脑中的成瘾

自从人类存在以来，我们对精神改变物质的热爱就一直存在，（我们是认真的，我们甚至在进化成人类之前就已经进化出了能代谢酒精的基因）况且我们还非常热衷于瞎折腾。以至于有时我们的大脑最终被我们选择的药物所掌控，而我们就是不能满足。

一次……一次……再一次……

没有办法，不管毒品有多糟糕，但它带给我们的感觉确实非常好。人们使用的许多物质都会激活我们的奖励回路，在大脑中释放大量的神经递质，使我们感到兴奋，此外还有其他效果，如感到精力充沛、不受约束、从容镇定等等。我们最终会喜欢上它的这种感觉，所以我们会一而再再而三地做下去。当你强迫性地使用某种物质，即使你想停止也控制不住时，这便是成瘾。

我希望我可以戒掉你

反复使用一种物质会使你的大脑开始适应这种反复接触，导致基因表达和信号的变化，从而影响记忆、学习，尤其是奖励机制。奖励系统被操纵致使形成了一种习惯，并将这种行为硬塞进你的大脑。现在你被陷入在一个循环中，可能真的很难挣脱。一些物质，如酒精、尼古丁和阿片类药物，不仅操纵了你的奖励系统，而且还导致了神经元信号的变化，使你在清醒时感到非常不舒服甚至产生身体疼痛，从而进一步强化了这种行为。

一步一个脚印

成瘾是很难治疗的，因为我们的大脑非常喜欢并也习惯了奖励机制。治疗和社区支持亦可行之有效（稍后会有更多介绍），对于某些物质，药物治疗也有帮助。事实上，苯二氮卓类药物虽然本身会成瘾，但也是治疗酒瘾的一线药物，而模仿尼古丁效果的药物可以在某人试图戒烟时使用。有些药物甚至可以阻断药物的奖励作用，使该物质的使用变得乏味甚至不愉快，从而有助于改掉这个习惯。

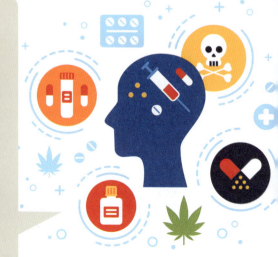

你不是一个坏人

自从有了精神活性物质，就有了滥用它们的问题。甚至早在几千年前，就有医生了解成瘾的真正含义：一种疾病。有些人认为成瘾是个人道德上的败坏，或者是一种罪恶的行为，但通常，人们是真的想停止使用这些药物，可他们就是做不到。当成瘾从个人选择（使用某种物质）开始时，很难将其视为一种疾病，但现实是，不同的人有不同程度的易感性，一个人可能只是闲时小酌几杯，而这对另一个人可能会引发其对酒精的依赖。认识到成瘾是生物学的结果，而不是作为一个坏人的结果，是朝着消除污名化和解决导致药物滥用的根本问题迈出的重要一步。

上瘾

虽然神经科学对成瘾的研究传统上将成瘾视为长期服用药物而导致的大脑变化，但心理学采取了更情感化、社会化和环境化的方法。会协同使用以获得最终的康复能力，从而解决人们希望克服的使成瘾永久化的心理、社会和环境等诸多因素。

我是有预感的

大多数消遣性药物都有形成不健康习惯的能力，但除了感觉良好的特性外，还有多种因素在成瘾的发展中发挥着巨大作用。从情感角度来看，一个人的压力水平或创伤史可能导致他们使用药物作为自我治疗的方式。而在社会层面上，如果某人的家人或朋友滥用药物，那么反复接触药物可能会使一个人更有可能产生依赖性。而在环境方面，如果药物容易获得且价格亲民，这可能会导致更频繁的使用，从而引起我们之前所谈到的那些大脑变化。

我可以在任何时候停下来……

当然，成瘾也是一个行为问题。人们不顾毒品造成的身体或心理伤害，继续使用毒品，即使这种伤害因反复使用而加剧，而且你使用得越多，你的身体就越能适应并产生耐受性。这可能导致一些成瘾的典型症状，如服用更多的物质以达到同样的效果，即使它会导致人际关系或生活等其他方面的问题，但也会使用它，历经渴望，想要停止，但又欲罢不能。

他们想让我去戒毒所

他们说，走向康复的第一步是承认你有问题。在这个重要的阶段之后，大多数从成瘾中恢复的人都会寻求各种治疗方案，如康复计划、自助团体以及个人咨询。通常情况下，这些方案

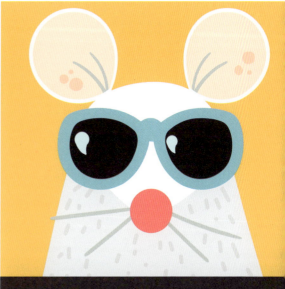

老鼠乐园！

在过去，研究成瘾问题的科学家会把动物放在斯金纳箱（Skinner box）中（见第82页），让它们无限制地接触药物。研究人员发现，动物会强迫性地服用这种药物，常常达到过量的程度。这项研究的启示是："如果你吸食毒品，就会上瘾并死亡！"但是在20世纪70年代，心理学家布鲁斯·亚历山大（Bruce Alexander）从不同的角度研究了物质依赖性。他创造了一个巨大的老鼠乌托邦，面积超过100平方英尺，有玩具、运动器材和装满甜味吗啡的水瓶。他称之为"老鼠乐园"，老鼠群体被赋予了自由的权利，可以在闲暇时吸毒、做爱和探索。令人惊讶的是，尽管可以不受限制地接触到吗啡，但在这种快乐的公共环境中的老鼠对吗啡上瘾的可能性，远远低于孤立的老鼠。老鼠乐园揭示了一个人的环境如何能极大地影响他们的成瘾性。

第十五章　悲伤、恐惧和自我治疗

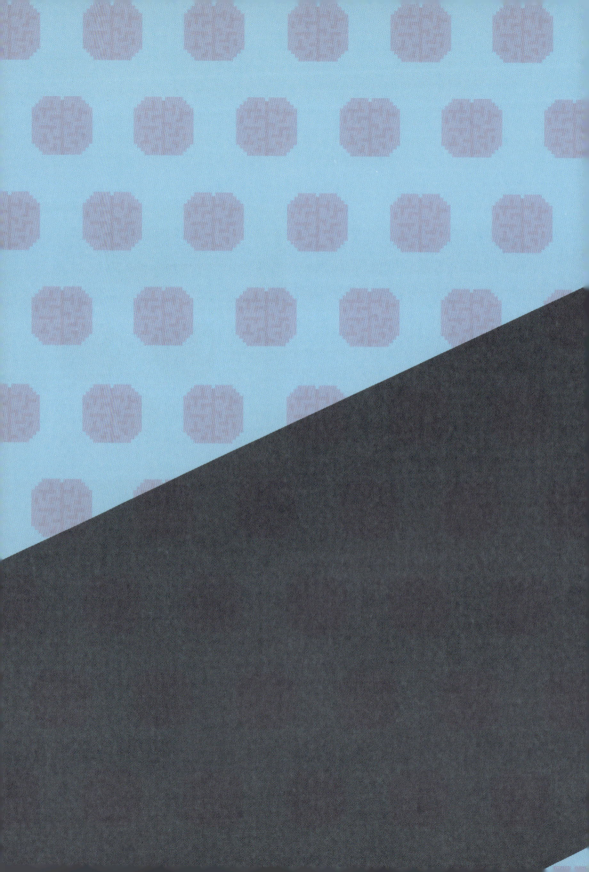

模块三

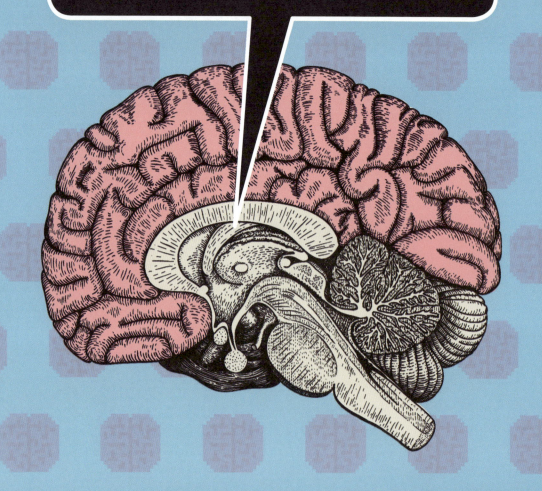

前脑是大脑中的最大部分,位于中脑和脑干之上,包括大多数负责高级行为和认知的大部分大脑结构,如大脑皮层。前脑负责协调我们所有的感官,调节我们的情绪,并让我们解决问题和做出决定。

在我们的书中,关于前脑的部分是最短的,但实际上它可能是涉猎应用最广泛的那个。在这里,我们将展望神经科学和心理学的未来,包括所有光明可期的美好前景以及暗无天日的潜在反乌托邦。

我们终于开始理解大脑的所有复杂性——从漂浮在我们的突触之间的最小分子到贯穿我们皮质的血流的广泛化模式——它们是如何聚集在一起,共同驱动着一个有血有肉的活生生的人。伴随着这种理解,创造技术以拯救生命、改善人类和拓展我们的未来的新可能性也随之而来。

但这些都不是快速简单的解决方法,如果科学家和医生不小心疏忽了,其中一些方案可能会产生相当严重的不良后果。他们中的一些人已经提出了关于我们大脑的难以回答的问题,比如谁来决定哪些疾病需要"治愈",以及是否应该在人们的大脑中植入增强大脑的电极。不管是好是坏,未来正加速向我们走来;让我们看看接下来会发生什么。

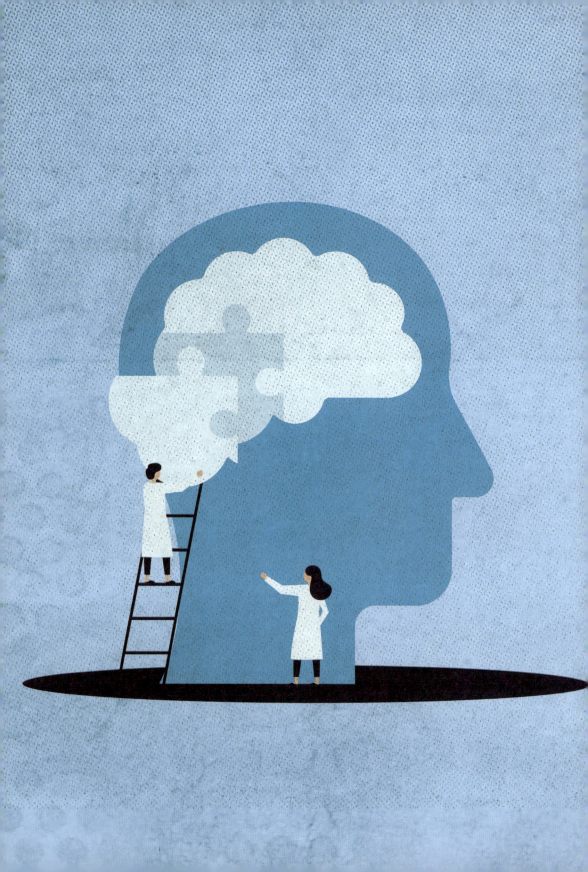

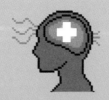

第十六章
临床治疗的未来

未来即现在！不，说真的——我们要谈的所有这些东西现在就开始发生了，而且这一切听上去都非常不可思议。

你现在可能已经明白了，在这本书2/3的篇幅里，大脑被描述成是一个大的、奇怪的又黏糊糊的玩意儿，我们真的对它知之甚少。但当我们开始从一次一个突触来弄清楚它是如何工作的，我们也开始更好地理解如何最好地照顾它。本章全部是关于科学家、医生和治疗师如何帮助病人保护他们的大脑和身心健康的新的和创新的方法。

过去的一些方法相当可怕，如脑叶切除术。有些方法主要基于猜测，如SSRIs和早期的心理疗法。最近，我们能够更好地梳理大脑的实际生物学特性，以研发出新的治疗方法和药物，并开发出更复杂的、基于证据的治疗方法。

这带来了许多实质性的突破，如实际测试和实施治疗方法，诠释了我们对不同心理健康状况的新理解，以及通过使用一度可怕的精神活性药物治疗严重的情绪障碍。我们也更好地理解了我们的身体和大脑，以及其中所有不同的微生物和分子是如何相互作用以维持我们的健康的，包括出现问题时我们可以做什么来补救。谁知道我们接下来会发现什么呢？

不是你爷爷的治疗

几十年来,"治疗"看起来几乎是一样的。当然,我们不再像弗洛伊德时代那样躺在沙发上,而是作为一种面对面、独立服务的持续存在。心理治疗师以变化缓慢著称,他们固守陈旧的工具和方法论。然而,在过去的几年里,无数的新技术和新方法席卷而来,改变了治疗的面貌。

我们拥有的技术

不出所料,互联网已经完全改变了心理健康领域的面貌。一批科技公司已经开始提供在线咨询、文字聊天治疗和按需服务。通过快捷、降低成本和提供24小时服务,这为许多原本无法获得心理健康资源的人打开了服务大门。同样地,你的手机提供了许多追踪你的睡眠、饮食、情绪或健康的应用程序。比起当天客户的自我报告,使用这些工具进行治疗可以更可靠地洞察其生活方式。

言必行,行必果

信不信由你,越来越多的治疗师开始将户外活动和运动纳入治疗中。边走边聊疗法(Walk-and-talk therapy)越来越受欢迎。支持者表示,它丰富了咨询过程,因为客户置身现实世界中时似乎不再那么焦虑,更富有创造力,且不再那么"陷入"泥潭、无法自拔。这不足为奇——锻炼和大自然对精神健康都是有经过充分研究证实的积极影响!

因此,在现实生活中向前可能也反映了我们在精神上前进的能力。如果你的下一个治疗师想在街区散步,做一些瑜伽或去慢跑,不要为此感到惊讶。

怎么了,医生?

在许多地方,特别是美国,医疗保健是脱节的。除了少数分散在医院的社会工作者外,身体保健和精神保健通常是相互独立运作的。然而,将行为健康融入初级保健实践的新潮流正在兴起——从本质上说,让心理健康专业人士与你的医生共处一室。这似乎很直观,因为近乎1/3与心理健康有关的门诊都是针对初级保健医生的,而且有一半的病人在被转介到治疗师那里时没有进行第一次预约,但应该把我们的力量结合起来。

一种新的"游戏"疗法

传统意义上,游戏疗法常被用于小孩子,帮助他们探索和交流其内心世界。然后,当你长大后,治疗成了一项严肃的事情,你坐在那里倾诉自己的感受。但为什么呢?心理治疗是一个深刻而真实地表达自己的机会,而且,事实证明,游戏治疗可以成为剥开成年人坚强的外壳,走进其内心从而摆脱困境的绝妙方式。现代成人游戏疗法可以释放你的创造性,如艺术和手工艺,唱歌,跳舞或讲故事等等。但也可以包括烹饪、摄影或创意写作。事实上,一些治疗师(包括迈卡)有使用《龙与地下城》(Dungeons & Dragons)[71]作为游戏疗法来帮助有社交焦虑症的人变得自在。听起来是不是很有趣?那就去试试吧!

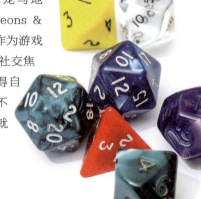

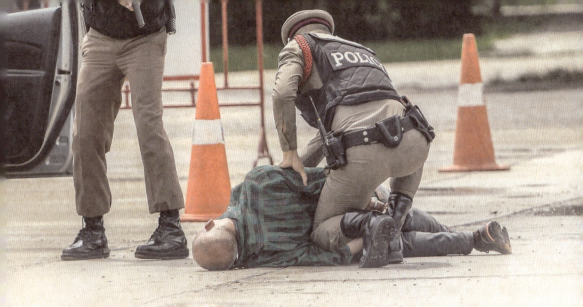

警方应对心理健康危机?

几乎每十个报警电话中就有一个是由精神健康状况引起的。这意味着警察往往是第一个对处于危机中的人作出反应的人。不幸的是,这可能会产生悲惨的后果。虽然只有3%的美国成年人患有严重的精神疾病,但他们却占了遭遇执法人员致命执法的25%~50%。对于具有其他边缘化身份的个人来说则更为严重,他们更有可能遭受执法人员的暴力行径。

正在做什么

许多警察机构已经向有兴趣的警官提供精神病学反应培训,甚至雇用了心理健康专家。然而,大多数机构都在努力实施这种培训,但在现实生活中,官员们往往没有注意到有精神疾病的存在。

此外,由于警察认为他们别无选择,因此处于危机中的人经常被逮捕和送进监狱甚至导致不必要的伤亡。这导致许多人质疑警察是否应该参与处理他们无法应对的心理健康危机。

那么,还有什么替代方案呢

另一个选择是创造新的解决方案。一些医疗紧急情况,如心脏病发作、中风和其他非车辆事故,都是由医护人员处理的,而不是警察。因此,一项建议是建立一个由心理健康专业人士、社区卫生工作者和拥有充分的知识储备和技能的人员组成的流动危机应对小组来缓和危机局势,为人们提供资源。这回没有警察了。有了这种富有同情心的方法,我们可以避免不必要的住院治疗,减少逮捕,而且最重要的是可以挽救生命。这可能是心理健康危机应对的未来吗?

触手可及的治疗师

COVID-19的大流行改变了许多行业的面貌,治疗也不例外。过去只进行面对面治疗的一大批心理健康专业人员现在已经尝到了虚拟治疗的甜头,而且请不要讨厌它!随着年轻、懂技术的新兴一代寻求治疗,远程治疗(广义上包括所有虚拟形式的治疗,如视频、文本或电话)似乎是未来的趋势。它方便易获取,而且同样有效。然而,尽管有这些优势,不要指望治疗会完全走向虚拟。面对面的治疗总是有其存在的意义,拿那些与严重精神疾病或药物使用障碍作斗争的人来说,在住院治疗项目中,线下治疗将继续是必要和重要的。同样,在虚拟环境下进行小组治疗的环节真的很难,因为你失去了对小组动态非常重要的实体存在的掌控。但即便如此,远程治疗也可能成为个人咨询的操作新模式。

精神疾病的去污名化

承认自己有心理健康问题并主动寻求帮助是很困难的。但是，围绕着心理健康的污名化会使它变得难上加难。有害的刻板印象和错误的信念，如认为患有精神疾病的人是"软弱的""危险的""只需要更努力"，这些都阻碍了人们寻求治疗，并蒙增了羞耻感。不幸的是，这些消极的态度相当普遍且根深蒂固，特别是在西方文化中。它们来自一种被误导的观点，即患有精神疾病的人与其他人"截然不同"。当然，这也不是真的。幸运的是，这种情况正在悄然改变。

一天一个苹果

当老一辈人私下小声议论那些"与心理医生交谈"或"把药物作为拐杖"的朋友时，80后的年轻一代们则普遍张开双臂接受心理自我护理，自由而坦诚地谈论他们的精神经历和治疗过程。这一转变促使倡导者要求将心理健康与身体健康同等对待，既要消除耻辱感，又要提高保障覆盖率，让人们得到他们需要的服务。但在这一领域中仍有许多路要走。

过来，看到这个，下一步怎么做

如果你想消除心理健康问题带来的耻辱感，可以做以下几件事来帮助你。第一，谈论它。结合你的亲身经历，让你周围的人意识到精神疾病的现实性和普遍性。人们谈论心理健康治疗的第一手经验是向他人寻求帮助的唯一最有效的方法。第二，查询像全国精神疾病联盟（National Alliance on Mental Illness，NAMI）这样的组织，尝试与其他人建立起联系，并在自己的生活中获取资源来支持你。

治疗不是为"疯狂"的人准备的吗？

许多人一开始会对去治疗感到犹豫不决，因为他们认为这意味着承认你自己有"问题"。但事实并非如此！治疗不仅仅是针对精神疾病患者。想想看，这就好比去看医生。许多人即使没有生病也会去看医生——他们可能是去做检查或测试，或者寻求一些建议。同样，治疗可以为你的心理健康提供这些服务，通过提供一个不带偏见的环境来讨论问题，并从这里得到支持。这样你就能过上更健康、更快乐的生活。

治疗是一个探索自己并使你变得更有自我意识的途径，而不是一种旨在"修复"你的工具。所以，试试吧！你可能会比你预期的更喜欢它。

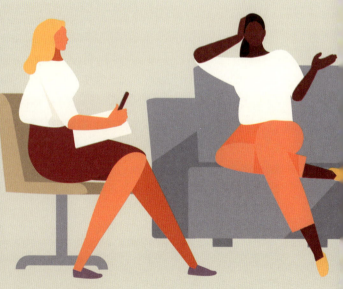

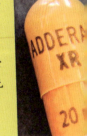

当你的大脑沉迷于……阿得拉（ADDERLA）

它是什么：阿得拉（也称为Addys、兴奋剂、打气丸、和学习伙伴）和利他林（哌甲酯，也称为彩虹糖，儿童可卡因和维生素R）。

它是什么类型的药物：安非他命（阿得拉）或哌啶（利他林）。

它的作用：阿得拉的作用与冰毒非常相似，同样可以增强认知能力、刺激神经系统。利他林能减少注意力分散和冲动，延长注意力持续时间。两者都是多动症和嗜睡症的一线治疗方案。

它是如何做到的：阿得拉和甲基苯丙胺一样，刺激大脑中多巴胺和去甲肾上腺素的活动，而利他林则充当一种去甲肾上腺素-多巴胺再摄取抑制剂（Norepinephrine-Dopamine Reuptake Inhibitor，NDRI）的角色。两者都在警觉性和注意力方面发挥作用，同时也影响其他神经递质途径，帮助"振奋"神经系统。

它的风险是什么：阿得拉和利他林是治疗多动症的有效药物，同时也在娱乐和学习方面颇受欢迎，因为它们能引起欣快感、增强精力和注意力。但是有多动症的人在服药时通常不会感到兴奋；他们只是觉得自己平平无奇，并且能够专注于他们正在做的事情。

不管怎样，诊断有什么意义？

告诉预约诊断的医生你的病症——喉咙痛、侧面疼痛、头痛、一直感觉疲惫……医生会根据这些数据点，并通过询问其他问题或进行测试来填补空白。一旦有了足够的信息，医生就会综合考虑这些症状，并给你一个结论性的诊断："啊，是的——这是脱水！"心理健康诊断与身体健康诊断的工作方式基本相同。

为什么它们很好

心理健康诊断本质上是一组描述你所经历的症状的标签。这可能是非常有用的，因为一旦专业人员正确地识别了问题，理解和治疗这个问题就变得容易多了。但这并不意味着你被搁置一边；相反它提供了一个环境来更好地指导你的个性化治疗。此外，为正在发生的情况归类、命名可以使与当事人、其相关方及其他医疗服务提供者与保险公司的沟通更加便捷高效。诊断也可以帮助人们更好地理解他们时而感到可怕和困惑的症状，从而以提供慰藉。

问题又出在哪里

凡事都有利有弊，诊断也不例外。虽然它们给一些人带来了宽慰，但如果当事人对特定的心理健康问题有成见或受到他人歧视，它们可能会对其他人产生负面影响。换句话说，如果一个人死死抓住一个标签不放，并把它作为借口或延续不健康行为的身份，这可能是非常有害甚至是十分危险的。心理健康专业人士也需要警惕。某些疾病（如多动症和边缘性人格障碍）可能会被过度诊断，而其他疾病（如物质使用障碍和创伤后应激障碍）则可能尚未被发现。但无论如何，总的来说诊断还是利大于弊的。

在医生办公室的街头毒品？

虽然你的嬉皮士阿姨可能从20世纪70年代起就一直在宣扬"服用迷幻蘑菇来促进精神健康"的价值观，但由于世界各国政府的大量误导及种族主义和反主流文化情绪，大多数我们认为具有精神活性的药物都是非法的，而且几十年来几乎不可能在临床环境中进行研究。现在这种情况正在发生变化，这是一个好消息，因为这些改变心智的物质似乎对治疗神经和情绪障碍很有帮助。甚至有一个完整的组织致力于这一事业！致幻研究多学科协会（Multidisciplinary Association for Psychedelic Studies, MAPS）[72]致力于支持研究并让公众了解为什么迷幻可能对你有好处。

库什会治好你的病

Cannabis，通常被称为大麻，有着相当肮脏龌龊的名声（在此特别鸣谢《大麻烟疯潮》*Reefer Madness*）[73]，但这种优质、极佳的草药在35个州被合法用于医疗用途是有原因的。大麻的两个主要成分是delta-9四氢大麻酚（Delta-9-Tetrahydrocannabinol, THC）和大麻二酚（Cannabidiol, CBD）。两者都影响内源性大麻素系统，而内源性大麻素系统是多方面的：它在认知、疼痛感知和运动中发挥作用。大麻有治疗恶心、改善食欲、治疗慢性疼痛和焦虑的潜力，但政府拒绝允许研究，所以很难确定它的效果如何，至少到目前为止是这样的。也许研究最充分的大麻医学用途是CBD用于预防某些严重癫痫的发作。

去问问爱丽丝（Alice）……做你的治疗师吧

更传统的迷幻药，如LSD和裸盖菇素（又名魔幻蘑菇），在早期被吹捧为潜在的"奇迹神物"，因为它们对身心发展有着深远影响，包括感知、情绪、认知、行为，甚至精神体验方面的巨大转变。除了娱乐用途外，研究人员正在努力了解这些药物是否有助于治疗严重的精神健康问题。到目前为止，大多数试验的规模都很小，但都取得了令人振奋的结果——裸盖菇素被发现对打破尼古丁上瘾极其有效，而单剂量的LSD对减少酗酒者的酒精摄入量也很有效。到目前为止，看起来这些药物（连同心理治疗）可能有助于治疗难治性抑郁、焦虑和药物依赖。

爱的药物

MDMA，也称为摇头丸（Ecstasy），赢得这个绰号是有原因的：它能诱发欣快感、能量并增强同理心。这些效果是它被探索作为治疗某些情绪障碍的手段的原因，它甚至被美国食品药品监督管理局（Food and Drug Administration, FDA）特别批准为治疗创伤后精神障碍的"突破性疗法"。由于MDMA有增强信任和减少恐惧情绪的功效，MDMA辅助疗法正被用于帮助遭受心理创伤的患者，并在绝症患者面对死亡时给予支持。

特殊儿童的专用K

历史上，氯胺酮被用作麻醉剂，在医疗环境中提供缓解疼痛和镇静作用。最近，它因在治疗严重抑郁症和自杀意念方面的显著疗效而名声大噪。临床试验发现，单剂量的氯胺酮可以迅速缓解抑郁症，只需几个小时就能完成大多数抗抑郁药在几周甚至几个月内都做不到的事情。大多数证据表明，其效果也可以持续数周至数月！

当你的大脑沉迷于……
氯胺酮（KETAMINE）

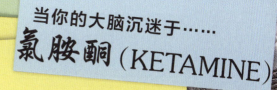

它是什么：氯胺酮，又名特殊K、超级K、维生素K、猫安定（Cat Valium）、Kit Kat和紫色。

它是什么类型的药物：止痛药和镇静剂。

它的作用：氯胺酮会导致一种游离感——脱离环境和自身。它能引起一种恍惚或梦幻的状态。

它是如何做到的：氯胺酮被认为能阻断N-甲基-D-天冬氨酸（N-methyl-D-aspartic acid receptor, NMDA）受体，这是大脑中主要的谷氨酸（兴奋性）受体之一，还能与许多其他神经递质系统相互作用，包括阿片类、多巴胺、血清素和乙酰胆碱。阻断NMDA会减少大脑中的兴奋信号，这可能是氯胺酮解离作用的基础。

它的风险是什么：氯胺酮用于娱乐，因为它有愉悦感、解离性和致幻作用，它可能在治疗严重抑郁症方面有巨大的潜力，但请记住，这种物质最初是用作麻醉剂和止痛药的。在高剂量下，使用者会发现自己掉进了"k-洞"（k-hole）——在这个点上，一个人会感到与外界脱离，以至于让你产生暂时无法与他人或周围的世界互动的感觉。

娱乐与治疗

许多所谓的精神病患者会在屋顶上高唱迷幻药的赞歌；娱乐性地使用这些药物的人往往是为了在某种程度上寻求改善自我和心智的途径，他们的动机是深化自己的灵性、加强与宇宙的能量联系、拓展自己的思维与自己的情感博弈或增强创造力。但值得注意的是，在治疗环境中使用这些物质与自己使用这些物质是完全不同的，特别是来自临床医生从顶级的制药公司采购的药物，而不是从你姐姐的女朋友的叔叔的邻居那里搞来的玩意儿。治疗性使用包括由训练有素的临床医生监督和指引，以指导你完成整个过程；娱乐性使用可能有类似的目的，但一般来说，最重要的监督是让一个旅行看护人[74]陪着你，确保你过得愉快。

细菌的大脑!

肠道中数以万亿计的微生物形成了一个完整的复杂群落,称为微生物群。很明显,生活在肠道中的微生物可能在饮食需求和胃肠道健康中发挥着重要的作用,但可能不那么明显的是,肠道中的微生物群也能影响人体的大脑。

停下!来者何人

科学家曾经认为,由于血脑屏障的存在,人体肠道中的微生物不可能影响大脑。大脑的血管细胞紧密地聚集在一起,使大脑的免疫系统与身体的其他部分基本分离,以保护人体免受危险的感染。几乎任何东西,包括微生物,都很难通过这个屏障,除非是严重的伤害或疾病。在很长一段时间里,神经科学家认为这意味着他们几乎可以忽略微生物组的存在。

呕,饱富情感的虱子

2004年,日本的一些科学家研究了与接触过一组已知微生物的小鼠相比,几乎没有接触过环境微生物的"无菌"小鼠如何对压力作出反应。无菌小鼠的压力更大,其大脑中的脑源性神经营养因子水平更低,这是一种对学习和记忆很重要的蛋白质。

肠-脑轴(Gut-Brain Axis)

事实证明,人体的肠道和大脑之间的关联可能比你想象的要强得多。例如,人体产生的80%的血清素是在肠道中产生的,而不是在大脑中。因此,人体的大脑可能会受到下面发生的事情的影响是说得通的。其他研究发现,肠道内的微生物交换可以影响行为(至少在老鼠身上)以及情绪和认知(在人类身上),这将我们

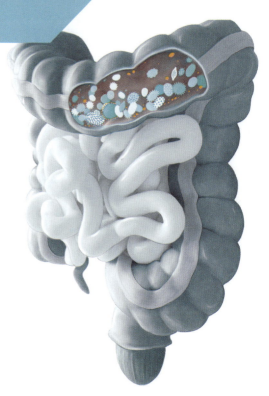

引向一个更大的问题。人体的肠道微生物是否影响大脑……还是它们在控制大脑?

> ### 大便:它能治愈你的病痛!
>
> 你可能听说过粪便移植(和听起来一样)是治疗难以治疗的消化系统问题的"灵丹妙药",如肥胖症和艰难梭菌(Clostridium difficile)[75]感染。但是对于大脑问题呢?随着研究人员试图更好地了解肠-脑轴的工作原理,他们已经开始测试通过用别人的微生物组进行替换,是否有助于治疗抑郁症和焦虑症等精神疾病。而且迄今为止的研究结果是出人意料的乐观!在人类参与者的小型试验中发现,将健康受试者的微生物移植到那些有焦虑症或抑郁症患者身上,会导致症状的改善,至少能持续几个月,但我们还需要一段时间才能确切知道它是如何起作用的。还有…在家里最好不要这样做。你不知道那些微生物去过哪里!

发炎

炎症是我们身体对几乎所有事情的反应。被咬了？炎症！被烧伤？炎症！得了脑膜炎？炎症！因此，也许这并不奇怪，最近炎症已经成为许多神经科学家的目标，他们试图更好地了解当我们经历神经或精神疾病时，大脑发生了什么问题。炎症是正常免疫反应的一个相当关键的部分。但正如经常发生的那样，物极必反。

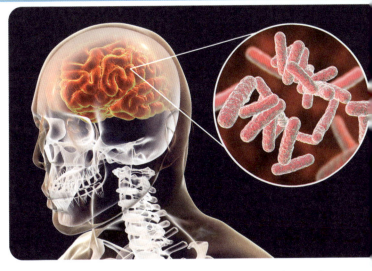

在膜上的发炎

如果大脑发炎的话，情况是相当严重的。它被称为脑炎（如果它在你的大脑周围的膜中，则称为脑膜炎），通常是由病毒感染引起的，它可以搞-死-你。对于一些人来说，没有任何症状，或者只是类似于流感轻微的症状。但对其他人来说，这可能是致命的。这种炎症会导致大脑肿胀等问题，并导致癫痫发作、瘫痪，甚至死亡。

但这还不是全部

近年来，研究人员开始怀疑轻微的、不太致命的炎症可能在一些神经和精神疾病中起作用。在某些情况下，炎症标志物的水平会发生变化，如白细胞介素-4（interleukin-4）在双相情感障碍患者中的水平增加，以及白细胞介素-6（interleukin-6）在抑郁症和精神分裂症患者中的水平增加。研究神经退行性变的神经科学家也越来越怀疑，过度的炎症可能在阿尔兹海默病等疾病中发挥了作用，因为β淀粉样斑块（amyloid beta plaques）[76]的堆积导致了慢性、破坏性的炎症，或许是因为体内的炎症导致了大脑的慢性炎症并启动了细胞凋亡。

大脑中的虫子

在过去的几十年里，我们已经开始了解到阿尔茨海默病并不是"β淀粉样斑块+tau蛋白缠结（tau tangles）[77]=神经变性"那么简单。关于这些众所周知的生物标志物如何可能与其他神经和物理变化有关，从而导致这种致命的疾病，有很多的理论。其中理论之一是以你体内的那些细小的虫子为中心展开的。一些科学家怀疑，微生物群的不平衡可能会导致大脑的渐进性炎症，从而导致疾病，特别是，有一些证据表明，由致病微生物引起的慢性牙齿和牙龈问题可能会导致痴呆症的发展。因此，记得使用牙线！

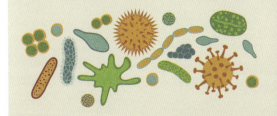

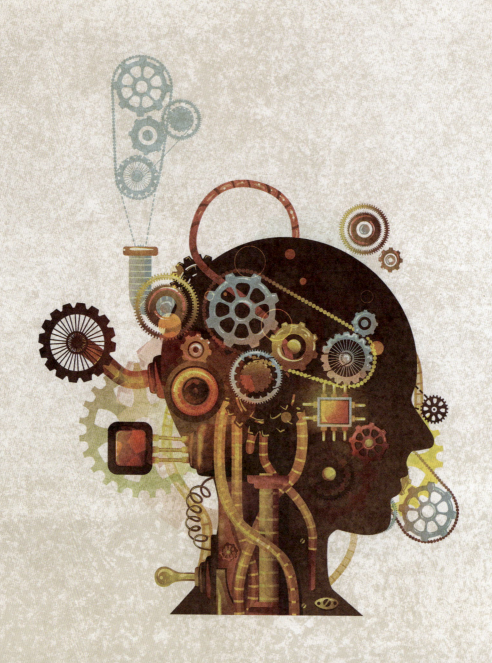

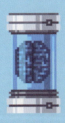

第十七章
前沿的神经技术

我们创造技术，我们拥有技术。随着神经技术的迸发，我们现在有能力更好、更快、更强地理解和操纵我们的大脑。这次，科幻小说请靠边站一下，下面上场的可都是些货真价实的家伙！

技术的发展比以往任何时候都要快得多，这对大脑来说意味着有很多令人振奋的潜在新契机。编辑你的基因？可以。控制意识的激光束？没错。研究活体大脑？嗯哼。磁铁读心术？像卢克·天行者（Luke Skywalker）一样华丽的假手？在你的大脑和培养皿里培育新的神经元？是的，是的，再重复一遍，是的，宝贝！

伴随着新技术的涌现，我们对大脑的工作方式有了更深入的了解。它甚至被用于现代医学，让我们做一些几十年前我们做梦也想不到的事情。其中一些方法可能让我们直接进入一个人的基因组并剪掉有害的突变，防止致命的神经退行性疾病。

当大脑处于活跃状态时，它们能让我们看到大脑的内部，帮助我们解读在读一本书或思慕我们的暗恋对象时大脑的内部发生了什么。其中一些甚至让我们对自己的细胞进行重新编码，使之成为全新的婴儿脑细胞，希望完成曾经不可能完成的事情：在毁灭性的大脑或脊髓损伤后恢复功能。所有已有的、将有的技术，正有序推进我们进入神经科技的未来，但请记住，我们可以并不意味着我们都应该这样做。科学家们必须意识到这些巧妙的工具可能被用来做坏事，当然，也可以被用来做好事。

真实剪接: CRISPR

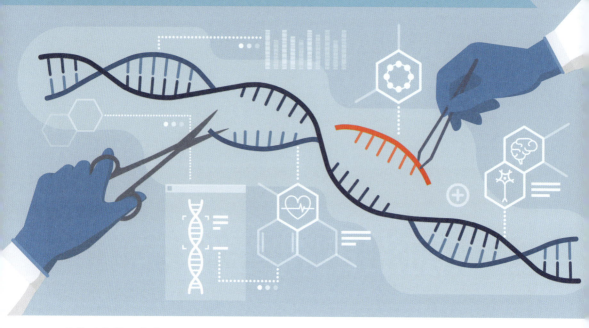

自从我们第一次发现DNA是生命的基石以来，我们在理解遗传密码的变化如何导致毁灭性疾病方面取得了巨大进展。有些疾病，如亨廷顿舞蹈病（Huntington's disease）是单一的基因突变的结果，该病会导致持续多年的痛苦，直至死亡。如果我们能黑进DNA，狸猫换……出坏掉的基因，怎么样？下面进入CRISPR。

细菌知其所以然

CRISPR是"CRISPR-Cas9"的简称，这是一套由两部分组成的防御工具，被细菌和其他微生物用来抵御入侵的病原体（如病毒）。CRISPRs是短而重复的DNA序列，把它们想象成DNA中的"在此剪切"线。Cas9是一种专门的酶，它像剪刀一样识别并剪断该序列中的"在此剪切"线。在细菌中，该系统将入侵者的DNA切碎。在科学家的手中，它是一种强大的基因编辑工具，似乎具有无限的潜能。

以强大的力量

这个工具改变了游戏规则。在此之前，人们花了数年的时间进行基因操作和繁殖，才创造出用于治疗各种疾病的新动物模型。而现在在使用CRISPR后，时间缩短至几个月。它被应用于农业，通过编辑植物基因组以使其更耐旱或更有营养，应用于酵母以生产生物燃料，以及应用于蚊子以防止其传播疟疾。也许最令人兴奋的是，它正在被探索为一种治疗遗传疾病的方法。在一些案例中，CRISPR已用于对骨髓细胞进行遗传修饰，以激活能够克服导致血液疾病（如镰状细胞病）的突变影响的基因。科学家们发现，几个月后，接受这些改良细胞的患者不再需要标准的输血来治疗他们的疾病。

CRISPR是如此之强大,以至于最早推广CRISPR-Cas9作为基因编辑工具的两位女性——詹妮弗·杜德纳(Jennifer Doudna)和马纽尔·夏彭蒂耶(Emmanuelle Charpentier)被授予2020年诺贝尔化学奖。

负重前行

我们拍摄关于科学失控的恐怖电影是有原因的。如果我们在错误的东西的基础上继续胡作非为,事态可能很快就会变得更错综复杂。这不仅仅是对恐怖科幻场景的畏惧。例如,创造出带有半打人类肾脏的可怕的弗兰肯猪(Franken-pigs),以及你一看就会吃掉你的变种人。这也是我们要去思考的谁能获得这些治疗的问题——为什么获得,以及我们使用它们的目的。看起来很明显,我们应该用这种技术来治疗那些明显由单一基因引起的疾病,如亨廷顿氏病、镰状细胞病或导致乳腺癌的基因(BReast CAncer gene, BRCA)突变。但是,当有一个以上的基因导致某种疾病时,该怎么办?一次编辑会传给一个人的后代吗?一个实际

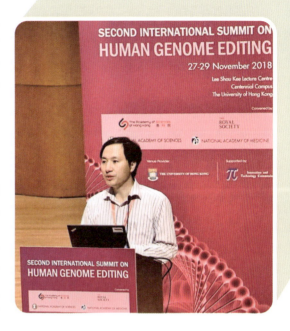

上可能不是疾病的"疾病"又怎么办?我们该在哪里划清界限?

越畔之思

由于我们已经从很大程度上逾越了科学的界限,这让其中的一些情况变得很复杂。2018年,中国生物物理学家贺建奎用CRISPR编辑人类胚胎,以使其对艾滋病毒感染具有抵抗力。他在国际科学界受到猛烈抨击,因为他打破了基因组编辑中存在的关键道德界限:直接编辑人类生殖细胞系。现在,生物伦理学家和研究人员正争先恐后地制定伦理准则,为监管政策和正在进行的科学研究提供依据。让人有点害怕的是,这个工具几乎太强大了。如果研究人员不慎思明辨他们行动中的伦理问题,那么科学家们很容易把CRISPR扔到任何问题上,而不会停下来考虑它在更大的社会或伦理尺度上的意义。CRISPR在治疗甚至治愈致命疾病方面有着巨大的潜力,但我们需要谨慎对待它的发展程度。

> **神经多样性**
>
> 生物伦理学家对CRISPR担心的一个问题是,谁能决定什么是疾病?例如,当然,我们显然应该治愈亨廷顿舞蹈症,一种毁灭性的致命的遗传病。但是脊柱侧弯怎么办?或者比如痤疮?多动症?自闭症?很多自闭症患者都很开心,但也有一些社群外的人将其视为一种疾病。那么,谁来决定一种疾病何时"糟糕到"需要"治疗"的地步?想想关于不同群体的刻板印象是如何被用来反对他们的,以证明他们是"病态的"——就像妇女和她们的癔症,或者像非裔美国男子的过度性行为。对于CRISPR在人类健康中的使用需要进行深思熟虑以及全球性的平等对话,以确保我们不会在一个已经不平等的社会中进一步将人们边缘化。

在他们的头上有疯狂的激光束

未来即现在。我们的口袋里有整个万维网,厨师们创造了可以像真肉一样流血的素食汉堡,而科学家们可以控制思想。等等,什么?不,这不是在开玩笑!

神奇的海藻

2003年,加利福尼亚大学旧金山分校的科学家们发现了一种名为光敏感通道视紫红质(channelrhodopsin)的蛋白质:一种由藻类产生的光敏离子通道,它在光反应中打开,使藻类能够利用它来感知诸如太阳等光源的方向。科学家们立即意识到,这种新的蛋白质可能是许多问题的答案。

进入你的大脑

由于视紫红质通道蛋白可以通过光照被激活,当它在神经元中表达时,光照在这些神经元上就会产生电信号。科学家可以制造出在神经元中表达视紫红质通道蛋白的老鼠,然后将微小的LED灯(或光学纤维)插入大脑,使光束聚焦于特定的结构或细胞类型。打开灯就能打开含有该蛋白质的神经元。研究人员现在可以研究打开和关闭细胞如何影响许多不同的事情,包括控制清醒动物的行为。因为光遗传学只需要一个单一的基因来创造这种蛋白质,所以科学家们可以针对特定类型的神经元,使其表达视紫红质通道蛋白,从而区分大脑中不同细胞的作用。新品种的光敏蛋白提供了更多的控制,如改变神经元信号的速度,其中一些实际上可以抑制动作电位,让科学家关闭环路中的特定神经元。

无限可能

利用光遗传学,神经科学家们已经能够发现一些非常有趣的新东西。一些研究人员已经在杏仁核中发现了一个与我们如何学习恐惧有关的回路,他们还能够梳理出一些在帕金森病等运动障碍中受到影响的回路。

一些科学家甚至正试图利用光遗传学来帮助人类患者,以开发出利用光调节心跳的新型起搏器。这就是光遗传学技术的美妙之处——它可以被用于各式各样的事情中。

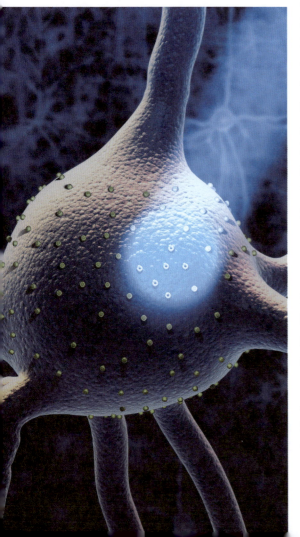

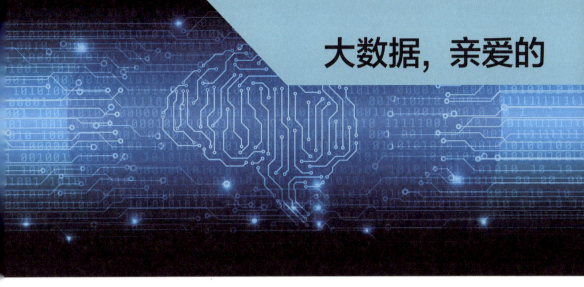

大数据，亲爱的

大脑是一个生物实体，但它经常被比作一台机器或一台计算机。它有着数十亿的神经元和数万亿的突触。可以说，它本质上只是一个悬挂在我们脑壳里的疯狂强大的CPU。也许这并不奇怪，随着我们建立外部计算机的能力的增长，我们使用数学来建立大脑模型的方式也在提升。

理论上，它可以发挥作用

计算神经科学有时称为理论神经科学，不同于挖掘真实鲜活的大脑，它通常是用理论模型和数学对大脑进行研究。研究人员根据真实世界的现象（例如，神经元如何发送信号的物理原理）提取数字，并对数字进行处理，以模拟在给定不同类型的输入或不同数量的输出时，神经元可能作出的反应。

他们还可以模拟神经元是如何生长，如何形成彼此之间的连接，甚至整个神经元网络如何通过协同工作来驱动行为。

尽管如此，但为什么呢

就像神经科学的任何其他方法一样，利用我们已知关于大脑的知识来构建其组成部分，甚至是整个系统的模型，这一切只是揭开我们尚未弄清的所有东西的另一种方式。使用计算方法可以补充我们所说的湿法实验室的工作，湿实验也就是你能想到的那种刻板的实验室，有烧杯和显微镜之类的东西。在计算机的推动下，研究人员提供了新的证据和信息，并为其他类型研究的下一步工作提供指导。但是不要担心，我们还没有准备好把你塞进黑客帝国。

挖掘底层数据

当你处理大量的信息时，即便它不是你最初想要的结果，也不难找到某种其他的结果。但这种现象在心理学和其他领域是一个巨大的难题，当研究人员们秉着"不发表就去死"的态度时，即使冒着它可能是完全错误的风险，也会想方设法从数百个角度去分析他们的数据，以便找到任何具有统计学意义的模式。这种做法称为p-hacking，其中p是指显著性水平，代表你的结果是偶然出现的概率。通常情况下，你带着一种侥幸心理希望研究结果小于5%（$p<0.05$），但如果你有海量数据，同时愿意测试足够多的假设，那么几乎可以保证找到一些重要的结果。所以，不要盲目相信你读到的每一篇大文章！他们可能是在用统计学的把戏来愚弄你！

活体人脑的研究

你知道吗？你可以在活着的时候将你的大脑捐献给科学！这是真的！由于现代医学的奇迹，研究人员终于能够收集和培养真正的、实际的、活生生的人类大脑碎片。它是活着的！

脑子们

对科学家来说，想要对人类大脑功能了如指掌一直是件相当具有挑战性的事情，因为到目前为止，还是主要依靠动物模型——况且，鼠脑和人脑大相径庭。即使你想使用人类的大脑做研究，其组织质地也是极其脆弱的，所以它在你死的那一刻就开始退化，这使得它比心脏或肺更难捐献。那么，我们可以从哪里得到活体大脑呢？

谁在捐献

一般来说，活体大脑捐赠者是处于正在接受癫痫手术或切除脑瘤的病人，所以这些程序并不简单。通常，医生必须切下一两块非常小（如大理石大小）的健康组织块，才能将他们的工具放入正确的位置。而一般这种情况下，取出的任何组织都会作为医疗废物被销毁，但是在一些地方，科学家们正拿着他们的试管虎视眈眈地站在一旁，急切地想扑上去抓住它们。

必须加速前进

一旦从活体大脑中取出这些组织，它们就会开始分解，所以科学家们必须从手术室赶到实验室立即开始处理这些组织。接下来，他们有一两天的时间来研究小球状组织中的脑细胞的活动和功能，这让我们对人类大脑的独特之处有了一些真正振奋人心的新见解。

没错，我们非常、非常特别

我们已经学到了一些用尸检（死亡的）大脑不可能做到的事情，如与小鼠的大脑相比，人类大脑表达的5-羟色胺受体的模式确实不同，研究人员认为这可能解释了为什么一些试验性的治疗抑郁症等疾病的药物似乎对小鼠有效，但对人类无效。不过，研究人员必须小心，这些类型的实验再次打开了一个道德的大闸门。例如，捐赠者在使用其脑组织方面有多少"发言权"，同时在它变得像"真正的"大脑之前，你能接受到什么程度的大脑？

用3D打印你的大脑

信不信由你，虽然我们不建议敲开你的头骨并在里面挖来挖去，但你确实有可能触摸到自己的大脑。医生们最近将fMRI和3D打印技术结合起来，创造出令人惊异的病人大脑的精确复制品。为什么他们会这样做？首先，一些医生将3D打印的大脑作为复杂手术的练习靶子。你可以想象一下，在塑料模型上训练比在活生生的人身上训练要安全得多。其他医生和研究人员已经使用3D打印技术来更好地观察大脑的异常情况，如病变或肿瘤。随着成像和打印技术的不断改进，它们可能成为重要的诊断工具。如果你像我们一样是一个"书呆子"，并能得到你大脑的结构扫描的话，就可以用3D打印自己的大脑啦！

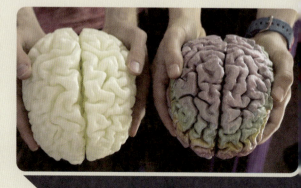

磁铁和意识

读心术听起来仍然像是来自奇幻故事或科幻惊悚片中的情节。然而在某些情况下,我们已经出乎意料地近乎能够读懂你的思想,这一切要归功于一些大而奇特的磁铁以及大量的电流。

功何其能

功能性磁共振成像(functional Magnetic Resonance Imaging, fMRI)(有点晦涩难懂)或fMRI机器,可以让科学家跟踪大脑的血流。由于血流与活动相关,所以当你在做一道数学题、看一张悲伤的图片,甚至吸食鼠尾草时,他们可以找出大脑的哪些区域被激活。它在做这些事情时涉及一些复杂的物理学和一个大的、甜甜圈形状的电磁铁。它不能检测单个神经元的活动,但可以告诉你的大脑在哪里输送更多的氧气,这是一个特定区域高活动率的标志。利用fMRI,科学家们已经能够确定180个不同的大脑区域,其中一个主要任务似乎是处理面孔的区域的!

难以置信

研究人员依靠复杂的计算机程序来分析fMRI数据,并确定血流的变化是否显著。而早在2016年,一项新的研究就引起了轩然大波,该研究声称,由于分析中的错误导致了异常高的假阳性率,科学家们可能会比他们本应该出错的更多。很多人担心这意味着这15年的fMRI数据基本上是无用的,但实际上,发现这个错误是一件好事。有了这种新的意识,程序员可以为未来设计出更好的软件,并鼓励科学家分享更多数据,以便更容易地使用新的分析方法进行双重检查。这也是一个很好的提醒,我们不能依赖任何一种方法来告诉大脑是如何工作的。如果真的要做到所有事情面面俱到、万无一失,那么我们必须从各个角度来解决这些问题。

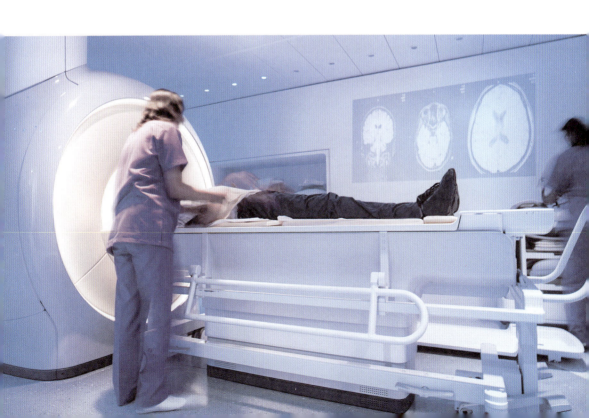

帮我一个忙

在《星球大战》的宇宙中，关于爸爸的问题[78]至少需要几部电影来解释，但失去一只手并不是什么大事。在与老爹达斯·维达（Darth Vader）的一场戏剧性的对决中，从卢克·天行者（Luke Skywalker）截肢后的几个场景我们看到他啪的一声关上了他全新的假肢的面板，就好像他的手从未失去过一样。这一切仿若光剑和超光速推进器一般，这种先进的医疗技术对我们地球上的人来说是几光年之外的事情，事实或许真的是这样的吗？

这些是你正在寻找的假肢

神经假肢是利用神经科学和工程来完成或替代受损或缺失系统的生物医学设备——这些系统可以包括感觉系统，如声音和触觉，以及运动系统，如行走或投球。目前，有各种各样的设备供人们使用，它们与神经系统的整合程度各不相同，但当我们谈论卢克·天行者的手时，我们实际上谈论的是一个真正的脑–机接口。

这基本上和它听起来一样，大脑和机械假肢之间的直接连接，利用大脑自身的电信号提供信息来控制设备的运动，理想情况下将电信号发送回大脑以提供感官反馈。

我必须把它交付于你

我们的神经义肢设备虽然还没有达到《星球大战》的先进水平，但已经无限逼近了。科学家们已经制造出了可以通过植入手臂神经纤维的电极来控制的电脑假肢，其感官灵敏度足以让使用者在不看物体的情况下进行抓取和操纵物体——即使是像生鸡蛋这样精致的东西！目前，研究人员正在努力开发更精细的感官反馈系统，使该设备感觉更像一只"真正的"手。通过能够"感觉"到假手，用户可以更自然地操作他们的新肢体，甚至可能感知到对手臂的更多的所有权。

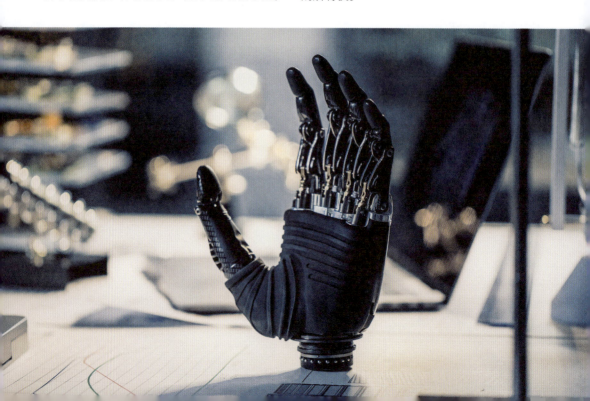

试管里的微型大脑？

当我们弄清楚如何在培养皿中培养人体细胞时，我们已经开始研究如何操纵它们来更好地模拟人体器官。类脑器官，由人类干细胞发育而成。不同于普通的细胞，这些3D快乐束让科学家以更精确的模拟真实大脑结构的方式，使得神经元和神经胶质一起生长。这些微小的大脑可以包含成千上万个细胞，它们以复杂的方式相互作用。基于此，科学家得以利用真正的人类细胞研究这些关系是如何发展的，以及在精神分裂症等复杂情况下信号是如何变化的。科学家们对尼安德特人的研究也变得相当怪异，如交换尼安德特人的基因，看看我们能从已经灭绝的表亲的大脑中了解到什么，然后把他们送入太空，以监测零重力对大脑发育的影响。但是它们究竟有多像一个"真正的"大脑，我们仍在探索中，与此同时，这难免会带来一些伦理道德上的隐患。

生长新的神经元

（在你的脑海中和盘托出）

目前神经科学家面临的最大挑战之一是，一旦你杀死了一个脑细胞，它就会消失。如果你遭受严重的脑震荡、中风或脊髓损伤，很有可能就是这样——你会经历一些恢复，但事已至此，死亡的神经元无法被替换。但随着最近对成人大脑的一些发现和巧妙的新技术，我们可能很快就会有更好的疗法来治疗各种脑损伤。

成年婴儿的脑细胞

长期以来，人们一直坚信你出生时所有的神经元随着你年龄的增长，其中一些会死亡，一些会自适应，但你永远不会长出新的神经元。好吧，那其实是错误的。成年人的大脑确实会长出新的神经元——至少在海马体中是这样，海马体是负责形成和回忆新记忆的大脑结构。

我们并不完全确定大脑如何整合这些新细胞的，但我们认为这对学习和记忆可能很重要（参考图片）。但是海马体并不能产生足够的新脑细胞来修复严重的脑损伤，那么你还有什么办法呢？

播种大脑的种子

海马区的新神经元来自神经干细胞：可以分裂并成熟为各种脑细胞的特化细胞。不同类型细胞的干细胞在整个身体中都可以找到，这些细胞代表了各种类型的疾病和条件的潜在疗法的主要途径。我们已经成功将干细胞移植到受损的眼睛中以恢复视力，在耳蜗中重新生长毛细胞并恢复听力。目前，科学家们正在进行临床试验，看看这项技术是否可以扩展到修复严重的大脑和脊髓损伤。

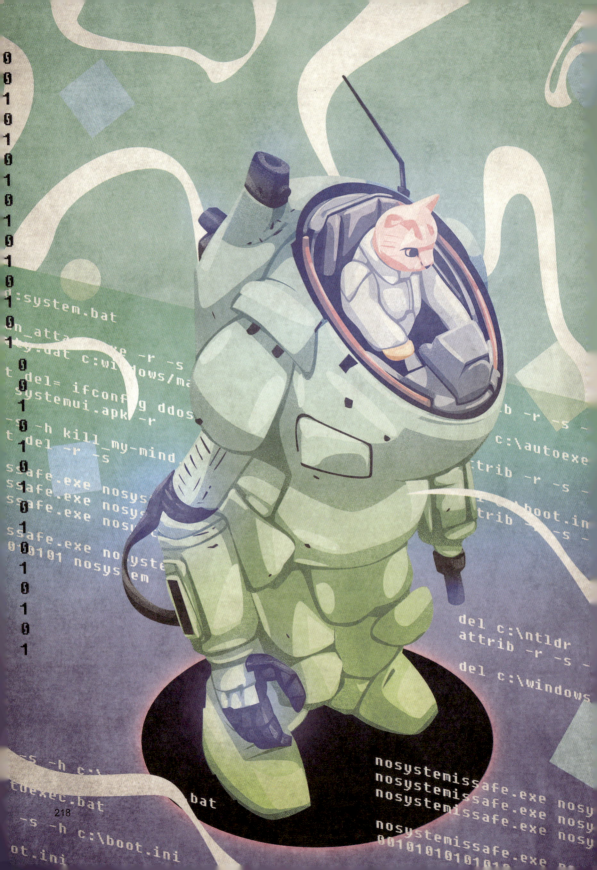

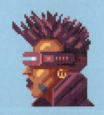

第十八章
赛博朋克反乌托邦式的未来

未来将把我们带至何处？它看起来会不会更像《银翼杀手》（*Blade Runner*）[79]、《黑客帝国》（*The Matrix*）或《星际迷航》（*Star Trek*）[80]？无论我们最终抵达于哪个未来，我们是否仍能戴上潮酷的墨镜？

赛博朋克的一些场景看起来相当炫酷，如会飞汽车和强大的虚拟现实系统，但其他方面似乎不太吸引人，如机器人启示录或完全缺乏任何自然空间或压迫性的社会秩序。在某些方面，神经技术的状况有点像赛博朋克：有高科技的光鲜，但也有着黑暗的一面。

未知可能是可怕的，很难知道我们今天创造的东西在未来会以何种方式被使用。互联网的创造者能预见到政治回声室效应[81]和"假新闻"的猖獗呼声所带来的挑战吗？建造第一台互联网的人是否怀疑计算机有一天可能会尝试上传人的大脑？可能不会。这就提出了一个新问题：如果一些新的发明可能会在未来引起伦理上的难题，我们是否应该避免这些发明？

就像赛博朋克故事中经常出现的情况一样，没有明确的答案，只是一群人尽其所能，尽量避免招致一些可怕的无法预料的后果。但尽管这些主题中的几个看起来很神秘，其中很多也是相当乐观的。所以，孩子们，请戴上你们小小黑客帝国墨镜[82]吧，你们会需要它们来寓望光明的未来。

假新闻！

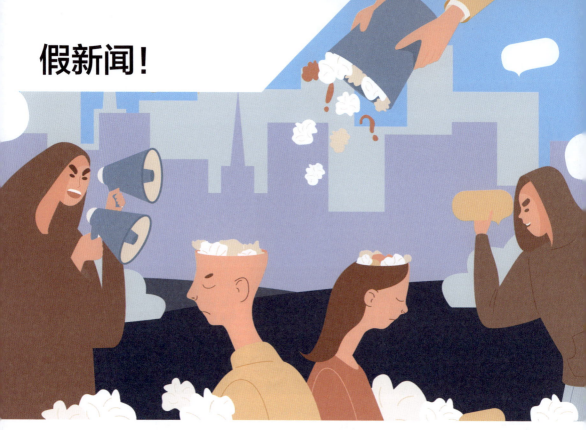

我们虽然时不时会拿"假新闻"开玩笑，但这可不是闹着玩的。虚假信息已然成为一种真正的潜在威胁，它降低了人们对真实新闻报道的信心，反而助长了虚假信息的滋长。同样无法否认的是——谣言与谬误信息在社交媒体上会像野火一样蔓延，其借助网络不胫而走，传播热度甚至比真相更快、更持久。这是为什么呢？

满腹狐疑

人类其实不是非常具有逻辑的生物，但我们始终坚信我们是富有逻辑的。这导致了一些问题，特别是当涉及改变我们的思想时。例如，在20世纪70年代的一项研究中，一群高中生和大学生被要求比较两份自杀遗书，并确定真正的那份。大多数学生做得很好——有时他们能识别出真正的信息，但有时也并不一致。任务结束后，研究人员告诉一些学生，他们非常善于辨别真假信息，而其他学生则被告知，他们在这项任务中表现得非常糟糕。

后来研究人员透露，他们撒了谎，并澄清说，实际上每个人都做得很好。但奇怪的是，学生们仍然认为他们在这项任务上比实际情况要好或差。这个谎言让他们难以释怀。所以，看到了吗？即使我们得到了应该调整我们信念的信息，也很难放下我们最初的感觉或理解。

那感觉很好

为什么改变我们的想法这么难？其中一个促成因素是认知失调。这是一种当人们的行为与信念不一致或做出的选择与本意相违背时会感到不舒服的想法。因此，他们会采取行动来解决这种"不和谐"，这可能导致不准确或有偏见的思维。例如，如果你是一个老烟枪，可能听说过吸烟有害健康，但你却继续吸烟。这种冲突使你的大脑感觉很糟糕，所以你通过以下方式来解决这种不协调：要么不吸，要么忽略医学病理意义来解决这种不协调。

如果你想继续吸烟，那么很可能会进行动机推理，这是一种有偏见的思维方式，使你倾自于得出一个你希望是真的结论。所以你可能会劝慰自己说："嗯，我还没有任何健康问题，所以可能没事。"这就导致了认知偏差，致使我们倾向于被自我信服的信息所说服。因此，如果你看到任何文章或帖子说吸烟并不像大家说的那样糟糕，就更有可能相信它，并寻找类似的证据来捍卫你的观点。

人人都说这是真的

这些心理学模式表明，我们的大脑很容易被错误的信息带入歧途。尤其是在当下的社交媒体时代，问题愈发凸显。我们身处信息爆炸的时代，每天接收各种信息，很难分辨信息来源的可信度和质量。社交媒体公司的动机是推广任何获得最多流量和博眼球的东西，而这不一定是真实的东西。但是，一个帖子越受欢迎，你就越有可能反复看到它，这使你更容易受到虚幻-真相效应的影响。有这样一个观点，即我们倾向于相信我们反复接触的信息，无论它是否真实，这种效应是有道理的——三人成虎，人云亦云，它似乎比你从一个随机的家伙那里听到的小道消息更有可信度。

他们说了什么

但这并不能完全解释假新闻是如何以及为什么会走红。这些头条新闻被分享是有原因的，甚至假新闻看起来比真新闻更容易被分享。2018年的一项研究表明，Twitter上的假新闻比真新闻传播得更远更快。我们不完全确定为什么会发生这种情况，但似乎虚假夸张的标题更能激起强烈的情绪，如惊讶或愤怒，这使得人们更愿意分享它们。

只有你能防止假新闻

虚假信息不会很快消失。那么，如果假新闻无处不在，而且如此容易传播，我们如何才能抵制它的影响呢？从个人层面上来说，更仔细地观察新闻来源，对其进行批判性思考。深入挖掘新闻机构和作者，并了解他们可能有哪些偏见或他们是如何进行研究的。此外，当你看到一个令人惊讶的标题时，在你决定分享它之前，请花一秒钟思考一下。耸人听闻的故事可能看起来更有冲击力，但它们不一定是真的。幸运的是，如果第三方事实核查机构发现它们是可疑的，一些应对手段已经初显成效，比如倘若一些社交媒体公司就会开始在标题上标注警告。但是，还是要请你时刻保持警惕！

你的AI治疗师

1964年，麻省理工学院的计算机科学家约瑟夫·威岑鲍姆（Joseph Weizenbaum）创建了ELIZA，这是一个（相对）简单的模拟对话的计算机程序。它模仿心理治疗师的说话模式，把事情转述给人听，使ELIZA看起来比实际懂的更多。许多与ELIZA互动的人确信它具有智慧。自那以后，由于神经网络和机器学习的兴起，人工智能取得了突飞猛进的进步，在这一点上，我们的人工智能已经达到了图灵测试的要求，这不禁让人们想知道，人工智能聊天机器人能否用于治疗？这早就不是科幻小说了。现在有一些人工智能驱动的治疗应用程序，如Woebot[83]、Youper[84]和Wysa[85]，它们使用技术帮助人们调控他们的心理健康，尽管这些应用程序看上去未来可期，但实际上，它们的功能都非常有限。这些数字工具可以很好地用于特定的目的，但不要指望目前的人工智能可以替代真正的交易。十年或二十年之后，让我们拭目以待吧！

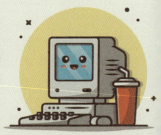

电子世界
争霸战2020

▶ 虚拟现实（VR）

对于大多数人来说，电子游戏是一种有趣的娱乐消遣方式。毕竟，谁不喜欢逃到自己想象中的世界去发泄一下呢？而今虚拟现实技术的兴起，使得这些体验更加身临其境，更加具有互动性，更加"真实"。

让它成为（虚拟）现实

它之所以感觉如此真实，是因为VR通过模仿我们的物理环境向我们提供虚拟的感官信息，从而混淆我们的视听觉系统。无论我们是在现实世界还是在虚拟世界中，我们的眼睛和耳朵都是一样的。当我们模拟现实中的体验时，如拥有随头部自然移动的立体视觉或近似来自特定方向的动态声音，VR可以神奇地将我们带到一个感觉非常真实的另一个地方。

虚拟环境与现实世界的模拟越接近，就越能让人身临其境。而通过利用我们的生物特性，VR可以用来开发与现实非常相近的新奇、独特的体验。想象一下，研究人员和心理健康专家看了这项技术后说："嘿，我可能会用到它。"

沉浸式体验

从研究的角度来看，VR打开了新世界的大门。当科学家想要进行实验时，他们试图控制尽可能多的因素，以减少可能影响结果的外在刺激的数量。这样做的问题是，你就会面临一个非常不自然的环境：一个空荡荡的白色房间，有一把椅子和一张桌子。哦，不，现在人们会因为感觉不舒服而做出不同的行为！但VR可以解决这个问题。它可以让研究人员完全控制虚拟环境，同时也提供自然、丰富的情境，帮助参与者获得置身于"自然情境"的体验，从而得出更为准确的结果。

直面你的恐惧

虚拟现实的身临其境性质已经证明了对焦虑症患者的真正治疗作用。暴露疗法是治疗这些疾病最有效的形式之一，它将人们"暴露"于那些被视为令人恐惧或焦虑的想法、记忆或情景中。例如，如果你在一个黑暗的停车场遭到暴力袭击，治疗师可能会让你在精神上想象同样的情况，或者为了克服恐惧，可能会把你带到停车场。

但在治疗过程中进行这种真实的场景暴露是不安全的或困难的，而且客户自己可能也会觉得不舒服。然而，使用虚拟现实暴露疗法（Virtual Reality Exposure Therapy, VRET），治疗师可以让患者沉浸在计算机生成的虚拟环境中，通过编程可以帮助患者在舒适的办公室环境中体验面对恐惧的情况。它在治疗创伤后应激障碍、幽闭恐惧症、驾驶恐惧症、蜘蛛恐惧症、社交焦虑等问题上取得了显著的成功。

VR医疗的未来

除了暴露疗法，研究人员已经开始探索使用虚拟现实技术来治疗其他精神和身体健康问题。在医学上，VR已用于帮助中风后的康复和提高帕金森病患者生活质量及改善日常生活技能，它甚至用于治疗术后疼痛。在心理健康层面，虚拟现实技术正被广泛用于各种研究。例如，通过让患有自闭症的青少年与他们的症状表现作斗争，帮助自闭症患者提高他们的社交技能,最有趣的是,通过虚拟性别认证和性别重塑疗法,来体现出他们的性别认同,从而治疗跨性别者的性别焦虑症。虽然这些仍然处于起步阶段,但虚拟现实并不仅仅是一种时尚昂贵的游戏玩具!

神经传递-电影沙龙
虚拟现实

如果你陷入一个极其真实的虚拟世界,以至于你在数字领域的行为在现实生活中产生后果,那会怎样?这基本上是所有关于VR电影的预设前提,但他们到底有多真实?

《黑客帝国》
(*The Matrix*)(1999)

计算机黑客尼奥(Neo)揭开了一个被禁止的地下世界,当他发现这样一个令人震惊的事实时却乞浆得酒——他已经一生都生活在虚拟现实中。

VR现实主义: ★★★★☆

我们的模拟真的制作得如此逼真,以至于与现实难以区分。但如果你也想这样,可能就需要像电影中那样直接连接到大脑。

剧情: ★★★★★

这部电影可是在我随时观看的名单上。如果你还没有看过,就赶快去看看吧。

《头号玩家》
(*Ready Player One*)(2018)

当现实世界被全球变暖蹂躏的时候,一个在现实生活中毫无存在感、沉迷网游的叫韦德(Wade)的小子逃到了一个叫绿洲(OASIS)的虚拟世界中以谋取名和利。

VR现实主义: ★★★★★

虽然现在的沉浸感水平似乎遥不可及,但VR终将得以实现。

剧情: ★★☆☆☆

20世纪80年代的怀旧氛围很有趣,但剧情很肤浅,韦德只是一个被更有趣的角色包围着的乏味的替身。

《电子世界争霸》
(*TRON*)(1982)

当有才华的计算机工程师凯文•弗林(Kevin Flynn)发现他的作品被盗时,他试图黑进他的公司系统,但被传送到一个数字世界。

VR现实主义: ★★☆☆☆

我们永远不会被像素化并被传送到视频游戏中。

剧情: ★★★☆☆

尽管故事情节上有一些硬伤,但这部电影在电脑图像合成方面远远领先于那个时代。

《成为约翰-马尔科维奇》
(*Being John Malkovich*)(1999)

克雷格•施瓦茨(Craig Schwartz)是纽约一名失业的木偶师,他发现了一个通往演员约翰•马尔科维奇(John Malkovich)心灵的传送门。但没过多久,情况变糟了。

VR现实主义: ★☆☆☆☆

这部电影只是为了好玩而添加了这样的设定,毕竟很快就能占据另一个人思想这种事情,从某种意义上来说可能是很不现实的。

剧情: ★★★★★

这是对存在主义和道德问题的离奇而深刻的探索,让你以一个优雅的方式心碎。

机器中的幽灵

凭借一直以来我们开发的所有令人难以置信的技术以及计算机系统不断扩张的潜力,我们所有人通过接入以太网连接并将我们的大脑上传到网络上,最好还能有一个机器人身体,这一切似乎只是时间的问题。那么,是什么阻碍了我们与那个特殊的反乌托邦的未来呢?

数以亿计的连接

科学家认为在你的大脑中大约有1 000亿个神经元,能够形成大约100个万亿个突触,也就是你大脑中的100 000 000 000个连接,用于传输你所有的想法、希望和梦想。这真的不可胜数。对大脑记忆储存量的估计各不相同,但我们认为其容量约为2.5PB(约2 500TB或250万GB)。这肯定需要大量的计算机处理器,但这并非不可逾越。问题是,即便我们有大量的存储容量,也仍然不知道到底需要存储什么。

联结连接组

许多科学家认为,在我们能够弄清楚如何将我们的大脑上传到计算机之前,首先,我们必须绘制出所有这些连接。大脑中所有神经元连接的完整地图称为连接组(connectome)。直到最近十年左右,科学家们才能够为不起眼的秀丽隐杆线虫(Caenorhabditis elegans)构建出一个完整的连接组,它只有302个神经元和7 000个突触。若要将其扩展到人类大脑的大小的话,呃……这可能需要相当长的一段时间。

比我们的部分之和更重要

我们可以计算出脑细胞的数量以及它们之间的连接,但我们仍然不确定我们的意识和记忆究竟藏匿何处,也不清楚这些部分是如何组合在一起形成了我们。目前我们所拥有的绘制大脑连接图的技术大多依赖于突触在某一特定时刻的快照。

理论上我们可以在死亡时通过冻结大脑来封存记忆,但我们不知道这是否真的能实现。冻结并不能捕捉到大脑的所有电气和化学活动,特别是那些在脑细胞中打转的单个分子,这些分子可能(据我们所知)最终成为任何特定个体思想的复杂独特性的真正关键。所以,对不起,没有计算机人工智能可以让你永生。

神经网络连接

呃，Neuralink让埃隆·马斯克（Elon Musk）砸重金雇佣一群比他更聪明、更有才华的人创造出一个由他命名的花里胡哨、华而不实的科学设备。有一说一，他花钱搞的火箭船和汽车还是很有用的。但是Neuralink……嗯，我们只能说我们还有一段路要走。

你可能有正确的想法

马斯克与Neuralink的整个操作是为了创造一种脑机接口设备，让人类实现"与人工智能的共生"。他认为，人工智能最终会超过人类智能，如果我们都能让它成为我们自己大脑的一部分，就更好了，免得有朝一日AI把我们都干掉了。为了做到这一点，他提出了一个可植入的系统，他称之为"神经织网（Neural Lace）"，作为人类大脑皮层之上的一个附加层。到2020年，已经有科学家在人类身上测试这些设备，以支持他的目标，即让"任何想要的人都能拥有超人的认知能力。"

错误的市场定位

植入式设备的想法并不疯狂；在第17章中，我们谈到了所有炫酷的新技术，通过植入电极，用户可以用他们的大脑来控制假肢装置。但是这些设备非常昂贵，且极其复杂，而且只够先进到可以恢复一些部分的功能，如果一个人幸运的话，还可以恢复一些感觉。用意念控制一台机器要么是非侵入性的，因此它并非是高度精确的；要么它是精确的，但需要一个侵入性的、有时甚至是危险性的程序来安装。总而言之，这不应该是一项我们仅仅为了好玩而把它插入人们的脑袋的技术。

也许有朝一日

大多数神经科学家都认为，虽然马斯克的提议并非完全不可能实现，但它远远超出了我们现有技术的范围。要想完全理解这一切，需要花费数十年的时间来拆析大脑的信号和结构，而不是用一台价格不菲的缝纫机把成千上万个电极插入你可怜而脆弱的大脑。Neuralink目前所能做到的并不是特别创新，因为研究人员已经开发这类先进设备几十年了，所以，也许马斯克应该把他的一些钱投入到已经在做这项研究的科学家的实验室中，而不是过度宣扬他的技术，把特斯拉发射到太空中。

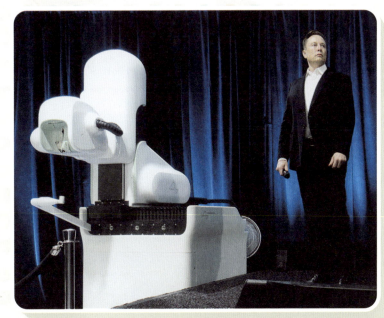

你现在能听到我吗？

深入理解神经系统状况和更先进的神经技术不仅可以恢复缺失的肢体，甚至可以恢复缺失的声音。在过去，由于某种原因而不能说话的人与他人交流方式的选择极其有限，而且其中一些情况非常糟糕。

我可没这么说

以辅助沟通法为例，这种方法是为了帮助自闭症患者和其他非语言沟通障碍者进行沟通而推广的，该方法涉及一个"协助者"来"引导"残疾人的手，"帮助"他们打出单词。这种技术受到了广泛的批评，因为研究表明，被打出的字通常来自协助者，而不是非语言障碍者，即使协助者没有意识到这一点。这有点像一个特别侮辱性的灵应盘。幸运的是，我们现在正在开发更好的替代品，如语音生成设备，非语言使用者可以轻松地利用这些设备生成单词。

我仍在这里

另一种沟通极其困难的情况是锁闭综合征（locked-in syndrome），在这种情况下，一个人看起来完全没有意识，但实则不然。长期以来，这些人的交流选择相当有限，相当于让助手一个字母一个字母地背诵字母表，被锁闭患者在到达正确字母时眨眼表示。今天，我们有了电子通信设备，可以跟踪人们的眼球运动，并通过计算机语音修复将其转换为语音，使患有这种疾病的人能够更容易地交流。

脑死亡

由于有了救生技术，生命和死亡之间的界限变得有点模糊，特别是在身体可能看起来很好，但大脑肯定不好的情况下。2020年，作为世界脑死亡项目的一部分，一组专业的神经创伤和重症监护领域的国际专家制定了一套新的准则，以帮助其他医生确定病人何时真正脑死亡，这意味着，患者在没有希望恢复脑功能时，应该取消生命支持。这套准则涉及测试脑功能的不同方法、不同类型的脑死亡，甚至谁应该被认为有资格诊断脑死亡。因为这项工作具有巨大的法律、伦理和经济影响，所以完成它绝非易事，而是一项艰巨的任务。你不会想把这件事搞砸的！

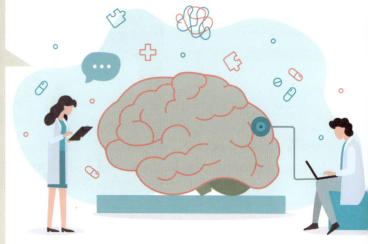

一大堆的"不"：麻醉会发生什么

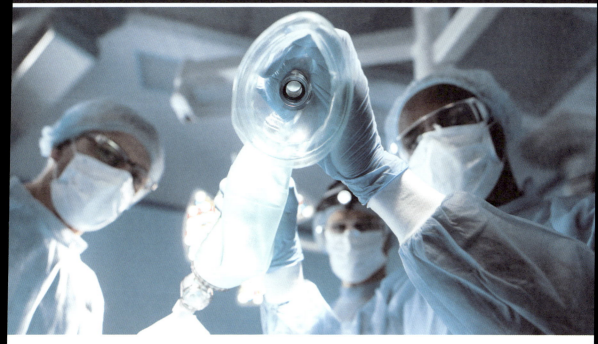

当你需要进行某种大型手术时，医生通常会使用全身麻醉让你在手术期间保持昏迷的状态。这些药物的使用通常意味着你在事后对手术过程没有任何记忆。但事实证明，每两万人中就有一人在做手术时醒着。这是因为病人还没有接受足够剂量的麻醉剂来彻底麻醉他们。

可怕的是，病人无法发出他们是清醒的信号，这也是外科医生使用麻痹剂来辅助手术面临的一个主要问题。最近，人们一直在努力向外科医生和他们的病人灌输关于麻醉意识的可能性，以确保任何处在麻醉清醒意识的人，都能在他们可能需要的时候获得任何额外的护理和帮助。

别朝着光亮走去！

有濒死体验（Near-Death Experiences，NDEs）的人描述了诸如漂浮、温暖、离开身体和遇见神灵等感觉。但是，为什么很多差点死掉的人都有过同样的感觉，这对大脑有什么启示？研究所谓的濒死体验是很难的，因为大多数人在即将死亡时并不完全是站在磁共振机器旁边，但我们有一些理论佐以支持。有些人认为这可能与你死亡时大脑缺氧有关，或者大脑在死后开始产生幻觉。也有些人认为这是由于在濒临死亡时大脑受损；不同的大脑区域开始宕机或发生故障而造成信号传递的异常，如看到生命的闪光等，都被视为经典的濒死经历。

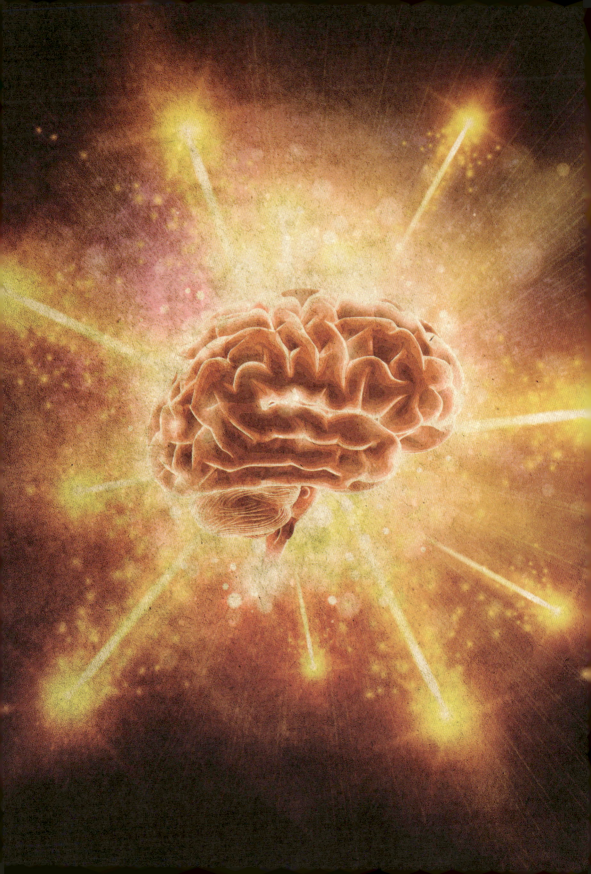

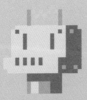

第十九章
提升你的脑力

你的大脑需要超级快充吗？很多人都声称能够提升你的脑力，但这其中何为合法？何为真假？它真正需要的又是什么？

尽管存在大流行病、社会不平等以及气候变化等一系列问题，赛博朋克的未来并不完全充斥着厄运和黑暗。当下我们在理解大脑方面取得的一些进步，让我们有机会真正改善和拓展我们的思维，超越我们的认知范围，而这可能将会引领我们步入一个更美好的世界。

奇怪的是，即便我们掌握这么多炫酷的神经技术，似乎最有效的治疗手段仍是我们古已有之的——古老的大脑刺激技术。经过21世纪的改良，对于那些难以治愈的情绪障碍和神经系统疾病的人来说，它仍是最具价值的治疗方案。尽管到处都是躺在沙发上的读者的抱怨声，但体育锻炼和健康的饮食再次被证明是保持我们大脑年轻、强壮和聪明的最佳选择。随着人们对公平和多样性的认识不断提高，我们终于开始质疑我们定义智力的方式是否真的有用，并寻找更好的方式来诠释理解每个人独特的技能和能力。

但是，让我们抛开这些天花乱坠的炒作，来看看未来你的大脑究竟会有何变化。

抚疗之触

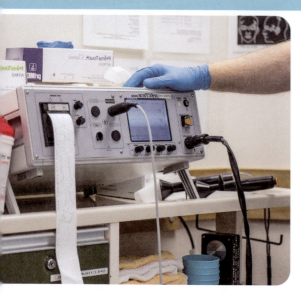

有时，药物和谈话疗法并不足以真正帮助患者应对衰弱的神经系统性疾病，医生必须发挥更大的创造力来寻找新的治疗方法。一个令人震惊的例子是，脑电刺激是一种极不寻常但在某种程度上行之有效的治疗方法。

经典之作

可能最广为人知的脑电刺激类型是电休克疗法（Electroconvulsive Therapy, ECT）。这种治疗方法主要是通过在患者头皮上使用电极诱发人工癫痫发作来起作用，据说这会导致大脑的化学变化，从而迅速逆转严重精神疾病的症状，特别是难治性抑郁症。另一种较新的方法，即经颅磁刺激（Transcranial Magnetic Stimulation, TMS），也使用了类似的概念，只是这次用磁铁代替电极。它适用于更有针对性的治疗，并被认为具有比ECT的副作用更少。但TMS仍然是一个新事物，科学家们在继续摸索找出使用该技术的最佳方法。

真正进入

如果从外部刺激大脑对你来说还不够，那么不妨试试深部脑刺激（Deep Brain Stimulation, DBS）怎么样？通过这种方法，医生实际上是将电极深入到帕金森病和癫痫等疾病患者的大脑中，在那里他们可以将电流脉冲到相关的大脑区域以减轻症状。DBS现在正被用于探索精神疾病，如抑郁症、慢性疼痛和成瘾等。但是，由于我们仍然不能完全确定为什么这种电刺激是有用的，所以可能还需要些时日来弄清楚该技术应该如何应用。

可穿戴技术

DBS系统也许是最具可穿戴性的技术设备，它通过在你的皮肤下植入电极和电池，向大脑发送电脉冲。然而，越来越多的行业开始投入使用侵入性较小的可穿戴技术来提高你的脑力或改善你的情绪，这些技术包括未来派风格的发带，可以通过头皮发送电磁脉冲或恒定电流进入大脑。这些脉冲有时是为了诱导有节奏的神经活动模式，模仿睡眠和冥想等不同状态下的自然脑波，或者增加目标大脑区域的血流量以保持活跃。虽然没有大量证据表明这些设备真的可以使人更容易集中注意力或帮助你思考，但有证据表明它们可能对慢性疼痛、抑郁症等疾病有益，甚至可以帮助人们在中风后康复。

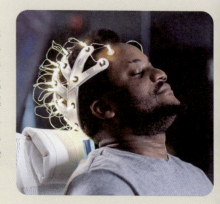

用药片和游戏改善大脑

人们不顾一切地想尽其所能来提高他们的脑力,使他们的头脑永葆青春。昂贵的大脑游戏和增强认知能力的物质(称为"促智药")被吹捧为一种可能的解决方案,但它们是否真的奏效?

有证据表明,练习生活技能,如数零钱和说人名,有利于帮助痴呆症患者保持更长时间的记忆,但要把《练习背诵你孙子的名字!》作为一个刺激、有趣的游戏来练习就困难很多了。

别再玩弄我的大脑了

所谓的大脑训练游戏声称可以提高记忆力、注意力和推理能力,有些甚至声称可以防止痴呆症的发生。据称,这些游戏利用神经可塑性,即神经元之间的连接可以随着时间的推移而适应和变化。玩大脑训练游戏就像锻炼你的头脑,好比你举重锻炼肌肉一样。但问题是,你学到的"大脑训练"的技能并不能举一反三;玩大脑游戏只会使你更擅长玩那些特定的游戏,而不是促进所有与记忆有关的事情。

超级精华液

促智药(或者说智能药物)真的是开启你大脑超能力的关键所在吗?常见的益智类药物的例子包括咖啡因、银杏叶、肌酸、尼古丁和L-茶氨酸。其中一些确实对认知有可衡量的影响,如咖啡因,它可以提神醒脑、增强注意力和运动协调,并可能降低患阿尔茨海默病的风险,L-茶氨酸可以帮助人们感到更加放松。其他诸如肌酸,可能会为你的肌肉提供额外的能量,但对你的大脑来说呢?实际上远没有那么多。

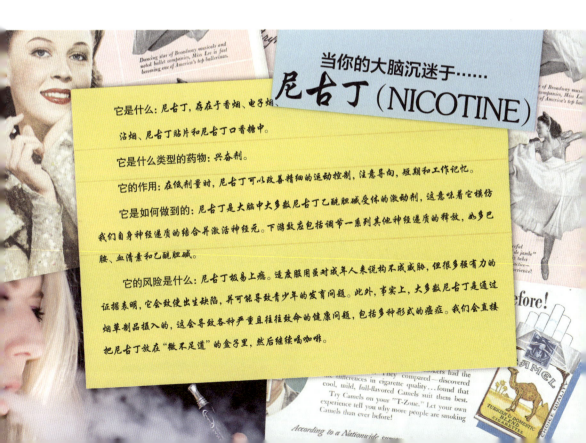

当你的大脑沉迷于……
尼古丁(NICOTINE)

它是什么: 尼古丁,存在于香烟、电子烟、沾烟、尼古丁贴片和尼古丁口香糖中。

它是什么类型的药物: 兴奋剂。

它的作用: 在低剂量时,尼古丁可以改善精细的运动控制、注意导向、短期和工作记忆。

它是如何做到的: 尼古丁是大脑中大多数尼古丁乙酰胆碱受体的激动剂,这意味着它模仿我们自身神经递质的结合并激活神经元。下游效应包括调节一系列其他神经递质的释放,如多巴胺、血清素和乙酰胆碱。

它的风险是什么: 尼古丁极易上瘾。适度服用虽对成年人来说构不成威胁,但很多极有力的证据表明,它会致使出生缺陷,并可能导致青少年的发育问题。此外,事实上,大多数尼古丁是通过烟草制品摄入的,这会导致各种严重且往往致命的健康问题,包括多种形式的癌症。我们会直接把尼古丁放在"微不足道"的盒子里,然后继续喝咖啡。

健康体魄，健康大脑

围绕着诸如益智药和脑力游戏的炒作，最有趣的事情（至少我们这样认为）是，人们如此热衷于花钱购买能够改善他们的认知和情绪的产品，却常常忽略了保护大脑的最简单和最科学的方法之一：简单的体育锻炼。

医生痛恨这个怪招数

尽管听到这里可能很烦人，但保护大脑的首要方法是定期进行有氧运动——每天花费约30分钟或每周约两个半小时。它不一定是什么花哨的行为——只要能让你的心率加快，如慢跑、游泳、骑自行车或跳舞。锻炼不仅可以在之后的至少几个小时内提高你的注意力和解决问题的能力，而且还具有长期的有益效果，包括降低患痴呆症的风险。

等等，你的意思是它很有效吗

有规律的锻炼对大脑的影响是极其深远的，虽然看上去有点疯狂，但这是有道理的。有氧运动可以改善你的心血管健康，促进包括大脑在内的全身血液流动。更好的血液循环意味着更多的营养物质进入你的大脑。同时，运动有双重效果：它可以减少炎症，最近发现与许多神经系统疾病（包括痴呆）有关，还可以降低应激荷尔蒙水平（该荷尔蒙在许多恼人的情绪障碍中发挥着重要作用）。

我们要给你打打气

锻炼在分子水平上影响大脑，促进支持大脑可塑性的分子的产生。它还有助于在一个系统水平上增加整个大脑的灰质。保持定期运动的习惯可以提高记忆力、注意力控制、认知灵活性，甚至是信息处理速度，使你在一生中保持更长时间的敏锐度。即使你还没有养成定期锻炼的习惯，现在开始也为时不晚！在针对老年人，甚至对那些有轻度认知障碍的人进行的大量研究中发现，开始一种有氧运动的习惯可以减缓随着年龄增长的认知衰退。所以，快出去走走吧，让你的心脏跳动起来！

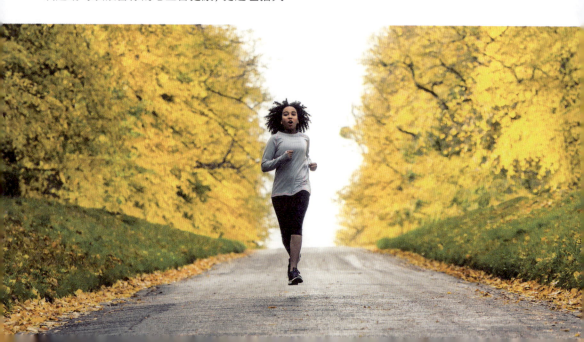

让你的大脑按规定饮食

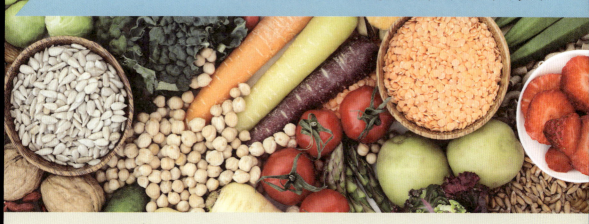

摩登饮食转瞬即逝,变化莫测,而大脑始终如一的。一般来说,无论网红博主给它贴上什么标签,医生推荐的最健康的饮食并没有太大变化。也许并不奇怪,对你的身体最健康的饮食通常也是对你的大脑最健康的饮食。

以心换心——为你的心灵而设的MIND饮食

如今,医生们通常推荐MIND饮食来促进大脑健康。MIND是"地中海-DASH神经退行性延迟干预"（Mediterranean-DASH Intervention for Neurodegenerative Delay）的缩写,这是地中海饮食和阻止高血压饮食方法（Dietary Approaches to Stop Hypertension, DASH）的组合。听上去有点花哨,但其核心是,你应该多吃该吃的东西（绿叶蔬菜、水果和浆果、瘦肉蛋白和全谷类）,少吃不该吃的东西（红肉、黄油、奶酪、精制糖、脂肪——基本上,所有真正好吃的东西）。

脑与体

就像运动一样,MIND饮食（像其他类似的饮食）对你的整体健康有好处,有利于心脏健康的同时,对大脑也大有裨益。这些食物提供人体必需的营养物质,包括各种维生素、矿物质和ω-3脂肪酸,这些都是维持身体运转所必需的。它们还提供了额外的好处,如抗氧化剂和类黄酮,可能对保护大脑免受认知衰退方面至关重要。当然这并不意味着你不能偶尔享用一个芝士汉堡,总的来说,专注于以蔬菜和鱼为主,以黄油和啤酒为辅的饮食可能是你晚年保持健康大脑的最佳选择。

生酮饮食

健身房里无论是想减肥的小姐姐还是想增肌的小哥哥,生酮饮食可能是当下食尚新风标,但生酮饮食起初是在20世纪20年代发展起来的,目的是控制儿童衰弱性癫痫。这种饮食方法通过将高碳水化合物的食物（如淀粉类蔬菜、谷物和糖）换成高脂肪的食物,如坚果和黄油。这迫使身体从使用葡萄糖作为其主要能量来源转而使用酮体。这时产生了一种叫作酮症的状态,从而达到减少患者癫痫发作的次数的目的。即使在百年之后,我们仍然不太清楚为什么这种饮食可以防止癫痫发作,但一些科学家认为这可能是酮体本身实际上起到了抗惊厥的作用,或者它可能导致抑制性神经递质GABA水平的变化,从而可能阻止未来癫痫发作的可能。

好吧，自作聪明的家伙

智商测试应是衡量一个人的认知能力，并给出一个代表其智力和未来潜力的分数。但是，当我们谈及一个人的智商时，我们说的可能不是同一件事。心理学家已经开发了数百种测试，如斯坦福-比奈智力量表、韦克斯勒成人智力量表、伍德考克-约翰逊测试、认知评估系统，数不胜数。

尽管智商测试可能会让你思考，鉴于其抽象的性质，衡量智力几乎是不可能的。当我们说"智力"时，我们究竟在谈论什么？

非智能设计

在智力的标准定义上几乎众说纷纭，没有统一的标准，所以每项测试所衡量的东西都不尽相同，它们往往不能测量更广泛的智力类别，如创造力和社会智力。

同样地，IQ测试通常不考虑可能影响一个人智商的因素，包括文化、环境、教育机会或背景，甚至是营养。而在更黑暗的一面来看，智商测试在历史上被用来证明优种运动和对少数民族群体及残疾人的歧视是合理的。毋庸置疑，如果使用不当，这些分数会对某些群体造成伤害。

一场败仗

所以你可能会问自己："好吧，如果所有这些测试都不行，那么智商测试的未来是什么样的？"我有个想法：如果我们停止使用它们会怎样？ 智商测试在预测一个人未来的成功方面有点过时了，而且很可怕，但学校和就业服务机构就是这样运作的。我们的目标一直是测量一般性智力，但它们都没有达到要求。针对具体任务的具体测试似乎很好，但我们还是废除智商测试吧。

不仅仅只是一种智力？

心理学家试图提出一般智力模型的替代方案，如加德纳的多元智能理论，该理论认为人们有不同种类的智能，如音乐-节奏、视觉-空间、语言-语文、逻辑-数学、身体-动觉等等。这意味着某人可能在传统智商测试中无法识别的某些领域非常聪明。不幸的是，虽然这个理论听起来很棒，但几乎没有实证支持。然而，其他人已经抓住了这一点，并提出了新的智力类型，这些智力已经变得非常流行，如情商（又称EI或EQ）。EQ是在20世纪90年代发展起来的，它描述了我们感知、控制和评估情绪的能力，这种能力对于在世界上与他人互动至关重要。它是真的吗？谁知道呢？有些人在情感运作上更游刃有余，但情商是一种真正独特的智力形式还是一种技能或性格特征，这是有争议的。

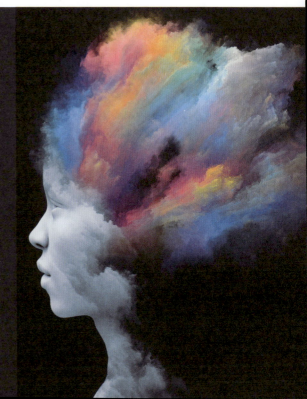

如何真正使你的大脑保持年轻

据我们所知，只要你有足够的智慧，年龄只是一个数字，并不可怕。但是如何保持你的大脑的活力？若想让大脑永葆青春，很遗憾，没有可以服用的灵丹妙药或可以下载的应用程序来保持大脑的年轻。然而，这里有一些建议，可以真正保护你的大脑。它们可能听起来很像你妈妈或医生平日叨念让你做的事情，但理论思路上确实有其可取之处。

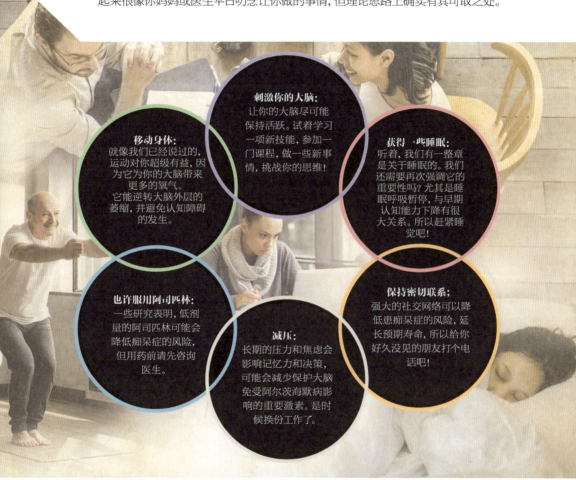

刺激你的大脑： 让你的大脑尽可能保持活跃。试着学习一项新技能，参加一门课程，做一些新事情，挑战你的思维！

移动身体： 就像我们已经说过的，运动对你超级有益，因为它为你的大脑带来更多的氧气。它能逆转大脑外层的萎缩，并避免认知障碍的发生。

获得一些睡眠： 听着，我们有一整章是关于睡眠的。我们还需要再次强调它的重要性吗？尤其是睡眠呼吸暂停，与早期认知能力下降有很大关系。所以赶紧睡觉吧！

也许服用阿司匹林： 一些研究表明，低剂量的阿司匹林可能会降低痴呆症的风险，但用药前请先咨询医生。

减压： 长期的压力和焦虑会影响记忆力和决策，可能会减少保护大脑免受阿尔茨海默病影响的重要激素。是时候换份工作了。

保持密切联系： 强大的社交网络可以降低患痴呆症的风险，延长预期寿命，所以给你好久没见的朋友打个电话吧！

保持心理健康

到目前为止，我们已经讨论了很多关于控制大脑的行为，但是在认知层面上你能做些什么呢？

这里有几个建议可以帮助你保持心理健康处于最佳状态。第一，练习重塑。人们很容易屈服于消极的想法，但是试着通过注意到你觉得积极的事情来对抗消极的想法。你可能会发现你对自己的生活总体感觉更积极。第二，原谅自己的错误。增加自我同情心可以提高你的生产力、注意力和集中力。第三，心怀感恩。感恩可以增加你的幸福感，使你对生活中的压力有更强的抵抗力。第四，练习视觉化，尽可能去想象一些积极的事情，如你一天中最美好的部分或宁静的海滩，可以减少你的压力，使你倍感轻松。如果所有这些都失败了，就去找治疗师吧，为你探索专业的门路。

铭记于心

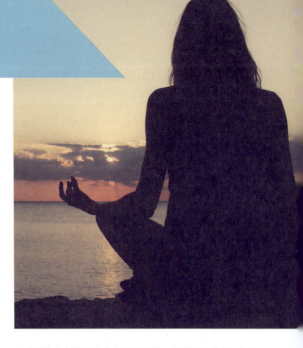

当你想到"冥想"时，可能会想到瑜伽和果汁净化液，但它并不只是新时代的潮流。冥想已经存在了数千年，并深深扎根于世界各地的宗教和文化习俗中，存在这么久是有原因的。事实证明，它实际上可能对我们的大脑大有裨益！

专注当下

大多数研究都集中在正念冥想上，这是一种让人将注意力集中在当前环境中的一件事上的技术，如呼吸的模式，或者海滩上的海浪声。这是为了鼓励你活在当下，关注你周围的世界，而不是沉湎于过去或担忧未来。在心理学上，正念与改善注意力、认知灵活性和更大的情绪控制有关，而且它似乎对治疗抑郁症和焦虑症等情绪障碍大有裨益。

心存正念

这些变化不仅仅是精神上的，它们是可以测量的。科学家使用脑电图（Electroenc-Ephalograms, EEG）记录冥想者的大脑活动时发现，正念会导致 α 波和 θ 波活动增加，这与放松心情和做白日梦有关。功能磁共振成像（fMRI）研究已将冥想与大脑皮层中处理感觉信息和高阶认知过程活动的增加联系起来。然而这些研究并不完美，受到样本量小和缺乏长期跟踪随访的困扰，但迄今为止所有证据表明，心存一点正念永远不会伤害他人！

伸展你的脑筋

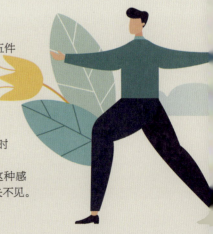

如果你想亲自尝试正念，这里有一些你可以借鉴使用的小方法：

5-4-3-2-1练习：花点时间，调动你的感官。注意你能看到的五件事，你能感觉到的四件事，你能听到的三件事，你能闻到的两件事，你能尝到的一件事。

深呼吸：在一个安静的空间里，闭上你的眼睛，进行深呼吸。专注于你的呼吸，因为它在你的身体内移动和流出。感受你的胸部或腹部在呼吸时的扩张和收缩。

谨慎进食：慢慢吃，不要分心。欣赏你的食物，注意你的身体在吃饭时的感觉。注意你通常忽略的食物的细节：颜色、气味、声音、质地和味道。

身体扫描：从你的脚开始，扫描审视不适或疼痛的感觉。承认这种感觉，并且深呼吸。想象一下，紧张感随着每次呼气离开你的身体，消失不见。然后，注意力转到你身体的下一个部位。

你以为你知道的东西
相信超能力

人们似乎很容易将催眠、通灵和前世回溯等概念视为蛇油推销员为了骗取人们血汗钱兜售的无稽之谈，但这些现象在现实中是否有任何依据？

昏昏欲睡

虽然催眠的整个"嘟嘟哝哝、窸窸窣窣"的精神控制方面有点可疑，但催眠似乎确实有一定的科学依据。正如我们已经讨论过的，不同的技术，如药物使用和冥想，可以诱发不寻常的大脑活动，从而导致意识状态的改变。同样地，催眠是一种专注、恍惚的精神状态，它实际上用于一些心理学实践中。通过引导病人专注于一个特定的物体，如一块摆动的怀表，催眠师可以诱发一种令人专注的放松状态，在这种状态下人们会变得高度易受暗示。在催眠状态下，大脑往往会产生更多的θ波，就像在冥想中看到的那样，这与注意力和视觉化有关。其他现象，如安慰剂效应，可能在被催眠的人如此易受暗示的原因中起作用；基本上，他们在被催眠时期望以某种方式行事，所以他们会这样做。但信不信由你，催眠在帮助人们戒烟或控制疼痛方面显现出一定的效果。

上帝，你在吗

作为一个物种，我们坚定地相信宇宙中有更高的力量，或者相信死后有生命的信念，这不是很奇怪吗？嗯，但是同样，我们的大脑可能至少在一定程度上负有责任。在濒死体验之外，还有其他关于我们的大脑在一些宗教体验中可能发挥的作用的线索。许多赋有性质原始土著文化的迷幻物质，如死藤水和裸盖菇素（致幻剂），都把对它们的使用作为宗教仪式的重要组成部分，以及与众神交流的一种方式。当下即使是临时使用者，有时也会报告有深刻的精神体验。在不使用药物的情况下，精神分裂症患者有时会报告他们的幻觉中含有宗教元素。甚至还有一种叫作"上帝头盔"（God Helmet）的装置，它可以刺激使用者的颞叶，显而易见，这可以诱发"感觉到的存在"，可能是上帝或圣母玛利亚的存在形式，亦可能是一些不可知论者认为的来自外太空的外星人。我们不一定非要说大脑发明了宗教，以此来解释奇怪的精神现象，但如果我们整个独特的个体存在于我们自我意识中，那么我们对更高力量的感知不也是有可能的吗？

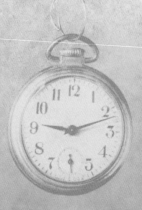
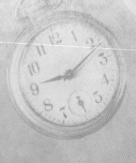

注释

[1] 客体永久性(Object Permanence)：瑞士儿童心理学家让·皮亚杰(Jean Piaget)研究儿童心理发展时提出的一个概念。它是指幼儿认识到物体是作为独立实体而存在的，即便当物体离开视线后，幼儿仍能意识到其持续存在。

[2] 野格炸弹(Jager bomb)：一种在派对中非常受欢迎的鸡尾酒，通常做法为将野格酒倒入能量饮料(如红牛)中。

[3] 塔可贝尔(Taco Bell)：原名"塔可钟"，是全球领先的墨西哥风味的大型餐饮连锁品牌，1962年起源于美国加州。

[4] 化身博士(Dr. Jekyll / Mr. Hyde)：杰基尔医生/海德先生，英国作家罗伯特·路易斯·史蒂文森(Robert Louis Stevenson)创作的一部经典哥特式中篇小说《化身博士》的主角。杰基尔医生将自己当作实验对象，结果却导致人格分裂——一个是善的代表杰基尔，另一个则是恶魔的化身海德，后来"Jekyll and Hyde"一词成为心理学"双重人格"的代称。

[5] 雨人：电影《雨人》(*Rain Man*)的主角雷蒙(Raymond)，特别怕下雨，还总把自己的名字"雷蒙"念成"雷曼"，意为"雨人"。他自幼患严重的自闭症，表面上终日沉浸于幻想世界中，行为诡异似痴似狂，实际博学多才，精通心算，记忆超人。

[6] 抗药物滥用教育(D.A.R.E.)：D.A.R.E.是抗药物滥用教育(Drug Abuse Resistance Education)计划的缩写。该计划是公共卫生领域的一个项目，于1983年由洛杉矶县(加州)学区和洛杉矶警察局联合开发。1994年D.A.R.E.已成为使用最广泛的以学校为基础的毒品预防计划，在美国所有50个州均有开展，并传播到六个国家。

[7] 诺兰：克里斯托弗·诺兰(Christopher Nolan)，英国著名导演、编剧及制片人，其代表作有《记忆碎片》《致命魔术》《盗梦空间》《蝙蝠侠：黑暗骑士》《星际穿越》以及《敦刻尔克》等。

[8] 《永无止境》：由美国导演尼尔·博格(Neil Burger)执导的悬疑电影，讲述男主角埃迪·莫拉(Bradley Cooper)发现了一种能提高大脑工作效率的新型药NZT-48。这种药能帮助人达到常人所不能及的地步，但同时也有致命的作用：使身体不适同时伴有失控的情绪。

[9] 《超体》：由法国导演吕克·贝松(Luc Besson)执导的科幻动作片，讲述了年轻女人露西被迫变成毒贩，在运送毒品的过程中，一场意外让毒品渗入到她体内的器官和血液，这让她获得了超能力，包括心灵感应、瞬间吸收知识等技能。她成了一名无所不能的"女超人"。

[10] Xbox：由美国微软公司开发的一款家用电视游戏机。

[11] 星露谷物语(Stardew Valley)：一款由美国人埃利克"忧虑猿"巴洛(Eric "ConcernedApe" Barone)开发的模拟角色扮演视频游戏，现在已经是Steam平台上最热门的游戏之一。

[12] 乔(Joe)：代指咖啡。传说第一次世界大战期间的海军部长约瑟夫·丹尼尔斯(Josephus Daniels)禁止所有美国海军舰艇上饮酒。咖啡作为替代品，水手们讽刺地称它为"一杯约瑟夫"，但因为那有点拗口，这个刻薄的绰号就缩短为"一杯乔"。

[13] 弗兰肯斯坦(Frankensteinian)：《弗兰肯斯坦》是英国著名作家玛丽·雪莱(Mary Shelley)于1818年创作的长篇科幻小说，被誉为科幻小说开山之作。主角弗兰肯斯坦是一个热衷于探索生命起源的科学家，他用不同尸体的各个部分拼凑成一个巨大人体，并利用雷电赋予了这个人体以生命。然而面目狰狞的怪物获得生命后，却紧追不舍地向弗兰肯斯坦索要人生的种种权利。

[14] 克拉肯(kraken)：指挪威民间传说中游离于挪威和冰岛近海的海怪。

[15] 伊万·巴甫洛夫的头发如此柔软：巴甫洛夫提出的经典条件反射（Classical Conditionting）中，单词Conditioning一语双关，除了有"条件反射"的意思外，还有"养护（头发）"的意思。

[16] 《心理学101》：一本由美国作家保罗·克莱曼（Paul Kleinman）编写的关于人类行为的入门书籍，书中包含了数百个娱乐心理学基础知识和测验游戏。

[17] 《浑身是劲》（Footloose）：是由美国派拉蒙影业公司（Paramount Pictures, Inc.）于1984年发行的喜剧音乐电影，故事发生在小城贝农，该城严禁饮酒作乐的派对和激情四射的动感音乐，甚至设立专门的法规条例来规范当地青少年们的行为举止。

[18] 凯文·贝肯（Kevin Bacon）：美国演员，电影《浑身是劲》的主演。他饰演的伦·迈克马科从大城市芝加哥搬到了充斥着各种禁忌的小城贝农，并立志要打破那里的禁忌，彰显了年轻人独有的理想和反叛性格。

[19] 肯尼·罗金斯（Kenny Loggins）：美国创作歌手和吉他手，他唱红了1984年版的《浑身是劲》。他早期的配乐贡献可以追溯到1976年的《一个明星的诞生》，他被称为电影配乐之王。

[20] 喝酷爱（drinking the Kool-Aid）：该短语常用于形容受人蛊惑而做了对自己有害的事情。酷爱（Kool-Aid），是卡夫·亨氏（Kraft Heinz）食品公司旗下的一款美式风味的混合饮料品牌。

[21] Flavor-Aid：是Jel Sert公司于1929年推出的一种非碳酸软饮料。

[22] 班克西（Banksy）：一位匿名英国涂鸦艺术家、社会运动活跃分子、电影导演及画家，其真实身份从来没有被正式公开过。他的街头作品常带有讽刺意味，并以现实生活和反战内容为题材，旁边还附有一些颠覆性、玩世不恭的黑色幽默和精警句子。

[23] 火人节（Burning Man）：是一项以社区、艺术、自我表现和自力更生为主题的活动，始于1986年，于每年8月底至9月初在美国内华达州黑石沙漠（Black Rock Desert）举行，为期8天。该活动遵循十大原则：彻底包容，馈赠精神，去商业化，自力更生，自我表达，社区精神，社会责任，不留痕迹，参与，以及活在当下。

[24] STEM：是科学（Science）、技术（Technology）、工程（Engineering）和数学（Mathematics）四门学科英文首字母的缩写。其中科学在于认识世界、解释自然界的客观规律；技术和工程则是在尊重自然规律的基础上改造世界，实现对自然界的有效控制和利用，解决社会发展过程中遇到的瓶颈；数学则作为技术与工程学科的基础工具。

[25] ICD：国际疾病分类（International Classification of Diseases），是世界卫生组织（World Health Organization, WHO）制定颁布的国际统一的疾病分类标准，它根据疾病的病因、病理、临床表现和解剖位置等特性，将疾病分门别类，使其成为一个有序的组合，并用编码的方法来表示。

[26] ADHD：注意缺陷与多动障碍（Attention Deficit and Hyperactivity Disorder），俗称多动症，是儿童期最常见的神经发育障碍之一。它通常在儿童时期首次诊断，有时会持续到成年。与同龄儿童相比，多动症儿童可能难以集中注意力（注意持续时间短暂），且难以控制冲动行为（可能行动时不考虑结果，或者过于活跃）。

[27] 偏振光（polarized light）：光学名词。正常情形下光波振动的方向和光线前进的方向相互垂直且不在同一平面上，若经折射或反射，将光波振动的方向限定在一个平面上，此种光称为"偏振光"，也称为"偏光"。偏振光是一种对比度增强技术，与其他技术（如暗场和亮场照明、差分干涉对比度、相位对比度、霍夫曼调制对比度和荧光）相比，它可以提高使用双折射材料获取的图像质量。

[28] 超胆侠（Daredevil）：又名夜魔侠，是美国漫

威漫画（Marvel Comics）旗下的超级英雄。马特·默多克（Matt Murdock）幼时意外双目失明，却偶然增强了其余感官能力，在父亲遭遇歹徒袭击横死街头后，马特誓言要为无辜受害者伸张正义。白天他是律师，晚上化身超胆侠，将法律无法制裁的恶徒就地正法。

[29] 躯体感觉皮层（somatosensory cortex）：躯体感觉皮层是大脑皮层的一个区域，负责接收和处理来自全身的感觉信息，如触摸、温度和疼痛。该皮层位于顶叶中央后回，额叶初级运动皮层的后面。

[30] 蓝天内视现象（blue field entoptic phenomena）：又称谢瑞尔氏现象（Scheerer's phenomenon），以德国眼科医生理查德·谢勒（Richard Scheerer）命名，他在1924年首次发现并引起临床注意。由于该现象在望向天空和蓝色背景的东西会较常见，所以被称为蓝天内视现象。

[31] 火星上的脸（Face on Mars）：美国宇航局的"维京1号"火星探测器于1976年7月在火星北纬的科多尼亚（Cydonia）降落，开展为期90天的探测行动，并于同年7月25日在北纬上空约1873公里处拍下了火星上方第一张图，称为"火星上的脸"，其眼睛、鼻孔和嘴巴清楚可见，令人惊叹。

[32] 路易体痴呆（Lewy body dementia）：是一组在临床和病理表现上重叠于帕金森病与阿尔兹海默症之间，以波动性认知功能障碍、视幻觉和帕金森综合征为临床特点，以路易体为病理特征的神经变性疾病。路易小体是大脑中一种名为α-突触核蛋白，其异常沉积会影响大脑中的化学物质，而这些化学物质的变化又会导致思维、运动、行为和情绪方面的问题。

[33] 邦纳症候群（Charles Bonnet syndrome）：邦纳症候群是在心智正常的人身上发生的一种鲜明而复杂的幻觉，是以瑞士自然博物学家查尔斯·邦纳的名字命名的。1769年，邦纳描述了他89岁的祖父老查尔斯的情形：老人因白内障全盲后自称仍可看见男人、女人、鸟及建筑物的幻象。老查尔斯除了失明以外，身体健康且无认知缺损。邦纳本人后来也出现了同他祖父一样的经历。

[34] 2C家族（2C family）：2C（2C-x）是迷幻苯乙胺家族的总称。目前已知的大多数2C化合物是于20世纪70年代和80年代，由已故的美国药物化学家亚历山大·舒尔金（Alexander Shulgin）首次合成的，并发表在他的《PiHKAL》（《我所认识和喜爱的苯乙胺》，Phenethylamines i Have Known And Loved）一书中。舒尔金还创造了2C这一术语，即苯环和氨基之间的两个碳原子的缩写。

[35] 迷幻蘑菇（magic mushrooms）：又称致幻菌，是一个多门类的非正式真菌群，含有裸盖菇素，在摄入后变成脱磷酸裸盖菇素。裸盖菇素是一种血清素受体激动剂，在血清素缺席的场合，它能够刺激一些受体，使人产生做梦一样的感觉。它能导致神经系统的紊乱和兴奋，从而使人的言行失去控制。

[36] 麦司卡林（mescaline）：又名三甲氧苯乙胺、仙人球毒碱，是苯乙胺的衍生物，化学式为$C_{11}H_{17}NO_3$。从生长在墨西哥北部与美国西南部的干旱地区的一种仙人掌的种子、花球中提取，是一种强致幻剂，吸食后导致精神恍惚，可发展为迁延性精神病，还会出现攻击性及自杀、自残等行为。

[37] 死藤水（ayahuasca）：一种致幻剂，主要成分是二甲基色胺，属于新型毒品。死藤水是用原产于南美亚马逊雨林中的一种特殊的藤蔓植物和其他几种植物混合在一起熬煮而成的，距今已经有上千年的历史。

[38] 静纤毛（stereocilia）：指听觉和前庭感觉细胞上基于肌动蛋白（actin）的突起，对前庭器官的毛细胞去极化和过极化起直接作用。它们将来自声音、头部运动或重力的物理力转化为电信号，这一过程被称为机械-电转导（mechanoelectrical transduction）。

[39] 萨丕尔-沃尔夫假说（Sapir-Whorf

hypothesis）：又称"语言相对论（linguistic relativity）"是关于语言、文化和思维三者关系的重要理论，即在不同文化下，不同语言所具有的结构、意义和使用等方面的差异，在很大程度上影响了使用者的思维方式。

[40] 乌谢尔综合征（Usher syndrome）：乌谢尔综合征是一种家族遗传性疾病，其显著特点是先天弱听或耳聋，以及进行性的视觉丧失。

[41] 对乙酰氨基酚（acetaminophen）：又称醋氨酚、扑热息痛、退热净，用于发热，也可用于缓解轻中度疼痛，如头痛、肌肉痛、关节痛以及神经痛、痛经、癌性痛和手术后止痛等。

[42] 热辣奇多（Flamin' Hot Cheetos）：一种热辣风味的松脆的乳酪零食，但在美国加利福尼亚州、伊利诺伊州和新墨西哥州三个州的某些学区已经禁止食用热辣奇多，一是因为它们没有营养，二是因为它们"可能产生类似于对非法物质上瘾的人的大脑反应"。

[43] 神秘果蛋白（miraculin）：是由日本科学家栗原坚三（KuriharaKenzō）教授从神秘果中提取出来的糖蛋白，又称奇果蛋白及神秘果素，他于1968年在《科学杂志》上发表了这一成果。该蛋白本身并没有甜味，但能让人在品尝原本不甜的酸性食物时尝出甜味。这种特性属于一种味觉修改功能，并非改变了食品本身的化学成分。

[44] Malört：瑞典语中的艾草，是bäsk（一种苦味的瑞典酒）中的关键成分。

[45] 墨西哥辣椒（jalapeños）：是一种中型智利辣椒的荚型品种，属于一年生辣椒。成熟的墨西哥辣椒有5~10厘米长，下垂时有25~38毫米宽的圆形、结实、光滑的果肉。其辣度为3 500~8 000斯科维尔单位。

[46] 瞬时受体电位（Transient Receptor Potential, TRP）：这是一组广泛分布于动物细胞质膜上的离子通道蛋白，主要分成两大类：第1类包括TRPC（经典型）、TRPV（香草酸型）、TRPM（M型）、TRPN（无机械感受器电位C蛋白型）和TRPA（锚蛋白型）；第2类由TRPP（多囊蛋白型）和TRPML（粘脂蛋白型）组成。其他的包括酵母通道和非动物中也存在这两类通道蛋白。

[47] 轻触和使劲挠（knismesis and gargalesis）："轻触"和"使劲挠"，这两个词是由美国心理学家G.斯坦利·霍尔（G.Stanley Hall）和阿瑟·阿林（Arthur Allin）于1897年创造的用于描述两种类型的挠痒行为的科学术语。

[48] 罗兰迪克岛盖（Rolandic operculum）：也被称为中央次回或中央/基底盖，是位于罗兰多中央沟两侧的中央前回和中央后回的一部分。它由额盖的喙部和额盖的尾部组成。

[49] 《五十度灰》（50 Shades of Grey）：《五十度灰》是2015年上映的一部美国情色爱情片，改编自E. L. 詹姆斯（E. L. James）2011年的同名小说，由山姆·泰勒-约翰逊（Sam Taylor-Johnson）执导，凯丽·马塞尔（Kelly Marcel）编剧。

[50] BDSM：该词用来描述一些彼此相关的人类性行为模式，这四个字母是绑缚与调教（Bondage & Discipline, B&D）、支配与臣服（Dominance & Submission, D&S）和施虐与受虐（Sadism & Masochism, S&M）三个概念的笼统概括。

[51] 似曾相识（déjà vu）：deéjaà vu为法语借来词，表示一个人曾经经历过现在的情况。

[52] 好奇猴乔治（Curious George）：这是由犹太夫妻档作家玛格丽特·雷伊（Margret Rey）和汉斯·奥古斯托·雷伊（Hans Augusto Rey）创作的一系列同名畅销儿童读物和电视剧中的主角。该片讲述了充满好奇心的小猴子乔治离开丛林来到人类的世界，开始了一连串新奇冒险的故事。乔治其实是只黑猩猩，而不是猴子，因为它身后并没有长尾巴，但出于怀旧的情结及对原著作者的尊重，沿袭下来称它为好奇猴子。

[53] 鲜果布衣（The Fruit of the Loom）：全球著名的内衣品牌，于1851年在美国肯塔基州创立，

现在隶属于沃伦·巴菲特（Warren E. Buffett）创建的伯克希尔·哈撒韦公司（Berkshire Hathaway）。

[54] 《帝国反击战》（*Empire Strikes Back*）：即《星球大战：第五集-帝国反击战》（*Star Wars: Episode V–The Empire Strikes Back*），是《星球大战》正传系列的第二部，该片由美国著名导演厄文·克什纳（Irvin Kershner）执导，并于1980年上映，是一部美国史诗级太空歌剧电影。

[55] 达斯·维德（Darth Vader）：《星球大战》系列中的一个虚构人物，该角色是原三部曲中的主要反派。

[56] 卢克（Luke）：全名卢克·天行者（Luke Skywalker），是《星球大战》系列电影的主角之一，绝地武士和原力使用者，义军同盟成员。

[57] 每个故事都有三面性：该句出自美国好莱坞传奇制片人罗伯特·埃文斯（Robert Evans）的传记语录，"There are three sides to every story: your side, my side, and the truth. And no one is lying. Memories shared serve each differently.（凡事都有三面，你的一面，我的一面，真相的一面，没有一面是谎言，只是记忆不同而已。）"。

[58] "我受过高等教育的母亲刚刚给我们吃了9个比萨"（My Very Educated Mother Just Served Us Nine Pizzas）：这句话每个英文单词首字母与九大行星相同，即水星（Mercury）、金星（Venus）、地球（Earth）、火星（Mars）、木星（Jupiter）、土星（Saturn）、天王星（Uranus）、海王星（Neptune）、冥王星（Pluto）。

[59] 哇哦："Whoa"是加拿大演员、导演基努·里维斯（Keanu Reeves）的一个（奇怪）个人标志。他的代表作有《黑客帝国》（*The Matrix*）、《生死时速》（*Speed*）等。不同的演员在参演的每一部电影中都有重复的动作或短语，但很少有比基努的表演更令人难忘的，有网友别有心裁地统计了基努在影视作品中发出"Whoa"这个感叹词的次数，足足有一百多次。

[60] 阴暗刷屏（doomscrolling）：该词具备时代特性，亦称doomsurfing，指盲目滚动智能手机或电脑屏幕浏览大量负面的新闻报道、社交媒体帖子或其他网络分享内容，恰如其分地反映出2020年的多灾多难。该词成为新西兰网络遴选出的"年度热词"，并被美国《华尔街日报》（*The Wall Street Journal*）称之为"推特时代表达绝望的新方式"。

[61] 冰毒：甲基苯丙胺的别称。甲基苯丙胺之所以被称为冰毒，是因其外观颜色和冰相似，它有三种不同的形式，通常被称为快速丸（speed），碱性（base）和冰（ice）。它们的纯度有所不同：冰的纯度约为80%，而快速丸的纯度通常约为10%~20%。

[62] 《指环王》（Lord of the Rings）：又译《魔戒》，是英国作家、牛津大学教授约翰·罗纳德·瑞尔·托尔金（John Ronald Reuel Tolkien）创作的长篇奇幻小说，主要讲述了中土世界第三纪元末年魔戒圣战时期，各种族人民为追求自由而联合起来反抗黑暗魔君索伦的故事。

[63] 甘道夫（Gandalf）：《指环王》中的巫师，该角色以智慧高深的老人形象出现，拄着拐杖，戴着蓝色的尖顶帽，身披灰色的斗篷，围着银色的围巾，白色的胡须直达他的腰际，脚上还穿着笨重的黑靴子。

[64] 《盗梦空间》（*Inception*）：一部由克里斯托弗·诺兰（Christopher Nolan）执导，莱昂纳多·迪卡普里奥（Leonardo DiCaprio）、玛丽昂·歌迪亚（Marion Cotillard）等主演的电影。影片剧情游走于梦境与现实之间，被定义为"发生在意识结构内的当代动作科幻片"。影片讲述由莱昂纳多·迪卡普里奥扮演的造梦师，带领特工团队进入他人梦境，从他人的潜意识中盗取机密，并重塑他人梦境的故事。

[65] GABA：γ-氨基丁酸（γ-aminobutyric acid，GABA），别名4-氨基丁酸，化学式是

$C_4H_9NO_2$，是一种广泛存在于脊椎动物、植物和微生物中并在人脑能量代谢过程中起重要作用的活性氨基酸。它具有多种生理功能：激活脑内葡萄糖代谢、促进乙酰胆碱合成、降血氨、抗惊厥、降血压、改善脑机能、精神安定、促进生长激素分泌等。

[66] 《垂直极限》（*Vertical Limit*）：这是一部由马丁·坎贝尔（Martin Campbell）执导的于2000年上映的美国生存惊悚片。该片在表现人类以意志与勇气挑战大自然极限的不屈不挠精神的同时，还讴歌了坚不可摧的亲情。

[67] 顺性别（cisgender）：跨性别的反义词，指那些性别认同和性别表达与出生时的生理性别相符的人。

[68] 浪漫取向（Romantic orientation）：也叫情感取向，指一个人最有可能与之发生浪漫关系或坠入爱河的性取向或性别。它与"性取向"一词交替或并列使用，其基础是性吸引力只是更大动态过程中的一个组成部分。例如，虽然一个泛性的人可能会感觉到对人的性吸引，但不管性别如何，这个人可能只经历了对女人的浪漫吸引和亲密关系。对于无性的人来说，浪漫取向通常被认为是比性取向更有用的吸引力衡量标准。

[69] 马基雅维利主义（Machiavellianism）：由文艺复兴时期意大利著名政治家和历史学家尼可罗·马基雅维利（Niccolò Machiavelli）提出。在人格心理学领域，马基雅维利主义是一种以操纵欲、冷酷、漠视道德为中心的人格特征，随后该主义逐渐变成政治上尔虞我诈、背信弃义和不择手段的同义语。

[70] 弹震症（shell shock）：该词是英国心理学家查尔斯·塞缪尔·迈尔斯（Charles Samuel Myers）在第一次世界大战中创造的一个术语，用来描述战争期间许多士兵遭受的创伤后应激障碍（此为"创伤后应激障碍"被创造出来之前的说法）。

[71] 《龙与地下城》（Dungeons & Dragons）：通常缩写为D&D或DnD，是一款奇幻桌上角色扮演游戏（Role-Playing Game, RPG）。《龙与地下城》的发行被普遍认为是现代角色扮演游戏和相关游戏产业的开端。

[72] 致幻研究多学科协会（Multidisciplinary Association for Psychedelic Studies, MAPS）：一个美国非营利组织，致力于提高人们对致幻剂的认识和理解。MAPS帮助科学家设计、资助和获得监管机构的批准，用于一些受控物质的安全性和有效性的研究。MAPS与世界各地的政府监管机构密切合作，如美国食品药品监督管理局（Food and Drug Administration, FDA）和欧洲药品管理局（European Medicines Agency, EMA），以确保其赞助的所有研究协议符合临床药物研究的伦理和程序指南。

[73] 《大麻烟疯潮》（*Reefer Madness*）：这是一部1936年的美国毒品宣传电影，影片围绕着高中生被推销者引诱尝试大麻时发生的戏剧性事件展开——从肇事逃逸事故，到过失杀人、自杀、阴谋谋杀、强奸未遂、幻觉，以及因吸食大麻成瘾而陷入疯狂。

[74] 旅行看护人（trip-sitter）：有时被称为清醒看护人或副驾驶，是娱乐性或精神性毒品使用圈内使用的一个术语，用来描述在毒品影响下保持清醒以确保吸毒者安全的人。旅行看护人的监督，在第一次体验或使用迷幻剂、解离剂和谵妄剂时特别常见，这种做法可以说是一种减少伤害的手段。

[75] 艰难梭菌（Clostridium difficile，也写作C. difficile 或C. diff）：一般指艰难梭状芽孢杆菌。该菌对氧极为敏感且分离培养较困难，故命名为艰难梭菌，属厌氧性细菌。这是一种可以感染肠道并导致腹泻的细菌，艰难梭菌感染最常见于最近接受过抗生素治疗的人，且很容易传染给他人。

[76] β淀粉样斑块（amyloid beta plaques）：由β淀粉样蛋白异常沉积于脑神经元外部构成的斑

块结构。出现在大脑皮质，多见于阿尔兹海默症。

[77] tau蛋白缠结（tau tangles）：即神经纤维缠结，是由一种被称为tau的微管相关蛋白的过度磷酸化，导致它以一种不可溶解的形式聚集而形成的。

[78] 在《星球大战》的宇宙中，关于爸爸的问题：在《星球大战：第四集-新希望》中已经知道达斯·维达是男主角的杀父仇人，而在《星球大战：第五集-帝国反击战》中，达斯·维达与卢克·天行者进行了死斗，在达斯·维达斩断了卢克的手将其逼上绝路之后，达斯·维达开始劝诱卢克加入黑暗面。当然卢克不听，达斯·维达说了出那句经典的台词："我就是你爸爸（I'm your father）"，这不仅解开了卢克·天行者的身世之谜，也将剧情瞬间燃至沸点。杀父仇人居然是自己亲爹，这个反转出乎绝大多数人的预料。

[79] 《银翼杀手》（Blade Runner）：是一部由英国著名导演雷德利·斯科特（Ridley Scott）执导的动作科幻电影，并于1982年6月在美国上映。该片以2019年洛杉矶的反乌托邦未来为背景，描写了一群与人类具有完全相同智能和感觉的复制人回到地球寻求长存的方法，而另一面人类不允许这些复制品拥有做正常人的权利，企图毁灭这些被定罪为"妄图成为人类"的生命。

[80] 《星际迷航》（Star Trek）：又译作《星际旅行》，是由美国派拉蒙影业公司（Paramount Pictures, Inc.）制作的科幻影视系列，由7部电视剧、1部动画片、13部电影组成。它描述了一个乐观的未来世界，人类同众多外星种族一道战胜疾病、种族差异、贫穷、偏执与战争，建立起一个星际联邦。随后一代又一代的舰长们又把目光投向更遥远的宇宙，探索银河系，寻找新世界，发现新文明，勇敢地涉足前人未至之地。《星际迷航》系列包含各类天马行空的想象、精密的世界观、大量的硬科幻元素以及无微不至的人文主义关怀，使其成为全世界最受欢迎的科幻作品之一。

[81] 回声室效应（echo chambers）：指在特定的网络空间中，相似的观点和立场被不断重复散播，以至于无论该信息是真是假，该网络空间里的用户最终都会信以为真并倾向将之奉为真理；而该网络外部的任何信息，都很难介入该网络或者进行传播，从而使同质化聚集的群体陷入"信息茧房"的桎梏。该效应会在一定程度上强化人群的固化和圈子的对立。

[82] 黑客帝国墨镜：《黑客帝国》是由沃卓斯基兄弟（The Wachowskis）执导，基努·里维斯（Keanu Reeves）、凯瑞-安·莫斯（Carrie-Anne Moss）、劳伦斯·菲什伯恩（Laurence Fishburne）等主演的系列动作片。该片中的超窄墨镜是人物的经典造型。

[83] Woebot：这是由爱尔兰临床心理学家艾莉森·达西（Alison Darcy）博士于2016年基于Facebook Messenger联合研发出的聊天机器人APP，致力于创建智能、可扩展和可访问的心理保健解决方案。用户在使用前需要测试是否存在抑郁、焦虑等症状，随后该聊天机器人就会针对用户表达使用的词汇，从中发觉其情绪变化，而后续对话中引导用户使用积极的词汇以改善焦虑或抑郁状况。另外，它会定期询问用户一些问题，对用户的心理状态变化进行评测来监测病人的状况。

[84] Youper：这是由巴西的精神病学家何塞·汉密尔顿（Jose Hamilton）博士于2016年联合创立的一款可以追踪情绪的APP。Youper的聊天机器人要求用户专注于他们的想法，并从一系列描述性词语中确定他们的感受。然后用一个量表让他们对这种情绪的强度从"轻微"到"极度"进行评分。它采用对话的形式引导用户记录自己的情绪，将心理健康研究和用户数据相结合，并对这些情绪做出分析。

[85] Wysa：这是由印度科学家乔·阿加瓦尔（Jo Aggarwal）于2015年联合创立设计的一款

情绪健康管家APP。Wysa通过一个基于人工智能的"情感智能"功能将其用户连接起来，并通过结合循证认知行为技术（Cognitive-Behavioral Techniques, CBT）、辩证行为治疗（Dialectical Behavior Therapy, DBT）、冥想、呼吸、瑜伽、动机访谈和微动作来帮助用户，同时还可以为用户找到教练或治疗师来帮助他们实现目标。

[86] AP心理学课程：AP课程为美国大学预修课程（Advanced Placement），共有38门学科，分为7大类，是由美国大学理事会（The College Board）在高中阶段开设的具有大学水平的课程，主要适合计划在美国就读本科的高中生学习，在全世界范围内（包括美国本土）均可授课。各个学科的AP课程都是由该领域的专家和大学教育工作者组成的小组为美国大学理事会制定的，其中AP心理学隶属于历史与社会科学类学科下的一种。

[87] 科学传播（scicomm）：science communication的简称。科学传播是一种宣传、教育、提高科学相关主题意识、增加科学发现和科学论证的惊奇感的实践。科学传播者和科学受众的定义不明确，每个群体的专业知识和科学知识水平也各不相同。科学传播有两种类型：一是面向外的或科学"外拓"（通常由专业科学家对非专家受众进行），二是面向内的或科学"内展"（来自相似或不同科学背景的专家之间的交流）。外拓的例子包括科学新闻和科学博物馆，内展的例子包括学术交流和在科学期刊上发表文章。